LOS

5

PILARES
DE LA
CONFIANZA

LOS
5
PILARES
DE LA
CONFIANZA

Aprende cuándo otorgarla,
cómo cultivarla y
cómo restaurarla cuando
se pierde

DR. HENRY CLOUD

DIANA

Título original: *Trust: Knowing When to Give It, When to Withhold It, How to Earn It, and How to Fix It When It Gets Broken*

© 2023, Dr. Henry Cloud

Esta edición se publica por acuerdo con Worthy Books, Nueva York, Nueva York, Estados Unidos.
Todos los derechos reservados

Traducción: Susana Olivares
Formación: Alejandra Romero
Diseño de portada: Planeta Arte & Diseño / Stephanie Iraís Landa Cruz
Ilustraciones de portada: © iStock
Fotografía del autor: © Daley Hake

Derechos reservados

© 2023, Editorial Planeta Mexicana, S.A. de C.V.
Bajo el sello editorial DIANA M.R.
Avenida Presidente Masarik núm. 111,
Piso 2, Polanco V Sección, Miguel Hidalgo
C.P. 11560, Ciudad de México
www.planetadelibros.com.mx

Primera edición en formato epub: noviembre de 2023
ISBN: 978-607-39-0850-4

Primera edición impresa en México: noviembre de 2023
ISBN: 978-607-39-0650-0

Impreso en los talleres de Litográfica Ingramex, S.A. de C.V.
Centeno núm. 162-1, colonia Granjas Esmeralda, Ciudad de México
Impreso y hecho en México – *Printed and made in Mexico*

Este libro está dedicado a Tori, la persona más confiable que conozco.

ÍNDICE

LOS 5 PILARES DE LA CONFIANZA

INTRODUCCIÓN

«Solo confía en mí».

Todos hemos escuchado estas cuatro palabras y es más que probable que las hayamos pronunciado. Algunas personas las dicen con la plena expectativa de que los demás respondan de inmediato con: «Por supuesto que voy a confiar en ti. ¡Esto va a ser fabuloso!». Quizá lo hemos dicho con la mejor de las intenciones, pero sin comprender de lleno lo mucho que en verdad estamos pidiendo de la otra persona, o sin saber por completo cómo cumplir con los compromisos que la confianza que nos brindan demandaría de nosotros. Tal vez decepcionamos a estas personas de manera indeliberada porque no comprendimos lo mucho que estábamos pidiéndoles que arriesgaran con la breve afirmación de «Solo confía en mí».

En mi opinión, «Solo confía en mí» debería ir acompañado de sirenas, luces intermitentes y otras señales de advertencia. Es frecuente que estas palabras no sean suficientes. Pueden decepcionar, a veces de manera desastrosa. La neurociencia nos dice que hay buenas razones por las que no deberíamos de «solo confiar» en alguien. Explicaré esto con mayor detalle más adelante, pero aquí basta decir que la totalidad del sistema nervioso y cerebro humanos están programados para explorar nuestro entorno y hacer una valoración rápida de cada persona con la que interactuamos. Estamos diseñados para plantear una pregunta esencial antes que cualquier otra: ¿esto es seguro? Cuando alguien nos invita a confiar en él, antes que nada queremos saber si saldremos lastimados y nos esforzaremos mucho por evitar el dolor.

La pregunta «¿Esto es seguro?» se plantea en milisegundos, pero puede determinar el futuro de una relación personal, de una familia, de un trato de negocios o de una empresa completa. ¿Por qué? Porque la confianza envía una señal a la totalidad de nuestro ser que indica «Sigue adelante». Cuando confiamos, nos acercamos hacia una persona, un grupo, un trato, una compañía o cualquier cosa que pudiera ser el objeto de nuestra confianza para invertir nuestro corazón, tiempo, energía, amor o dinero. Cuando no confiamos recibimos un poderoso mensaje interno en la dirección contraria: «Aléjate». A diario, de miles de maneras, con cada encuentro personal o de negocios, decidimos seguir adelante o alejarnos.

En tu vida personal todo prospera o se derrumba con base en la confianza. La confianza deriva en intimidad. Podrías incluso escribir tu propio libro acerca de los beneficios de estar dentro de una relación con una persona de verdad confiable, así como acerca de la devastación al darte cuenta de que en realidad no podías confiar en alguien. Del mismo modo, dentro de los negocios, la confianza lo es todo. Los emprendedores quieren que otros confíen en ellos y se acerquen a ellos, porque la confianza genera inversiones.

Ya sea que estés lidiando con un cónyuge, un amigo, tu equipo de trabajo, tus clientes, tus socios o tus empleados, querrás que inviertan su corazón, mente, energía y recursos en ti. Para que ellos hagan esa inversión y para que la realicen con absoluta libertad debes generar confianza, y no solo una vez, sino una y otra y otra más. Sin embargo, creo que en algún momento del pasado todo el mundo se arriesgó a confiar en alguien y desearía no haberlo hecho.

**Podemos volvernos cada vez mejores
para saber quién es confiable y quién no.
Y podemos volvernos cada vez mejores
para saber cuándo y con quién arriesgarnos.**

Es probable que todo el que lea este libro, y me incluyo, haya sido víctima de alguna traición, pequeña o grande, que todavía le duele. Todos tenemos historias de confianza mal colocada. O pasamos por alto las señales de advertencia y seguimos adelante cuando no debimos o, todavía peor, las señales de advertencia no eran visibles. Todo acerca de la situación parecía adecuado a nivel superficial, y quizá lo era, pero de todas maneras salimos lastimados. Al mirar atrás nos decimos: «Es que no me lo esperaba», o: «¿Cómo pudo hacerme eso? Éramos tan buenos amigos [o amantes o socios]. ¿Cómo pudo tratarme así?». Y hay ocasiones en que ni siquiera es una «traición» como tal, sino la «sincera incapacidad» de alguien para hacer lo que necesitábamos. Puede que no tengamos las respuestas adecuadas, pero sí tenemos las cicatrices.

No te puedo prometer que jamás te traicionarán o decepcionarán de nuevo después de leer este libro. Ni Dios mismo puede garantizártelo. A diario Él extiende su confianza a los seres humanos que lo decepcionan o incluso que lo rechazan. Sin embargo, en algún momento dado afirmó que se arrepentía de habernos creado:

> Y le pesó al SEÑOR haber hecho al hombre en la tierra, y sintió
> tristeza en su corazón.
>
> GÉNESIS 6:6 LBLA

La mayoría de nosotros comparte esa misma opinión. Sin duda has pensado: «Siento *tanto* haber confiado en esa persona. Me rompió el corazón», o dañó algún otro aspecto de nuestra vida.

Pero te tengo buenas noticias: *Podemos volvernos cada vez mejores para saber quién es confiable y quién no. Y podemos volvernos cada vez mejores para saber cuándo y con quién arriesgarnos.*

Una de las metas del presente libro es equiparte para que sepas cómo «leer entre líneas» lo que alguien te diga, quiera venderte o te prometa, y que seas capaz de ver lo que es confiable y lo que no. Además de ayudarte y guiarte mientras desarrollas este sentido de juicio crítico acerca de en quién confiar, también diseñé este libro para ayudarte a:

- Comprender el valor de la confianza en cada aspecto de tu vida y priorizarla en tus esfuerzos por alcanzar el éxito en el amor y en la vida.

- Determinar quién es confiable y quién no.

- Identificar y desarrollar las actitudes, prácticas y comportamientos que necesitas para convertirte en una persona confiable para otras personas.

- Administrar un negocio u organización de modo que invite la confianza de tus clientes y otros interesados.

- Manejar situaciones en las que alguien haya traicionado tu confianza.

- Recuperar la confianza cuando se ha violentado y perdido, incluso cuando parezca imposible hacerlo.

- Protegerte en el proceso de restablecer la confianza perdida.

- Aprender cuándo no volver a confiar.

- Distinguir entre confianza y perdón.

Si en unas cuantas palabras tuviera que resumir de lo que trata el presente libro, diría lo siguiente: *La confianza es la fuerza que impulsa la totalidad de la vida.* Nada en la vida funciona sin ella; en especial, las relaciones. En términos biológicos, neurológicos, emocionales, espirituales y psicológicos, estamos programados para confiar. La confianza es la moneda de cambio que lo motiva todo. De modo que es necesario que seamos expertos en ella.

El amado dramaturgo ruso Antón Chéjov afirmó: «Debes confiar y creer en las demás personas o la vida se vuelve imposible». Tiene toda la razón. Por lo general, las palabras «Solo confía en mí» no significan nada. Para algunas personas, incluso, representan una señal de alarma. En contraste, ser confiable y poder confiar en otras personas significa todo. Saber en quién confiar y cómo hacerlo tendrá un drástico impacto sobre cada aspecto de tu vida en formas sorprendentes y positivas.

¿Quieres construir relaciones sólidas y sanas porque eres capaz de hacer una evaluación eficaz de las personas antes de confiar en ellas, identificar por qué y cómo se pierde la confianza y aprender a reparar relaciones valiosas que sean víctimas de fallas de comprensión o de comunicación? ¿Quieres que funcione cada aspecto de tu vida y de tus relaciones? Entonces empecemos a aprender lo que hace que la confianza funcione, la manera en que podemos detectar la confiabilidad con mayor claridad y cómo podemos aumentar nuestra confianza a medida que nos acercamos a una inversión más profunda en las personas, empresas, líderes e instituciones correctas, tanto a nivel personal como profesional. Después de comprender cómo funciona la confianza, echaremos una mirada a cómo recuperarla cuando algo sale mal en una relación.

Lo que aprenderemos es que mientras que observar los rasgos esenciales de la confiabilidad en otros es un aspecto esencial para volvernos expertos en cuándo confiar (y cuándo no), pero también aprenderemos que quienes somos, lo que nos impulsa o lo que podría estar dañado o incompleto dentro de nosotros es igual de importante. Aprenderemos que el proceso de confiar también es una travesía de autodescubrimiento. Acompáñame para que empecemos a crecer dentro de la confianza; la fuerza que impulsa la totalidad de la vida.

SECCIÓN 1

LA CONFIANZA HACE
QUE LA VIDA FUNCIONE

1

TODO DEPENDE DE LA CONFIANZA

Fue una mañana tensa. Estaba acostumbrado a las situaciones estresantes por el tipo de trabajo que llevo a cabo, pero no estaba para nada preparado para lo que sucedió a continuación.

Me habían llamado para facilitar una reunión de crisis. La junta directiva de una empresa global se había reunido en un último esfuerzo por salvar a la compañía. Una batalla de un año de duración entre el director general y el presidente de la junta directiva había llegado a su punto de quiebre y habían convocado un retiro de emergencia para la mesa con el fin de tratar de prevenir lo que ya parecía inevitable... que uno de los dos ejecutivos abandonara la empresa. La salida de cualquiera de los dos generaría titulares a nivel mundial, cientos de miles de vidas se verían afectadas y se pondría en riesgo una enorme cantidad de dinero.

Iniciamos el día todos reunidos, para plantear los temas a discutir y garantizar que todos conociéramos la misma serie de hechos. La esperanza era resolver el conflicto entre los dos líderes para que la compañía pudiera seguir prosperando. Hasta donde podía ver, con base en las entrevistas que llevé a cabo antes de la reunión, la mitad de la junta estaba del lado del presidente y la otra mitad favorecía al director general; quedaba más que claro que ellos dos no se apoyaban entre sí.

A medida que cada persona empezó a compartir su punto de vista, la tensión era palpable, pero de alguna manera cordial. Sin embargo, de un momento a otro todo tomó un giro negativo. El director general interrumpió al presidente de la junta para hacer un comentario, pero de manera poco educada y nada mesurada. Y fue entonces que sucedió.

El presidente de la junta, con la vista de todo el mundo puesta sobre él, cerró su portafolio con cuidado. Después de mantener la mirada baja por unos segundos, miró en torno a los que estaban ahí reunidos y anunció:

—No puedo más. Pueden seguir adelante a partir de aquí, pero seguir es algo imposible para mí. Buena suerte.

Y, con eso, se levantó y empezó a caminar hacia la puerta. La habitación quedó en un absoluto y conmocionado silencio. No creo que nadie haya sabido qué hacer, pero todos estaban al tanto de que esto era algo terrible. Era obvio que el presidente de la junta estaba renunciando. Se estaba alejando a mitad del retiro que pretendía salvar a la compañía.

Yo no sabía qué debía hacer, pero no podía limitarme a dejar que esta situación devastadora continuara. Así que corrí hacia el otro lado de la habitación y me coloqué entre el presidente y la puerta. Después me senté en el piso para bloquear su salida.

—Está bien, espere un momento —le dije—. Puede marcharse, pero si sale por esa puerta dará inicio a una serie de sucesos a los que no podrá dar marcha atrás. Afectará a cientos de miles de vidas. Antes de que lo haga le voy a pedir una sola cosa. Por favor, siéntese un momento. Aquí, junto a mí.

Hay ocasiones en que la gente puede pensar que estás tan loco que simplemente hace lo que le pides, y creo que esta fue una de ellas. El presidente de la junta se sentó en el piso y yo le hice una pregunta.

—¿Qué siente cuando él hace exactamente lo que le acaba de hacer?

Se me quedó viendo por un largo rato y, después, empezó a hablar.

—Es que… no sé… qué… —Y en ese momento su quijada empezó a temblar mientras trataba de seguir adelante. Este hombre poderoso, aclamado abogado y líder de una industria, apenas y podía pronunciar palabra—. Él… me hace sentir que… No hay forma… en que pueda…

El dolor y la emoción impregnaron las palabras de este hombre a tal grado que no fue capaz de seguir adelante.

En breve, un movimiento al otro lado de la habitación llamó mi atención. El director general estaba caminando a donde nos encontrábamos. Se sentó junto a nosotros, miró al presidente de la junta y habló.

—Jamás supe que te hacía sentir de esta manera. Nunca lo supe. Nunca fue mi intención hacerte sentir así. No sabes cuánto lo siento.

El presidente de la mesa levantó la vista y miró al director general por un momento. Después me miró a mí y parecía que no sabía qué decir o hacer a continuación.

Miré al resto del grupo y les dije:

—Por favor, déjennos a solas un momento. Les pediré que regresen cuando estemos listos.

Durante la siguiente hora y media los tres únicamente nos dedicamos a hablar. Y nos escuchamos y hablamos un poco más. Al final invité a los miembros de la junta directiva a que regresaran y les dije que era momento de ponerse a trabajar.

Durante el resto del retiro la mesa escuchó a los dos ejecutivos hablar de las causas de su desconexión y, más importante todavía, de lo que harían para seguir adelante. Baste decir que las cosas terminaron mucho mejor de lo que estuvieron unas horas antes. Se evitó el desastre.

El problema que tenemos es el siguiente: es frecuente que no comprendamos cómo es que la confianza como la que tenían ellos dos haya terminado por perderse, ni sabemos la mecánica implicada en tratar de enmendar la situación de la manera en que ellos lo hicieron. La meta del presente libro es comprender ambos aspectos: cómo es que la confianza se pierde y cómo podemos recuperarla cuando eso sucede.

¿Te suena familiar?

Quizá te identifiques con la dinámica, con los fallos en la comunicación y con las emociones que se expresaron en esta narración. Tal vez no seas un director general ni el presidente de una junta directiva, pero sin duda que puedes entender la tensión, la división y el escepticismo dentro de una relación. Entiendes lo que es que todo se venga abajo o que quedes atrapado en medio del conflicto entre otras personas. Sabes el dolor de corazón que viene de enterarte que alguien en quien confiabas te traicionó o decepcionó. Tu historia quizá incluya:

- La pareja que estabas seguro que te era fiel y por completo dedicada a ti tuvo un amorío.

- El socio de negocios al que le confiaste toda tu trayectoria profesional hizo un trato a tus espaldas con tu peor enemigo.

- Alguien en quien confiabas no fue lo bastante competente como para hacer lo que pensaste que haría.

- El pastor o líder religioso al que le confiaste tu bienestar espiritual llevaba una doble vida.

- El amigo o amiga a quien le contaste tus detalles más íntimos compartió tus secretos con otras personas.

- Un hermano o hermana amado se volvió en tu contra durante la lucha por una herencia y te impactó saber que el dinero o las posesiones podían significar más para él o ella que la relación entre ustedes.

- El empleado de confianza en el que invertiste tanto inició un negocio nuevo sin informármelo o se robó conocimientos o información valiosa que aprendió de ti para trabajar con la competencia.

- El compañero de equipo en quien más confiabas te decepcionó.

♦ Alguien a quien amas no fue capaz de corresponder a tu amor de la manera en que tú lo necesitabas.

Tú conoces tu propia historia de confianza perdida. Sabes quién estuvo implicado y sabes qué sucedió. La lista de las formas en que los seres humanos se pueden traicionar entre sí es casi infinita, pero el resultado siempre es el mismo: dolor, traición, desilusión, enojo, falta de confianza en los demás, reticencia en transacciones futuras, sospechas y más. En pocas palabras, sufrimos cuando se rompe la confianza y alguien nos traiciona.

Confianza: Más que un sentimiento

Confianza es una palabra y un concepto con el que estamos familiarizados. Sabemos lo que significa y cuando está funcionando a nuestro favor. También sabemos, a veces con profunda agonía, cuando la perdemos. El sitio Merriam-Webster.com define la confianza, como sustantivo, de la siguiente manera: «Seguridad que se tiene en la capacidad para depender de la integridad, capacidad, fuerza o veracidad de algo o de alguien». Esta es una explicación adecuada y precisa de la confianza, pero de verdad me gusta la forma en que el Diccionario Cambridge define el verbo *confiar*: «Creer que alguien es bueno y honrado y que no te hará daño; o que algo es seguro y fiable». Como lo señalé con anterioridad, la pregunta esencial que nos hacemos antes de involucrarnos con una persona o con una situación es: «¿Esto es seguro?». Añoramos sentirnos a salvo y seguros, y la confianza es la moneda de cambio que da lugar a esos sentimientos en nuestra vida. Cuando combinamos estas dos definiciones nos dan una buena idea de lo que estaremos analizando en este libro. Se trata de sentirse a salvo, además de la seguridad de que podemos confiar en que alguien nos dará lo que necesitamos en varios sentidos.

Cuando conoces a alguien —a una persona que te interesa en un sentido romántico, a un posible empleado o empleador, a un nuevo vecino, o a un conocido casual— a menudo esa persona despierta en ti alguna sensación o emoción. Es posible que pienses: «Siento que hay algún tipo de conexión con esta persona» o «No sé a qué se deba, pero esta persona me hace sentir cierta incomodidad». Después tiendes a actuar de manera acorde a esas intuiciones. Las consecuencias de tales acciones pueden ser tan poco importantes como pedirle a la persona sentada junto a ti que cuide tu saco mientras vas al baño durante un juego de beisbol para después regresar y confirmar que tu saco está igual que cuando te fuiste, o pueden ser tan trascendentales como caminar hacia el altar con esa persona el día de tu boda. En cualquiera de ambos casos, igual que en cientos de otros, tomas un primer paso en el camino hacia la confianza con base en un sentimiento y, por ello, te colocas en una situación vulnerable en la que podrían lastimarte de alguna manera. Te pones en riesgo si la persona en la que confías no hace lo que debe y, peor aún, terminas lastimado si esa persona traiciona tu confianza.

Es fácil caer en la tentación de pensar que la confianza es algo sencillo, que deberíamos poder detectar una falta de confiabilidad. Después de todo, hemos visto casos en que esto fue así. Todos tenemos algún miembro de la familia que creyó en la palabra de un vendedor que le dijo que el auto usado que compró era excelente. De inmediato nos percatamos que el nuevo novio de nuestra amiga era egoísta cuando ella lo consideraba encantador y seguro de sí mismo. En ambos casos nos sorprende ver que esas personas que tanto nos interesan no pudieron darse cuenta de lo que nosotros percibimos. Tendemos a alejarnos de estas situaciones con una actitud un tanto engreída, al tiempo que pensamos: «¿Cómo es posible que haya caído de esa manera?». Y por un breve momento nos sentimos más confiados y nos decimos: «Yo jamás me hubiera dejado engañar así. Soy más inteligente; me hubiera dado cuenta». Sentimos que estamos del lado adecuado de Proverbios 22:3:

«El prudente ve el mal y se esconde, mas los simplones siguen adelante y son castigados» (LBLA).

Aunque a menudo la confianza empieza con un sentimiento, no puede basarse solo en afectos, emociones o algún tipo de intuición. Tiene que basarse en cualidades esenciales más sólidas y observables.

Es importante que sepamos que, aunque a menudo la confianza empieza con un sentimiento, no puede basarse solo en afectos, emociones o algún tipo de intuición. Tiene que basarse en cualidades esenciales más sólidas y observables, las cuales exploraremos en la sección 2 del presente libro.

Aunque no lo creas, la confianza es sexi

Tuve un cliente que un día dijo algo muy poderoso: «Jamás supe lo sexi que era la confianza». Su comentario me intrigó, de modo que le pedí que me lo explicara.

En el trabajo se había visto en una situación que requeriría que colaborara con una mujer con la que había tenido una relación seria antes de casarse con su actual esposa. Le preocupaba la forma en que su esposa tomaría la noticia y que ella querría que rechazara el proyecto. Pero si dejaba pasar de largo la oportunidad, sería muy problemático para su empleo. Se sentía atrapado entre dos opciones muy negativas.

Sin embargo, cuando compartió todo esto con su esposa, su respuesta lo dejó atónito.

—Esto no me preocupa en absoluto. Confío en ti por completo. Ni siquiera pienses en eso —le respondió.

Y eso bastó porque, en realidad, ni siquiera le interesaba su anterior novia; sin embargo se dio cuenta de que estar con ella pudo haber significado un problema para su esposa.

Fue una sorpresa que, al salir en un primer viaje de negocios al que también fue su exnovia, se encontrara en la misma mesa con ella después de una cena con clientes. Una vez que los demás asistentes se marcharon a sus cuartos, se quedó a solas con esta mujer, con la que había estado seriamente involucrado. Hablaron durante un rato, y de repente se percató de algo: sería de lo más sencillo que engañara a su mujer con ella. Pero después recordó la confianza que su esposa le había demostrado, aun a sabiendas de que tendría la oportunidad de engañarla, y lo mucho que de verdad confiaba en él.

Mientras estaba ahí sentado se percató cada vez más de la profundidad de la confianza que su esposa le tenía. Me dijo que mientras más pensó en ello, más sintió que explotaría de amor y deseo por su esposa. Casi no pudo esperar a que terminara la cena para poder regresar a su habitación a hablarle. Su corazón y su alma se derritieron ante esa sensación de unión que tuvo con su esposa por la confianza que había depositado en él.

**La confianza es la fuerza que impulsa
la totalidad de la vida.**

Y esa fue la razón por la que me dijo: «Jamás supe lo sexi que era la
confianza. Si tan solo pudiera haber estado con ella en ese momento…». (Me ahorraré los detalles de lo que me dijo, pero podrás imagi-
nártelo). La confianza de su esposa lo atrajo poderosamente hacia ella
e hizo que su relación se profundizara. La confianza construye vínculos, los profundiza y puede evocar nuestra máxima fidelidad. Explicaré
las razones bioquímicas y psicológicas para esto en el capítulo 2.

Lo que más me llamó la atención de su narración fue justo lo que
mencioné en la introducción del libro: *La confianza es la fuerza que impulsa la totalidad de la vida*. Como ya expuse antes, estamos creados y
diseñados para confiar en un sentido biológico, neurológico, emocional, espiritual y psicológico. Cuando confiamos, la vida funciona.
Cuando la confianza se eleva, hace que todas las cosas fluyan y que
todo marche de maravilla. Cuando hay poca confianza… bueno, ya
sabes cómo es eso. Y cuando la confianza se pierde, las cosas son todavía peores.

Sin duda que has tenido la suficiente experiencia con la confianza
como para darte cuenta de lo poderosa que es. Como ya dije, la confianza impulsa la totalidad de la vida. Esa es la razón por la que estoy
empeñado en convencerte de que le des la bienvenida a la confianza y
que aumentes tus niveles de confianza como una de las habilidades más
importantes que podrías tener.

¿Por qué confiar?

Déjame ofrecerte diversas razones por las que la confianza importa
tanto y mencionarte algunas de las áreas de la vida que dependen de
que seas capaz de confiar:

- La madurez física y psicológica del organismo humano, desde
  el momento de su nacimiento: el tamaño del cerebro, el peso

corporal, el funcionamiento del sistema inmunitario, el desarrollo intelectual, el desarrollo lingüístico y social, y más.

♦ La confianza dentro de la familia de origen afecta la capacidad para confiar a todos los niveles durante la adultez, en el matrimonio y en otras relaciones.[1]

♦ Los aumentos en confianza afectan el producto interno bruto (PIB) de las economías a través del crecimiento en inversiones empresariales, acumulación de capital humano y mejoras organizacionales.

♦ Las parejas felizmente casadas confían en que su pareja «estará ahí» cuando más la necesiten. Las parejas infelices no tienen los mismos niveles de confianza.[2]

♦ La terapia de pareja que se centra en aumentar la confianza emocional es la más exitosa.[3]

♦ Los equipos de trabajo con niveles elevados de confianza tienen un mejor desempeño que aquellos equipos con bajos niveles de confianza en resultados basados en diversos criterios.

♦ Las personas con mayores niveles de confianza cuentan con una mejor salud física y menos problemas del mismo tipo que aquellas con bajos niveles de confianza. Estos elevados niveles de confianza se reflejan en su longevidad y salud mental (menor ansiedad y depresión), y son más felices en general.

---

[1] K. M. Franklin, R. Janoff-Bulman y J. E. Roberts, «Long-Term Impact of Parental Divorce on Optimism and Trust: Changes in General Assumptions or Narrow Beliefs?». *Journal of Personality and Social Psychology* 59, núm. 4 (1990): 743-755, https://doi.org/10.1037/0022-3514.59.4.743.

[2] John M. Gottman, *The Science of Trust: Emotional Attunement for Couples* (Nueva York: W. W. Norton & Company, 2011), 55. Edición Kindle.

[3] Susan M. Johnson, *The Practice of Emotionally Focused Couple Therapy* (Nueva York: Routledge, 2019).

- Los líderes con altos niveles de confianza son más eficaces según diversos criterios.

- El desempeño fisiológico del cerebro dentro de las relaciones matrimoniales se ve reducido por los bajos niveles de confianza, lo que deriva en una menor resolución de conflictos, cuestión que afecta las tasas de divorcio.

- El desempeño, rotación de personal y experiencia de los clientes se ven afectados por la confianza y la ausencia de esta, la cual conduce a un sinfín de problemas empresariales.

- La confianza que se basa en la empatía reduce la ansiedad en casi todas las dimensiones de la vida.

- La confianza dentro de los equipos de cirujanos conduce a mejores resultados y a mayores curvas de aprendizaje.

- La efectividad de la comercialización empresarial se basa en la capacidad para fomentar la confianza, y la lealtad a la marca depende de esta.

- Aquello que se denomina «confianza social» (una actitud positiva hacia los demás miembros de la sociedad) incrementa el éxito individual; mantiene la buena salud; reduce la ansiedad; aumenta el bienestar, la salud y la educación; y mejora la salud física y mental dentro de una sociedad, mientras que los bajos niveles de confianza hacen lo contrario.[4]

Podría ampliar la lista, pero espero que con esto puedas ver que la confianza importa mucho en cada área de la vida y que te convenzas de que todos la necesitamos para estar bien.

El investigador Roderick M. Kramer nos enseña que la confianza puede ser tanto positiva como negativa:

---

[4] Farzin Rezaei et al., «The Relationship Between Spiritual Health and Social Trust Among Students», Journal of Mind and Medical Sciences 8, núm. 1 (2021).

Los seres humanos tenemos una predisposición natural a confiar —está en nuestros genes y en nuestro aprendizaje infantil— y, en general, es un mecanismo de supervivencia que le ha servido en gran medida a nuestra especie. Dicho lo anterior, nuestra disposición a confiar a menudo nos mete en problemas. No solo eso, a veces se nos dificulta distinguir entre las personas dignas de confianza y aquellas que no lo son. A nivel especie, eso no importa gran cosa siempre y cuando haya más personas confiables que las que no lo son. Sin embargo, a nivel individual puede ser un verdadero problema.[5]

Mientras lees las palabras de Kramer, es posible que te estés diciendo: «¿Y cómo no voy a saberlo? *Claro* que la confianza a nivel individual puede ser un verdadero problema». Mi esperanza para ti es que, a medida que avances por el presente libro, aumentes tu habilidad para identificar a aquellas personas en las que puedes confiar y que sepas cómo hacerlo. De esa manera, la confianza se volverá una experiencia más positiva. Ya sea que tus experiencias con la confianza hayan sido buenas o malas, aunque lo más seguro es que hayan sido una mezcla de ambas, podrían ser mejores, y eso es esencial, porque todo depende de la confianza.

---

[5] Roderick M. Kramer, «Rethinking Trust», *Harvard Business Review* (junio de 2009).

2

ESTAMOS PREPROGRAMADOS
PARA CONFIAR

Me fascina el tiempo que paso viajando en avión; esos periodos de silencio, de tiempo a solas sin juntas ni demandas. He aprendido a evitar las preguntas habituales de mis compañeros de asiento: «Y usted, ¿a qué se dedica?». La experiencia me ha mostrado que si digo que soy psicólogo es frecuente que termine dando una sesión de terapia que no tenía programada. Sin embargo, en este día en particular tuve un pequeño desliz. Estaba llevando a cabo una investigación acerca de la confianza, y cuando el hombre que estaba sentado junto a mí me lo preguntó, se lo mencioné sin pensar. Su respuesta me sorprendió.

—Pues yo no confío en nadie —dijo—. Jamás lo he hecho, y jamás lo haré. La gente no es digna de confianza.

—¿De verdad? —le pregunté—. ¿En nadie? ¿Sin excepciones?

—Absolutamente en nadie —siguió—. La confianza no lleva más que a problemas. Todo el mundo te decepciona.

—Pues detesto decírselo, pero está muy equivocado acerca de sí mismo —dije yo—. Claro que confía en las personas.

—No, no es así. De ninguna manera —respondió—. ¿De qué está hablando?

—Confía en la piloto que está sentada en la cabina de mando y jamás la ha conocido. Confió en que el tipo que abasteció al avión de combustible utilizó lo que debía, en lugar de usar algo más. Acaba de comerse un sándwich y confió en que el fabricante de carnes frías se aseguró de que su producto no estuviera contaminado con *E. coli*. Confió en el mecánico que ajustó la presurización de la cabina de pasajeros para que tuviéramos oxígeno que respirar a 9 000 metros de altura y sospecho que cuando manejó hasta el aeropuerto confió en que los conductores de los carriles contrarios no cruzaran las indicaciones de la vía para estrellarse de frente contra usted. De modo que me parece que confía, y bastante. De hecho, yo diría que usted es un tipo bastante confiado.

»Pero lo que imagino que sí es cierto es que no confía en las personas de manera más *personal*, y eso suele ser el resultado de haber tenido algunas malas experiencias en algún momento de su vida. De todas maneras, la realidad es que la vida misma no puede funcionar, ya sea que esté viajando, comiendo un sándwich o respirando aire, sin que tenga confianza —dije todo lo anterior con cierto deseo de no haberlo hecho, ya que, en potencia, acababa de iniciar justo el tipo de conversación que trato de evitar.

Mientras seguimos hablando, su historia me volvió a confirmar la inevitabilidad de la confianza en la vida. Al mismo tiempo, me recordó de nuevo lo tremendamente vulnerables que somos cuando depositamos nuestra confianza con malos resultados. Este había sido el caso en repetidas ocasiones para el hombre sentado junto a mí antes de que, al final, se diera por vencido en cuanto a la confianza, o que pensara que ese era el caso.

Entonces, si confiar es tan peligroso, ¿por qué no ser como ese hombre? ¿Por qué no dejar de confiar en la gente, al menos a nivel personal y en el ámbito de los negocios? ¿Por qué no simplemente tratar de evitar la confianza lo más posible? Después de todo, es cierto que la confianza nos coloca en una posición en la que podemos terminar decepcionados o malheridos. Implica un riesgo y es mucho lo que podemos perder. Entonces, ¿por qué no evitarla lo más posible?

Dicho de manera muy sencilla, porque *no podemos hacerlo*, y hay muchas buenas razones para ello.

Estamos preprogramados para confiar a nivel biológico

Si alguna vez has estado cerca de un recién nacido habrás notado que no es para nada cuidadoso cuando tiene hambre. Grita con todas sus fuerzas y, en esencia, dice: «¡Dame de comer *ya*!». Cuando se le ofrece el pecho se desarrolla un ritmo natural entre el bebé y la madre que lo está amamantando; la encarnación misma de la confianza. Confiar es la cosa más natural e instintiva para los recién nacidos. Confían, de primera instancia, en cuestión de alimentos, y después en cuestión de cuidados y comodidad. A medida que experimentan cientos de ejemplos de sentirse angustiados para después verse librados del dolor del hambre y de la soledad por una persona amorosa, la confianza que de manera automática pusieron en su madre o en la persona que los cuida no solo rinde frutos, sino que se multiplica. La confianza seguida por satisfacción genera mayor confianza.

Los cuidados, comodidad y amor que recibe el bebé se internalizan de manera gradual. La neurociencia nos enseña que estas se convierten en verdaderas estructuras físicas vivientes dentro del cerebro del lactante. Poco a poco, en términos neurológicos, se construye una «madre interna» mientras empieza a formarse y a desarrollarse un sistema interno para autocalmarse, el cual pronto podrá tranquilizar al bebé desde adentro, incluso cuando no esté presente su madre externa. En términos reales, el amor se convierte en parte de su «equipo» interno. Al paso del tiempo, en un par de años, este lactante ahora convertido en infante podrá aventurarse a la habitación contigua sin temor porque tendrá a «su mami interna». Y algún día, ya de adulto, esta misma persona podrá «autorregular» su enojo frente a su jefe para conservar la calma; todo ello porque una vida entera de relaciones de confianza produjo un sistema para tranquilizarse a sí mismo.

La confianza seguida por satisfacción genera mayor confianza.

Los psicólogos del desarrollo llaman a este proceso «desarrollo de la constancia objetal emocional». Esto significa que el «objeto amoroso» (quien sea que cuide al bebé) se internaliza a través de las miles de instancias de una conexión basada en la confianza. En algún momento dado, el bebé alcanza el hito del «apego seguro», lo que conduce a la «constancia» mediante la cual se siente amado incluso cuando no se le está atendiendo de manera directa. Ahora, el amor se encuentra por dentro.

Como se indica en Proverbios 13:12: «La esperanza que se demora enferma el corazón, pero el deseo cumplido es árbol de vida» (LBLA). La añoranza de amor y comodidad que se ve satisfecha por una madre o cuidador primario amoroso es ahora un «árbol de vida» que reside en el interior y ofrece el fruto perpetuo de sentimientos de seguridad. Es el mismo proceso que permite que los aterrados pacientes de trastorno de estrés postraumático (TEPT) internalicen los cuidados de un terapeuta para superar la terrible angustia que llevan dentro y, con el paso del tiempo, lograr una cura.

Pero sin importar lo amorosa que pueda ser una madre, si un bebé no «sabe» confiar —depender de otro ser humano y recibir lo que su madre tiene que ofrecerle—, nada de su leche, de su amor o de sus cuidados importará. El alimento físico y emocional que ella le pueda ofrecer no se encontrará a disposición del bebé si este no puede confiar.

La confianza es la que hace que todo lo anterior sea posible. Sin confianza, la puerta jamás se abrirá y nada podrá ingresar para beneficiar al
bebé. La confianza es el primer trabajo del lactante y es un trabajo que
no finalizará durante el resto de su vida y sin el cual jamás podrá conocer los efectos resilientes y curativos de la confianza.

Dado que la confianza es tan esencial, ¡es bueno saber que hay
sustancias disponibles que pueden ayudar al proceso! La farmacia se
encuentra justo dentro de la madre y del lactante en la forma de poderosos químicos de apego que prácticamente garantizan que el proceso
suceda, «adhiriéndolos» el uno al otro dentro de esa burbuja de seguridad y confianza. Los seres humanos, en este caso la madre y su hijo,
están químicamente equipados para participar en esta relación recípro-
ca de confianza y para desarrollar un vínculo irrompible. Es parte de su
programación natural. Como lo expresó un grupo de investigadores:

> En términos neurobiológicos, la oxitocina dirige al bebé a se-
> leccionar los estímulos sociales específicos para su especie de
> manera preferente con el fin de formar vínculos diádicos [...]
> Las mayores concentraciones maternas de oxitocina se rela-
> cionaron de manera significativa con conductas de contacto
> más afectuosas en madres después del contacto, sincronía y
> participación entre una madre y su bebé.

Dicho de manera más sencilla, «la oxitocina le indica al bebé confiar
en su madre y viceversa». Piénsalo: como seres humanos, nuestra
composición química natural está diseñada para confiar y para formar
vínculos. No podemos evitarlo. Dios nos programó de esa manera,
como lo dicen las sagradas escrituras, como un bellísimo primer paso
para confiar incluso en Él: «Me hiciste confiar desde los pechos de mi
madre» (Salmos 22:9 LBLA).

Depositar nuestra confianza en otros seres humanos hace que se desarrolle cada sistema.

Los seres humanos estamos literalmente preprogramados para confiar, ya que la confianza es la fuerza y la moneda de cambio que hace que funcione la totalidad de la vida, desde el absoluto principio hasta el absoluto final. Depositar nuestra confianza en otros seres humanos hace que se desarrolle cada sistema. Esto sucede a nivel emocional a medida que el niño crece y se desarrolla. Sucede a nivel físico, a medida que el apego emocional que produce la confianza hace que el cerebro se desarrolle de manera normal, que funcione el sistema inmunitario, que el peso corporal llegue a sus niveles normales, que el tamaño del cerebro alcance los hitos correspondientes y así sucesivamente. Sucede a nivel social, a medida que el niño aumenta su círculo de confianza para incluir a más que sus padres y miembros de la familia hasta llegar a incluir a amigos y compañeros. La confianza genera mayor confianza. Y esto también sucede a nivel profesional, cuando él o ella ingresan al mundo del comercio, que solo puede funcionar si la confianza está asegurada. Por ejemplo, si no podemos confiar en nuestros mercados, todo el sistema financiero se viene abajo, como se puede ver cuando la confianza no es absoluta; algo que sucedió en 2008. La confianza es la herramienta más importante que tenemos en la vida, en cada área de esta. Nada funciona sin ella.

El argumento que estoy planteando aquí es esencial para nuestra comprensión de la confianza: *no* es opcional si queremos tener una buena vida o lograr cualquier tipo de éxito. Punto. La estrategia de falta de confianza que prefería mi compañero de asiento en el avión solo podría terminar por limitarlo. Si hubieras escuchado sus historias de relaciones y negocios fracasados, estarías de acuerdo. Sus problemas de confianza habían obstaculizado su éxito en casi todas las áreas de su vida. Y como nos lo muestra la ciencia, a los seres humanos les conviene entender que de verdad están preprogramados para vivir en relaciones profundas de confianza con los demás.

Confiar es humano

Es posible que hayas oído hablar de las neuronas espejo. Son otro ejemplo de la manera en que estamos preprogramados para confiar. En los términos más esenciales, las neuronas (las células nerviosas) fungen como comunicadores dentro del cuerpo; reciben y transmiten información y estímulos. Las neuronas espejo funcionan cuando una persona observa a otra hacer algo para después imitarlo de manera natural. La neurociencia y los sofisticados equipos de diagnóstico que nos permiten ver al interior del cerebro de las personas nos han enseñado acerca de las neuronas espejo y nos han mostrado que cuando experimentamos un sentimiento y nuestro cuerpo lo expresa en términos físicos, a través de una sonrisa o incluso a través del más minúsculo movimiento muscular, el cerebro de la persona con la que estamos hablando forma una conexión con nosotros y refleja nuestros sentimientos y expresiones a través de un vínculo profundo y natural que causa que los dos nos conectemos de manera todavía más profunda.

Confiar es humano y... cuando no podemos confiar, perdemos mucha de la experiencia humana.

Cuando formamos estas conexiones profundas, una persona incluso experimentará los sentimientos que está experimentando la otra, algo que llamamos *empatía*, que sucede cuando todo está yendo bien siempre y cuando la otra persona no esté emocionalmente desapegada de manera inusual. Sin entrar en complicadas explicaciones científicas, baste decir que todo lo que sabemos y que hemos aprendido en la ciencia del cerebro refuerza el conocimiento de que los humanos estamos preprogramados para conectarnos y que tales conexiones se basan en la confianza. En esencia, podemos decir que confiar es humano y que cuando no podemos confiar perdemos mucha de la experiencia humana. El amor, el crecimiento, la fe, la salud física, el éxito económico y más, todos dependen de la confianza. Sin la confianza, las cosas se estancan, e incluso mueren.

Cuando nos damos cuenta de que la confianza no es opcional y que toda la vida humana está diseñada y programada para funcionar solo cuando confiamos, empezamos a tratar a la confianza con el máximo respeto. Y cuando nos percatamos de que estamos más que equipados para hacerlo, haremos lo que sea con tal de garantizar que nuestro equipo de confianza funcione bien y nos conduzca a buenos resultados. La confianza es benéfica cuando sale bien y es muy dolorosa cuando no lo hace. Nuestro trabajo es darle el verdadero peso que tiene, nos agrade o no, y asegurarnos de que la confianza obre a nuestro favor, no en nuestra contra. Esta es la razón precisa por la que, antes de ahondar mucho en cómo es que la confianza funciona y cómo ser mejores en cuanto a esta, me estoy esforzando por ayudarte a ver lo intensamente programado que estás para confiar. Porque si no eres capaz de verlo, podría terminar por hacerte daño.

Nuestro poderoso y natural impulso por confiar sin duda que *puede* funcionar en nuestra contra. Eso se debe a que todo lo que ya mencioné acerca de la programación y del equipo que tratan de motivarnos a confiar, también nos acerca a peligros potenciales. Casi cada interacción nos invita a abrirnos, a acercarnos, a adoptar y a confiar en otras personas. Nuestra misma composición lo hace, al igual que también lo hace la suya. Sin embargo, sabemos que si lo hacemos, en muchos casos saldremos lastimados. De todas maneras a veces la oxitocina funciona por sí sola, más allá de lo que nuestro cerebro nos está pidiendo que hagamos. Al igual que cualquier otra sustancia química, se puede utilizar para sanar, o para destruir.

Todos contamos con un área cerebral a la que llamamos «parte superior del cerebro». Esta es la porción del cerebro donde se encuentran todos los aspectos inteligentes, como el juicio, el control de impulsos, la consideración de consecuencias, la sabiduría, los valores y las elecciones. Sin embargo, hay situaciones —por ejemplo, cuando no estamos usando la porción superior de nuestro cerebro las personas forman alianzas sexuales rápidas— en las que los químicos cerebrales del apego actúan con rapidez con patrones subconscientes y se ven atraídos a personas indeseables y poco confiables. La programación entra en acción mientras de manera seductora imita a la persona que quiere dicha alianza. Así de poderosa es la programación, además de que nuestra necesidad de confiar también es igual de fuerte.

Sin importar nuestras áreas particulares de debilidad y de que nos entreguemos a la confianza por completo y demasiado pronto, el reto es que nuestros deseos de confiar deben estar dentro de una alianza adecuada con la porción superior y objetiva de nuestro cerebro, que entonces puede hacer de guía para indicarnos quién es digno de confianza y quién no. Necesitamos que nuestro corazón y nuestra cabeza estén en el mismo equipo. Esto no es solo indispensable en el amor y en las relaciones románticas. Podemos enamorarnos y de pronto darnos cuenta de que estamos confiando en situaciones que nada tienen que ver con el romance. También es cierto que nuestros deseos pueden descarrilarse, como cuando de verdad queremos que se concrete un trato de negocios, cuando de verdad queremos formar parte de un grupo particular, o cuando de verdad necesitamos contratar a esa nueva persona. Pregúntale a cualquiera que haya comprado una casa «no tan bien inspeccionada» con demasiada rapidez, que haya hecho una inversión no tan inteligente, que haya contratado a alguien sin revisar sus referencias con cuidado o que haya entrado en un trato comercial porque «sonaba fantástico». Cuando nuestros deseos se entremezclan con un aumento en nuestros químicos de confianza, la combinación puede conducirnos a destinos a los que no queremos llegar. Aunque estos deseos y químicos son necesarios e indispensables, necesitamos que ambas partes de nuestro cerebro funcionen a la par.

Aquí lo que debemos aprender es que los seres humanos en verdad deseamos confiar. Queremos hacerlo a tal grado que de manera constante tratamos de acercarnos a la confianza a menos de que, como el hombre del avión, nuestras experiencias con la confianza perdida nos hayan puesto a la defensiva y hayan ocasionado que nos alejemos de ella. Y con un impulso tan poderoso por confiar en nuestro interior, aunado a la fuerte necesidad de que funcione de manera correcta, es muy importante que nos hagamos cada vez más sabios a medida que crece nuestra confianza. Parte del propósito del presente libro es ayudarte a moldear tanto tus *deseos por confiar* como tu *equipo objetivo* para auxiliarte a guiar tales deseos. Recuerda que la confianza puede ser tanto positiva como negativa. Mientras mejor funcione tu equipo de confianza, más positivas serán tus experiencias con esta.

3

APRENDER A CONFIAR

—No puedo explicármelo del todo. Rick no es mala persona; de hecho, es un buen tipo. Es inteligente y trabaja mucho. Es solo que algo anda mal y no sé cómo ponerlo en palabras. Hablamos mucho acerca de las cosas que queremos que sean diferentes y a veces siento que estamos yendo en la dirección correcta, pero al poco tiempo hay algo que no se siente bien.

Shannon parecía estar pensando en voz alta mientras trataba de explicarme qué era lo que estaba mal. Y entonces su esposo, Colin, intervino:

—Cuando lo contratamos fue a causa de su experiencia, educación e inteligencia. Yo quedé muy impresionado y, en cierta manera, lo sigo estando. Es interesante conversar con él, pero mientras más se prolonga la conversación, más pareciera que pierdo cierta «conexión» con lo que me está diciendo. Esa sería la única manera en que podría describirlo.

»Pero es algo más que eso. Simplemente no me parece la manera en que hace que Shannon se sienta acerca del negocio. Ella y yo construimos la compañía entre los dos. La hemos amado durante cuarenta años y estamos impresionados por el éxito que ha alcanzado. Pero ahora, cuando deberíamos estar entrando en una fase en la que podemos descansar un poco más y disfrutar de nuestros logros, él le está quitando toda la diversión. Pareciera que tenemos que enfrentarnos a una cosa tras otra. Y lo que más me molesta es lo que eso le está ocasionando a Shannon. Ya ni siquiera quiere entrar en el edificio y eso de verdad me rompe el corazón. De alguna manera, este negocio es como nuestro hijo. Es más que un negocio familiar; en realidad es como un miembro de la familia para nosotros.

»¿Crees que puedas ayudarnos a capacitar a Rick para solucionar esta situación? —me preguntó Colin—. Es muy inteligente, capaz y talentoso. Sabemos que puede llevar a la empresa a una posición fabulosa, pero en este momento nada se siente bien y esta no es la manera en la que queremos vivir.

Colin y Shannon habían fundado un muy exitoso imperio familiar que ahora empleaba a dos de sus hijos adultos. Habían hecho grandes planes para que la siguiente generación tomara su lugar, pero habían decidido contratar a un director ejecutivo de manera provisional. Consiguieron a Rick para el puesto, pensando que podría dirigir la empresa durante unos diez años, hasta que alguno de sus hijos estuviera preparado para asumir el control. Sin embargo, a medida que siguieron hablando, concluí que todo eso podría estar en juego.

Colin y Shannon me contrataron para darle un curso de capacitación en dirección ejecutiva a Rick y para hacer labores de construcción de equipo con los ejecutivos a su cargo porque algunos de sus vicepresidentes no estaban muy contentos con la cultura que estaba implementando y con la manera en que se estaban haciendo las cosas. Esta era nuestra primera reunión y quería poder comprender su punto de vista antes de reunirme con Rick al día siguiente.

Mientras seguí escuchándolos, la brecha entre ellos y Rick pareció ampliarse. Hablaron de varias ocasiones en las que no habían podido conectarse con él, ni con la manera en que estaba dirigiendo la empresa. No estaba sucediendo nada abiertamente malo; no estaba cometiendo fraudes en contra de la empresa, ni hostigando a los empleados, ni tomando malas decisiones. De hecho, la mayoría de las decisiones que había tomado tenían todo el sentido del mundo en términos empresariales. Se trataba de algo más; algo que no tenía nada que ver con una evidente mala gestión.

No obstante, mientras más compartieron Colin y Shannon conmigo, más supe el problema exacto del que se trataba.

—Me gustaría que hicieran algo por mí —les dije—. Les voy a hacer cinco preguntas relacionadas con Rick. Quiero que se tomen un tiempo separados y que lo piensen de manera individual. Después, califiquen a Rick en una escala de uno a cinco en cada pregunta. Cuando terminen seguimos. ¿Les parece?

—Claro… supongo —respondió Colin—. ¿Cuáles son las preguntas?

—Saquen un bloc de papel y escriban lo siguiente —indiqué. Me dirigí al pizarrón blanco y escribí las preguntas donde pudieran verlas:

1. ¿Qué tanto sienten que Rick de verdad comprende a fondo lo que ustedes necesitan y quieren para el negocio y cómo los hace sentir? ¿Qué tan bien puede comunicarse con ustedes?

2. ¿Qué tanto sienten que sus motivos (su finalidad o intenciones actuales) es hacer lo que ustedes desean *para* su negocio y con el negocio, frente a lo que él podría querer y desear para la empresa o incluso para sí mismo?

3. ¿Qué tan capaz sienten que es de cumplir con lo que ustedes quieren que haga y construya?

4. ¿Qué tanto sienten que exhibe los rasgos personales e interpersonales que ustedes necesitan que les muestre a ustedes y a su equipo? ¿Qué tanta de su «conformación» es lo que ustedes necesitan para lo que quieren?

5. ¿Cómo está construyendo un historial que les haga esperar que pasen cosas buenas tanto mañana como a futuro?

Tanto Colin como Shannon se les quedaron viendo a las preguntas con intensidad. Después de unos minutos, pude ver que se estaban interesando más en ellas a medida que las iban leyendo. Vi que algo estaba sucediendo en su interior. Ya estaban procesando y las preguntas estaban cumpliendo con su cometido.

Cada quien ocupó un espacio propio. Mientras reflexionaban, fui a conseguir algo de café y caminé por el piso ejecutivo para mirar los diversos premios que la empresa había ganado, las imágenes de personas e hitos, y otras fotografías de tiempos felices y celebraciones que se remontaban a su primer pequeño edificio de oficinas. Era evidente que la empresa se encontraba en una buena posición y que ese había sido el caso durante mucho tiempo. Me entristeció ver lo diferente que se veía la galería de la historia de la empresa en comparación con lo que sus fundadores me habían contado esa mañana.

Después de cerca de veinte minutos, vi que Colin y Shannon se estaban dirigiendo de vuelta a la bellísima sala de juntas con el enorme ventanal que daba al océano Pacífico. Entré tras ellos.

—Muy bien, déjenme ver sus calificaciones.

Cuando me entregaron sus respuestas, por un lado quedé sorprendido, pero por otro lado, no me sorprendieron en absoluto. Todas sus calificaciones rondaban alrededor del dos en la escala del uno al cinco.

Tenía mi respuesta.

—Creo que ya sé lo que está mal —anuncié.

—¿Qué? —me preguntó Shannon.

—No confían en él —respondí.

Silencio. De inicio, parecieron confundidos, pero entonces voltearon a verse y se quedaron mudos. Shannon volteó hacia mí primero y habló.

—¡Tienes toda la razón! *No* confío en él. Solo que me siento confundida. Jamás pensé que nuestras dificultades con Rick tuvieran algo que ver con la *confianza*. O sea, no creo que jamás mentiría, ni haría trampa, ni robaría, ni nada por el estilo. Es una persona muy moral, muy ética. No parecería ser cuestión de confianza pero, por alguna razón, lo que estás diciendo es cierto. Simplemente no confío en él.

Después, Colin compartió su opinión.

—Siento justo lo mismo. Es un tipo de lo más honesto e íntegro, pero yo tampoco siento que pueda confiar en él. ¿Cómo es posible? ¿Cómo puede ser que alguien tenga ese tipo de carácter, pero que sigas sintiendo que no puedes confiar en él?

—Sucede todo el tiempo —les expliqué—. La confianza va más allá de la honestidad o de la ética. Es mucho más que saber si alguien te mentirá o no. La confianza es tener la seguridad que alguien verá por lo que es importante para ti; por lo que necesitas, posees o deseas. Sean los que sean tus intereses, las personas en las que confíes salvaguardarán los intereses que tú les confíes.

»Puedes confiarles todo tipo de intereses a las personas: emocionales, comerciales, físicos, financieros, espirituales y de otro tipo. Incluso si la persona es ética, necesitas más que eso de las personas en las que confías. También es esencial que sientas que protegerán y cuidarán tus intereses y que podrán hacerlo bien. Podrán ser de lo más íntegros de todo tipo de maneras, pero sigue siendo posible que resulten poco confiables si no cumplen de la manera en que tú confías que cumplan.

»Piensen en un marido honrado cuya esposa no confía que pueda responder a sus necesidades emocionales o en un jefe honesto que no cuenta con la confianza de sus empleados para que los tome en serio o para que responda de la manera correcta cuando acudan a él con un problema. Piensen en el miembro más honrado de un equipo que no tiene un buen desempeño. Hay distintos tipos de confianza en diferentes tipos de relaciones y para una enorme diversidad de necesidades. Para sentirse seguros, debe haber ciertos factores aparte de la honradez y la moralidad que deben estar presentes dentro de la relación.

»En términos de lo que ustedes necesitan de Rick como director ejecutivo de su empresa, no me da la impresión de que puedan confiar en que les dé lo que ustedes necesitan. Y su necesidad más imperiosa es que no sea necesario que se preocupen por su negocio.

—No puedo ni describirte el número de focos rojos que se están iluminando dentro de mi cabeza en este momento —indicó Colin—. Me gustaría describirlo todo como algún tipo de «preocupación». Jamás me preocuparía que Rick robara dinero de la empresa, pero no he podido dejar de preocuparme de la compañía desde que empezó a dirigirla. No dejo de preguntarme dónde estará en algunos años y cómo se sentirá eso. Me encuentro a mí mismo muy preocupado, pero no podría terminar de identificar la razón exacta.

—Bueno, déjame ayudarte —afirmé—. Mira las preguntas. En la primera, por ejemplo. Para que tú confíes en que alguien hará lo que necesitas dentro de una relación, tienes que sentir que de verdad está haciendo un esfuerzo por escuchar y *comprender* tus necesidades. *Tienes que sentir que sabe lo que se siente estar en tus zapatos, sea lo que sea que estés haciendo.* Tanto tú como Shannon le dieron una baja calificación en esa pregunta. Si no se esfuerza por tratar de averiguar lo que les importa a ustedes, terminan sintiéndose incomprendidos y algo inseguros. No solo pueden dejar pasar las cosas sin preocuparse.

—Siempre me siento así con él —dijo Colin—. Cuando utilizas la palabra escuchar tiene más sentido. Cuando yo quería tener una conversación a detalle acerca del ADN de la empresa y de lo que me parecía importante a mí, él empezaba a hablarme acerca de todas las maneras en que comprende y motiva el ADN de la compañía como líder. Habla acerca de lo mucho que «entiende», pero no parecía estar oyendo lo que yo veía y lo que yo quería. Me sentía algo ignorado… invisible. ¿Es a eso a lo que te refieres?

—Justo a eso. Parecería que te estaba tratando de convencer más que escucharte para comprender tus necesidades y deseos para la empresa. De modo que, muy en el fondo, reconociste a cierto nivel que no te «conocía» en realidad. No sentirse conocido causa la sensación de que no puedes confiar en alguien porque te das cuenta de que, en realidad, no saben ni entienden del todo lo que te importa a ti. Es por eso que nunca puedes «dejarte ir».

»De hecho, *dejarse ir* es un excelente término porque describe el sentimiento que me gusta usar cuando hablo de la confianza, y ese sentimiento es *despreocupación* —concluí.

—¿Despreocupado? ¿Por qué querría sentirme despreocupado? —me preguntó Colin—. Este es nuestro negocio; jamás nos despreocuparíamos del mismo.

—No dije que se despreocuparan de su negocio. Lo que quiero decir es que su confianza en Rick debería ser lo bastante elevada como para que no tuvieran que estar siempre «en guardia» o preocupados por el negocio. Pueden ser «despreocupados» en el sentido de no tener que «cuidarlo» ustedes mismos. Cuando confiamos en alguien, podemos olvidarnos de estarnos cuidando las espaldas o de estar atentos a aquello que les confiamos. Sentimos que no tenemos ni una sola preocupación al respecto porque esa persona se hará cargo de todo.

»Ese tipo de despreocupación es muy diferente a ser descuidado con el negocio. De hecho, se preocuparon tanto que colocaron al administrador correcto al frente de la empresa, a alguien que la cuidará de la misma manera en que lo harían ustedes para no tener que preocuparse.

»Por ejemplo, en los últimos treinta minutos, ¿cuánto se han tenido que preocupar acerca del dinero que tienen en su cuenta bancaria? Nada, ¿correcto? Se han sentido bastante «despreocupados» al respecto, diría yo. No los he visto revisar su saldo ni una sola vez. ¿Por qué? Porque saben que el banco se está haciendo cargo de él. Ellos tienen sistemas de alarmas, equipos de seguridad, gerentes, reguladores y un sinfín de maneras de «cuidar» de su dinero para que ustedes no tengan que hacerlo. A eso es a lo que me refiero con «despreocupación». Hay alguien más, alguien en quien confían, que se está haciendo cargo para que ustedes no tengan que hacerlo. Y esa es la razón por la que contrataron a un director ejecutivo; para que ustedes pudieran «despreocuparse».

—Eso tiene sentido —afirmó Colin.

—Estoy harta de tener que preocuparme de la dirección que está tomando la empresa —añadió Shannon—. Y lo explicaste a la perfección; nuestro problema real tiene que ver con la confianza. Necesitamos poder confiar en él y no es el caso.

—Apenas discutimos la primera de las cinco preguntas. Creo que si las revisáramos todas, verían todavía más razones por las que se sienten así y se sentirían más convencidos de lo que creo que es la respuesta a su problema —seguí.

—Creo que ya sé cuál es la solución —afirmó Shannon al tiempo que miraba a Colin. Cuando él asintió supe todo lo que necesitaba saber acerca de lo que estaban pensando.

—Lo que pasa es que jamás pudimos terminar de entender de qué se trataba; qué estaba por debajo de lo que sentíamos —continuó ella—. Se esfuerza tanto y es tan bueno en lo que hace. Resultaba de lo más confuso. Es muy competente… y encantador, incluso. Pero ahora el problema está claro. Es cuestión de *confianza*.

»Siempre se daba la misma situación —siguió Shannon—. Por ejemplo, pensaba en ideas que otras personas decían que eran fantásticas, pero no nos reflejaban a «nosotros». O iba en busca de relaciones con empresas con las que nosotros no nos aliaríamos de manera natural. Eran buenas compañías, pero no se alineaban a lo que somos. Todas sus gestiones parecían excelentes en teoría, pero muchas simplemente no se sentían adecuadas. Hubo muchos incidentes que nunca atribuí a un solo problema como la confianza. Pero tienes toda la razón, jamás sentí que pudiera dejarme ir sin preocuparme o tratar de hacerme cargo de las cosas.

—Sin discutirla a fondo, cuando piensan en la pregunta dos, en el tema de sus «motivos» o «intenciones», apuesto a que su motivación tenía más que ver con lo que él quería que fuera la empresa; con su visión, más que con la de ustedes —teoricé.

—Sí, así se *sentía*. Esta es *nuestra* empresa —afirmó Colin—, pero sentimos que poco a poco podría estarse convirtiendo en algo diferente a lo que nosotros construimos y quisimos. Ahora que estamos hablando al respecto, poco a poco iba a convertirse en la empresa de *Rick*, no en la nuestra. Yo quería que la *administrara*, no que la *cambiara*. Creo que sus intenciones tenían más que ver con sus intereses que con los nuestros. No lo había pensado en esos términos hasta este momento.

Durante el resto del día Colin, Shannon y yo hablamos más y logramos desenredar sus sentimientos dentro de cada dimensión. Quería que se sintieran seguros de la decisión que habían tomado con tanta rapidez, pero para el final del día habían cancelado la reunión del día siguiente con Rick. Una vez que encontraron cierta claridad, emergió el camino hacia adelante.

La claridad puede conducir *hacia* la confianza o protegerte *de* confiar

Lo que les pasó a Shannon y a Colin mientras trabajaban con las cinco preguntas los ayudó a ver con claridad el problema que había con su negocio. La claridad que alcanzaron también puede obtenerse *antes* de contratar a alguien como Rick, si esa persona sabe qué buscar y a qué prestar atención. Si ya contrataste a alguien, al igual que ellos, es frecuente que puedas corregir el problema si sabes qué buscar con el fin de evaluar la confianza y de construirla. Muchas veces puedes hacer intentos por corregir el problema y tener éxito. Si no es el caso, podrás saber que es tiempo de darle un final necesario a la relación.

La confianza es mucho más fácil de construir, brindar, evitar o recuperar si sabemos qué buscar.

Pero se necesita tener conciencia de qué examinar en una relación para saber qué atender con el fin de tratar de corregirla o eliminarla. Eso era para lo que estaban diseñadas las preguntas, y las mismas tienen que ver con las dinámicas que examinaremos a lo largo del resto del presente libro. Las dinámicas que analizaremos se integrarán para proporcionar un modelo de confianza que pueda utilizar tu «cerebro pensante» cuando el resto de ti diga «adelante». O bien confirmará la orden de seguir adelante, te dirá que te detengas o, quizá, te dirá que sentir que quieres decir «no» podría estar arraigado en algún temor o asunto en tu interior más que en una razón verdadera para no confiar en alguien. La idea básica es la siguiente: *la confianza es mucho más fácil de construir, brindar, evitar o recuperar si sabemos qué buscar.*

Saber a qué prestar atención también nos ayuda a equiparnos en contextos que van más allá de las contrataciones o de los temas relacionados con el personal:

- ♦ Una persona soltera que decide si alguien tiene el potencial para iniciar una relación.

- ♦ Una persona casada que trate de identificar el *verdadero* problema dentro de su relación.

- ♦ Una empresa que intenta afrontar alguna preocupación con un vendedor, proveedor o incluso con un empleado.

- ♦ Un padre de familia que intenta establecer límites para un niño o adolescente, o que quiere hablar con ellos acerca de un problema de conducta.

- ♦ Una empresa que quiere averiguar qué puede mejorar en sus productos, servicios, gente o mensajes para poder establecer una relación de confianza con sus clientes presentes y potenciales.

- ♦ Un emprendedor que trata de obtener la confianza de sus inversionistas.

- Una esposa que quiere poder dormir tranquila cuando su esposo está de viaje y sentirse bastante «despreocupada» aunque él se encuentre a miles de kilómetros.

- Un líder que sabe cómo establecer relaciones de confianza entre los miembros de su equipo.

- Un centro médico que puede brindarles confianza a los pacientes y a la comunidad.

- Una iglesia que establece una relación de confianza con la comunidad a la que presta sus servicios.

- Un vendedor que está tratando de darle servicio a un cliente o de concretar una venta.

- Un representante de servicio a clientes que transforma a un cliente furioso en un asiduo fanático.

- Una organización sin fines de lucro que quiere establecer una relación de confianza con sus donantes.

Quizá estés pensando en circunstancias de tu vida que no se encuentran en la anterior lista. Te sientes confundido porque no sabes de manera precisa qué es lo que está mal, pero te sientes seguro de que hay algo que lo está. Los cinco pilares que nos pueden ayudar a saber si seguir adelante o alejarnos se adecuan a cada escenario en el que soy capaz de pensar, de modo que hagamos un breve resumen de cada uno de ellos antes de analizarlos a profundidad en la siguiente sección del libro. Son los mismos cinco que ayudaron a Shannon y Colin a obtener claridad inmediata y sirven como modelo para este libro:

1. *Puedes confiar en alguien cuando sientes que comprende, siente y tiene en cuenta tus necesidades.*
   A menudo las personas están demasiado centradas en sí mismas para siquiera ver lo que tú necesitas y lo que te importa. Es posible que sus propias necesidades les sean

más importantes que las tuyas o que tengan un plan propio, que en ocasiones incluso puede ser egoísta o destructivo. Hasta que no sientas que te comprendan y creas que alguien de verdad entiende lo que te importa, lo que te lastima y lo que te hace sentir bien, tus niveles de confianza serán bajos. Si no te han escuchado lo suficiente y no te han comunicado una comprensión precisa de ti y de tus necesidades, tu confianza en ellos sufrirá, y será difícil que puedas sentirte «despreocupado».

2. *Puedes confiar en alguien cuando sientes que sus motivos operan en tu favor, no solo para ellos mismos.*
Una relación en la que puedes confiar es aquella que te ofrece su apoyo. Aunque la gente pueda tener sus propios intereses que perseguir y cuidar, la gente en la que confías también estará pendiente de los tuyos. No harán nada que te haga daño. Aunque quizá haya veces en que te tengan que decir que no, siempre querrán lo mejor para ti de manera sincera. Más allá de eso, cuando esté en su poder, aun en tu ausencia, harán lo mejor para ti, en ocasiones incluso cuando eso derive en un costo o pérdida para ellos mismos. Están a tu favor.

3. *Puedes confiar en alguien cuando sientes que tiene la habilidad o capacidad para salvaguardar y ofrecerte resultados en relación con aquello que le has confiado.*
Es posible que alguien comprenda lo que necesitas y lo que te importa, y que quiera lo mejor para ti, pero quizá no tenga las habilidades para hacer lo que tú necesitas que haga dentro de la relación. Esto se puede referir a capacidades profesionales o a competencias personales. Para que nosotros nos sintamos «despreocupados» tenemos que saber que nuestras necesidades se satisfarán de manera adecuada en las formas en que le hemos confiado a alguien

que lo haga. Esa persona debe poder llevarlo a cabo. Cumplir con su promesa.

4. *Puedes confiar en alguien que tiene el carácter o la personalidad necesaria para aquello que le has confiado.*

El carácter comienza con rasgos esenciales tales como honradez, fidelidad e integridad. Sin estas cualidades, no puede haber confianza; son rasgos que nos dan «permiso para jugar». Pero se necesita mucho más para confiar en alguien en ciertas relaciones o contextos. Aunque es posible que se necesite de compasión en un contexto, quizá se necesite valentía o perseverancia en otro en el que la compasión no se requiera. La imparcialidad puede ser valiosa en cierto terreno, mientras que la fidelidad a políticas o estándares específicos podría ser de vital importancia en otro. Los rasgos de personalidad necesarios para confiar variarán, pero el carácter siempre será un factor. La manera en que se construye la personalidad es de suma importancia.

5. *Puedes confiar en alguien que cuenta con un historial de desempeñarse de la manera en que necesitas que lo haga.*

Nuestra mente construye mapas para saber cómo lidiar con el mundo. Puedes confiar en que si bajas por unas escaleras y das vuelta a la derecha, encontrarás la cocina, porque el día de ayer estaba en ese mismo sitio. De manera similar, el historial construye mapas. Cuando alguien cumple con sus promesas o satisface una necesidad de cierta manera en repetidas ocasiones, confiamos de manera más profunda. Cuando se rompe el historial o se presenta un patrón de reveses, la confianza se deteriora o se pierde. Dependerás de alguien con base en lo que sucedió la última vez en que confiaste en él o ella. El comportamiento construye expectativas, ya sean buenas o malas. Confiables o no.

Mientras seguimos adelante, analizaremos a detalle los cinco pilares de la confianza: comprensión, motivo, capacidad, carácter e historial. Exploraremos los rasgos, conductas, habilidades y actitudes que los hacen realidad y que permiten que se sientan, experimenten y vivan dentro de nuestras relaciones y en cada área de nuestra vida. Mientras más podamos identificar y entender estos rasgos, mejor podremos percibirlos en otros y vivirlos nosotros mismos. Este conocimiento nos ayudará a saber qué buscar en otras personas cuando decidimos en quién confiar, lo que nos conducirá a relaciones de mayor confianza y nos otorgará una mayor habilidad para evitar a personas y situaciones que puedan dañarnos.

LOS 5 PILARES
DE LA CONFIANZA

4

COMPRENSIÓN:
EL PRIMER PILAR DE LA CONFIANZA

Eres un negociador de rehenes del FBI y te necesitan de inmediato. Un terrorista cargado de explosivos acaba de secuestrar a 24 clientes dentro de un banco en el centro de Chicago y ha dado a conocer sus demandas. La policía ya hizo contacto con él y le dijeron que van a mandar a alguien que ingrese al banco para hablar acerca de lo que quiere y de cómo se lo van a conseguir. Esa persona eres tú. ¿Qué quieres hacer?

Si piensas igual que la mayoría de la gente, sabes exactamente lo que le dirías al terrorista: «¿En qué estás pensando, Jason? Esto es una estupidez y no va a terminar bien. No hay manera de que salgas de este lugar y vas a terminar muerto. Solo quítate el chaleco con explosivos y haz lo correcto para que esto pueda terminar bien».

Convencer a alguien para que confíe en ti no comienza con persuadirlo de que tengas la razón.

Sabes lo que es correcto y *sabes* lo que es inteligente, al menos en el sentido en que lo pensaría la mayoría de las personas inteligentes. De modo que sabes que tu trabajo es lograr que el terrorista confíe en tu modo de pensar, que escuche tu convincente lógica, que concuerde con tu solución y que salga del banco de inmediato. Lo convencerás de qué es lo más inteligente que puede hacer y él lo hará. Crees que la *persuasión* es la mejor estrategia. ¿No es así? Tienes que lograr convencerlo.

No.

No si comprendes la dinámica de la confianza. De hecho, si de verdad fueras un negociador de rehenes y revisaras lo anterior, lo más seguro es que escucharías el sonido de explosiones dentro de tu cabeza al tiempo que lo leyeras. ¿Por qué? Porque sabrías de sobra que no debes de tratar de convencer a alguien de que confíe en ti solo hablando al respecto. Conoces la dinámica de la confianza y te das cuenta de que convencer a alguien a que confíe en ti no empieza con persuadirlo de que tengas la razón. De hecho, no empieza con convencerlo de *nada* de lo que estás pensando. No empieza con persuasión, ni con lógica, ni con hechos, ni con argumentos inteligentes e irrefutables que los harán darse cuenta de que tienes la razón, de que eres inteligente, ni tampoco de que eres confiable.

Empieza con ayudar a alguien a saber que lo entiendes.

Donde empieza la confianza

El proceso de la confianza empieza con *escuchar* y comprender a los demás, entender lo que quieren y lo que están sintiendo; en pocas palabras, saber lo que les importa a ellos. *La tarea es conocerlos, no convencerlos.* La gente *debe* sentirse comprendida para poder confiar. La confianza no comienza cuando convences a alguien de que confíe en ti; empieza cuando alguien siente que lo *conoces*.

Como lo expresó el verdadero negociador de rehenes del FBI, Chris Voss: «Como siempre he trabajado con ejecutivos y estudiantes para desarrollar estas habilidades, siempre trato de reforzar el mensaje de que *tener la razón no es la clave para alcanzar el éxito en una negociación; lo que necesitas es tener la mentalidad correcta*».[1] La mentalidad a la que se refiere Voss es una de profundísima *empatía*: escuchar para comprender a la otra persona y *lograr que esa persona entienda que tú la entiendes*.

Cuando alguien siente que lo comprendes, sucede algo mágico. El cerebro empieza a cambiar, a pasar de su estado neutral o precavido, de un estado «en tu contra» a un estado *abierto*. El cerebro de la otra persona se abre y empieza a presentarse como abierto ante ti a medida que la confianza toma un primer paso. Este es físico y químico, pero también psicológico y espiritual.

La confianza no comienza cuando convences a alguien de que confíe en ti; comienza cuando alguien siente que lo *conoces*.

---

[1] Chris Voss y Tahl Raz, *Never Split the Difference* (Nueva York: HarperCollins, 2016), 43. Edición Kindle.

La ciencia del cerebro nos enseña que estamos diseñados para empezar a abrirnos a la posibilidad de confiar en alguien cuando sentimos que nos comprende, cuando sentimos que nos *refleja*. Un espejo refleja quiénes somos y, dentro de las comunicaciones más profundas entre personas, reflejarle a alguien quién es le dice: «Te veo. Te escucho. Sé quién eres». Esto abre su corazón para que se sienta a salvo.

Un excelente ejemplo de esto es cuando una madre y un bebé participan en la danza del reflejo. Cuando la madre refleja las expresiones que tiene el bebé, se construyen las bases para una conexión. La oxitocina empieza a fluir y se establece un vínculo. Esta es la danza del *reflejo*. En esencia, este reflejo es justo lo que dice que es. Es devolverle a la persona lo que está diciendo para que le expreses: «Te entiendo. De verdad te estoy oyendo». A medida que eso sucede, el cerebro empieza a cambiar de dirección. El cerebro sospechoso o cerrado, motivado por el temor, empieza a apagarse al tiempo que empieza a participar la parte superior del mismo. Cuando nos sentimos comprendidos, el temor y la resistencia amainan y empezamos a abrirnos. Podemos escuchar mejor, pensar mejor, razonar mejor, utilizar mejores criterios y tener una conversación potencialmente productiva. Todo esto empieza cuando nos sentimos comprendidos. Las neuronas espejo han hecho su trabajo y han conducido a una comunicación y a una conexión.

Aplica esto a la situación de los rehenes. En lugar de que el negociador diga: «Quítate ese chaleco, deja los explosivos sobre el piso y hagamos las cosas de manera inteligente», el negociador tomará un enfoque distinto.

—Hola. Me llamo Josh y me enviaron hasta acá para que pueda entender lo que está sucediendo. ¿Cómo te llamas?

—David.

—Hola, David. ¿Qué es lo que está pasando? Cuéntame cómo es que llegamos hasta aquí el día de hoy.

Por medio de este enfoque, se inicia una danza lenta. Poco a poco el terrorista va revelando un poco más acerca de quién es, de lo que le sucedió y de cómo es que llegó hasta este punto. Y mientras todo eso ocurre, se empieza a abrir una pequeña ventana de confianza. Una ventana en la que se está desarrollando el diálogo que le permitirá al negociador encontrar una solución aceptable para el secuestrador con el fin de evitar la crisis. Esa danza fomenta la confianza; es una inversión *en* la confianza.

Esta danza es la danza del *reflejo*. A medida que sucede, el cerebro empieza a cambiar de dirección. El cerebro sospechoso o cerrado, motivado por el temor, empieza a apagarse al tiempo que empieza a participar la parte superior del cerebro. Cuando nos sentimos comprendidos, esa comprensión tranquiliza el temor y la resistencia y empezamos a abrirnos. Podemos escuchar mejor, pensar mejor, razonar mejor, utilizar mejores criterios y tener una conversación potencialmente productiva. Y todo esto empieza cuando nos sentimos comprendidos.

Piensa en la historia que contamos en el capítulo 1. El presidente de la mesa directiva ya no quería más; su cerebro se había cerrado a la posibilidad de la confianza. En términos tanto figurativos como literales «iba de salida».

Pero cuando le pregunté cómo se sentía cuando el director ejecutivo lo trataba de manera displicente, se abrió un poco. Alguien quiso «conocerlo» de verdad, saber cuál era su experiencia. Yo estaba interesado en lo que *él* estaba pensando y sintiendo. Esa pequeña pregunta que le hizo saber: «Me interesa conocerte», hizo que se detuviera por un momento. Lo abrió apenas lo suficiente como para que sintiera algo, como lo mostró el temblor de su quijada. Mientras hablaba, lo único que hice fue asentir y reflejarle algunas de sus palabras: «Es terrible sentirse así. Debes sentirte de lo más despreciado cuando él hace eso». Mientras lo hacía y él empezaba a sincerarse más, el director ejecutivo al fin pudo verlo y darse cuenta de lo que había hecho de manera accidental.

Se activó la compasión humana del director ejecutivo y entonces se acercó a nosotros, se disculpó y dijo: «Nunca fue mi intención hacerte sentir así». Su mensaje era: «Te veo y comprendo lo que te hice sentir. Me disculpo y quiero que las cosas sean diferentes». En ese momento tuvimos algo que pudimos utilizar como punto de partida y los dos llegaron a una resolución.

Parte de la oración que se le atribuye a san Francisco de Asís dice: «Señor, haz que yo no busque tanto… el ser comprendido, como comprender». En realidad, eso es una excelente muestra de ciencia cerebral. «Decir» no sirve de nada si nadie te está escuchando. Y la gente empieza a escuchar después de sentirse escuchada. Desde los grandes líderes corporativos hasta los secuestradores de rehenes, hasta las criaturas de cinco años de edad, todos queremos que nos conozcan y que nos comprendan antes de que podamos absorber información.

Un amigo mío, que es psicólogo, quedó a cargo de su hija durante un fin de semana en que su esposa fue a visitar a sus padres. Una mañana, cuando llegó la hora de prepararse para el día y después de decirle a su niña de seis años de edad que era momento de que se alistara, regresó a su habitación y la encontró perdiendo el tiempo y no haciendo nada que se pareciera a prepararse para salir de casa.

—Millie —le dijo con firmeza—, te dije que era hora de irnos. Ponte tus zapatos y prepárate para salir al coche. Tenemos que irnos o llegaremos tarde. —Se marchó para hacer algo más y, cuando regresó de nuevo después de unos minutos, la niña no había hecho nada para prepararse.

Frustrado, levantó la voz y exclamó:

—¡Millie! Te dije que nos teníamos que ir y no estás lista. ¡Ya prepárate!

La niña empezó a llorar y le dio la espalda. Lo primero que él sintió fue una mayor frustración, pero entonces se detuvo.

—Me pregunté —me dijo— qué haría si esta fuera una de mis pacientes. Y entonces me di cuenta.

Se acercó a su hija, se sentó junto a ella, la rodeó con su brazo y la miró a los ojos.

—Extrañas a mami, ¿no es así?

De inmediato, la pequeña empezó a sollozar, cayó en sus brazos y siguió llorando.

—Yo también —dijo él—. Yo también la extraño.

La chiquita lloró unos minutos más y, después, de manera repentina, se puso de pie.

—¡Papi! ¡Nos tenemos que apurar! ¡Tenemos que llegar a la escuela!

¿Qué sucedió aquí? La misma dinámica que hizo que el presidente de la mesa directiva y el director ejecutivo confiaran el uno en el otro para empezar a trabajar juntos. La misma dinámica que experimenta un agente del FBI en una negociación exitosa para liberar a rehenes. La misma dinámica que experimentan los matrimonios exitosos en momentos de conflicto importante. La misma dinámica de los padres que tienen una buena relación con sus hijos mitad niños/mitad adultos. Y la misma dinámica que utilizan las compañías y organizaciones exitosas con sus clientes y otros interesados: la confianza que se basa en que alguien se sienta comprendido. La confianza que nos permite saber que «esta persona me conoce. Esta persona sabe lo que estoy sintiendo, lo que quiero y lo que me importa», y más.

Comprender es más que escuchar

Muy al inicio de sus investigaciones en psicoterapia, Carl Rogers comprobó que podía obtener resultados clínicos *solo* a través de escuchar y de hacerlo de una manera que reflejara la experiencia del paciente de modo que se sintiera «escuchado». En la actualidad, esto mismo se ha visto comprobado en terrenos que van más allá de la psicoterapia; dentro de matrimonios y en la crianza infantil, en equipos de negocios, en liderazgo, medicina, ventas, servicio a clientes y otras áreas adicionales.

El otro día un amigo mío que acababa de comprar un auto nuevo tuvo un problema con una de las puertas y habló a la agencia para describirles lo que estaba pasando. El departamento de servicio estaba familiarizado con el problema, debido a las quejas de otros dueños del mismo modelo, y le dijeron que enviarían a alguien hasta su casa para que arreglara la puerta. Eso sí que lo sorprendió, pero lo que verdaderamente lo dejó pasmado fue lo comprendido que se sintió por el mecánico que fue a arreglar el problema. Al ver la puerta, el mecánico exclamó: «Qué barbaridad; ¡esto jamás debió pasarle! ¡Es el colmo que tenga que lidiar con algo así después de comprar un coche nuevo! Enseguida quedará reparado; de verdad siento mucho que esto le haya sucedido».

Mi amigo quedó agradecido de que arreglaran su coche, pero lo más poderoso fue la empatía y comprensión que el mecánico le expresó por lo que estaba sintiendo. No es que una puerta descompuesta en un auto nuevo sea igual a la diversidad de cosas mucho más terribles que nos puedan suceder en la vida; en un sentido más general es algo bastante trivial. Pero el hecho de que se sintiera comprendido en algo así de pequeño de alguna manera sirve como evidencia de lo poderoso que es sentirse comprendido en términos generales. La experiencia de sentirnos comprendidos se queda con nosotros. Piensa en la confianza que mi amigo ahora le tiene a esa empresa. Y piensa en la confianza que se crea en cuestiones de mucho más peso en la vida si la gente siente que al fin alguien la comprende. Puede convertirse en un punto de inflexión.

Sentirse comprendido va mucho más allá de escuchar. Escuchar es solo el comienzo, una habilidad interpersonal que conduce a la sensación de sentirse comprendido y la potencia; pero sentirse verdaderamente comprendido de una manera que conduce a la confianza es cuando alguien actúa con base en esa comprensión de formas que le prueban a la persona: «¡Vaya! De verdad me entiendes. De verdad sabes lo que necesito». Al escuchar, uno obtiene conocimientos verdaderos del otro. Ese conocimiento se experimenta aún más al afectar las acciones de alguien. En el resto del presente libro entraremos mucho más en detalle acerca del tipo de acciones que comprueban que lo que escuchamos fue lo correcto. Sin embargo, aquí el punto es:

Jamás podemos actuar de maneras que hagan que alguien confíe en nosotros si no podemos comprender lo que siente, piensa, necesita, desea y teme.

Como indica uno de mis versículos preferidos:

El que responde antes de escuchar, cosecha necedad y vergüenza.

—Proverbios 18:13 lbla

La palabra hebrea para «escuchar», *shama*, también puede traducirse como entender (Concordancia Strong 8085).

Existen muchas, muchas veces en que los intentos por darle a alguien la respuesta que pensamos que necesita fracasan porque dicha respuesta se encuentra demasiado alejada de quienes son en realidad y lo que de verdad desean y necesitan. Pregúntale a cualquier esposo o esposa que realmente siente que ama a su cónyuge, solo para regresar a casa y encontrar una nota que dice: «Me voy. Esto se acabó». Se pregunta qué fue lo que sucedió, ya que dentro de su mente estaba haciendo un excelente trabajo de «amar» al otro. Pero lo que sucede es que jamás fue un amor basado en la verdadera comprensión, que es el único fundamento para la verdad.

Regresemos al caso de Colin y Shannon. Rick no logró escucharlos de ciertas formas fundamentales y jamás terminó de comprender lo que *ellos* querían para su negocio. Estaba más interesado en decirles lo que *él* podía hacer por el negocio. Es más, puedo oírlo aunque jamás lo conocí, porque lo he conocido miles de veces con miles de nombres distintos. Es la persona que, cuando estás tratando de compartirle algo importante, lo toma solo como una señal para poder hablar de inmediato acerca de sus propios puntos de vista, de su vida o de algo personal. Y esa es la esencia de este aspecto de la pérdida de la confianza:

Cuando no logramos comprender a alguien a nivel profundo, sin saberlo le comunicamos que solo estamos interesados en nosotros mismos.

Rick definitivamente no hubiera dicho eso, ni es probable que lo creyera. Por todo lo que me contaron Shannon y Colin, tenía un gran interés en ellos y en la empresa. No obstante, estaba interesado en ellos en la forma en que *él* pensaba que debía hacerlo. A *su* manera, con *sus* opiniones, *sus* métodos y así sucesivamente. Eso no lleva a que nadie se sienta comprendido. De hecho, solo los conduce a sentirse más solos y aislados, lo contrario a la confianza.

Al tratar de persuadirlos en lugar de escucharlos, Rick perdió a Shannon y a Colin. Lo contrataron para conducir la empresa de *ellos*, de la manera que a *ellos* les parecía, por medio de los talentos de Rick. Él estaba dirigiendo una empresa distinta a la que lo contrataron para liderar. Sin darse cuenta de ello, convirtió el trabajo en algo que solo tenía que ver con él y muy poco con ellos. Fue el primer abuso de confianza que llevó a cabo.

Todos los días, jefes, padres, cónyuges, médicos, políticos y otros hacen justo lo mismo. *Poder ver esto cuando te está sucediendo es esencial para saber en quién confiar.*

Considera los siguientes ejemplos:

- ♦ Le explicas a tu jefe las razones por las que algo no está funcionando, pero no te hace caso. Solo insiste en las razones por las que debería funcionar a la perfección y te dice que lo sigas haciendo a su manera.

- ♦ Tratas de hacerle ver a tu esposa o esposo las maneras en que te está lastimando o la forma en que te sientes a veces dentro de la relación, y tu pareja desestima lo que estás diciendo.

- ♦ Pasas tiempo con alguien con quien estás saliendo y que te parece una persona de lo más encantadora o atractiva, pero después resulta que no sabe nada de ti y te hace sentir rechazo.

- Le tratas de explicar tus síntomas a tu doctora, pero ella se apresura a finalizar su exploración porque parece ya tener una respuesta en mente y tú sientes que te está ignorando.

- Tratas de comunicarle a tu socio empresarial que no está haciendo lo que le corresponde, pero no puede entender que sientes que estás haciendo el trabajo de dos personas.

- Hablas a un centro de atención telefónica y después de explicar tu problema en tres ocasiones, la representante te sigue dando la misma respuesta e insiste: «Pues si hace esto, "debería funcionar"».

- Estás atravesando un cambio importante y lo compartes con un amigo que de inmediato te dice qué tienes que hacer o, peor aún, afirma: «Sí, lo sé. Cuando eso me pasó a mí…».

Compara esas con las siguientes:

- Un jefe que te dice: «Entiendo que el método que te di no está funcionando y no dudo que eso sea frustrante. Ayúdame a comprender dónde se encuentra el problema. Dime cómo es que lo que pensé no está sirviendo para que pueda entenderlo y ayudarte a encontrar una solución».

- Tu esposa o esposo te dice: «Así que sientes que le presto más atención a mi trabajo y a mis amistades que a ti, como si ellos vinieran primero, lo cual te hace sentir solo; como si no me importaras tanto como me importan ellos. Eso es terrible».

- La persona con la que estás saliendo te dice: «Hace un momento me dijiste que te mudaste aquí porque las cosas se habían puesto difíciles donde solías vivir. ¿Qué sucedió? ¿Qué te estaba pasando ahí? Suena a que debe haber sido algo muy importante si te hizo mudarte hasta el otro lado del país».

- Tu doctora te dice: «Déjeme ver si lo estoy entendiendo. A veces el dolor empieza de manera leve y va creciendo, y en otras empieza de lleno. ¿Y cuánto tiempo lleva sintiéndose así?».

- Tu socio empresarial te pregunta: «¿O sea que sientes que estás haciendo demasiado, que te estoy decepcionando y que yo no estoy haciendo lo que me corresponde?».

- La representante del centro de atención telefónica te dice: «Es muy frustrante cuando uno hace todo lo que dicen las instrucciones y, a pesar de hacerlo de manera correcta, el aparato sigue sin funcionar. Vamos a averiguar qué es lo que está pasando».

- Tu amigo te dice: «Oye, debe haber sido horrible que te hiciera eso; como si todos tus esfuerzos no hubieran importado nada».

Podrás sentir la diferencia entre las respuestas de la primera lista y las de la segunda. La clave radica en que podemos pasar a un lugar productivo cuando sentimos que nos escucharon. Sabemos de mejor manera lo que la persona necesita, los temas que de verdad importan y los que no. A veces lo único que necesita la persona es que la escuchen y nada más. Hay pocas cosas más frustrantes que no ser escuchados cuando algo nos importa.

Pero antes de que pensemos que tan solo «escuchar» y «reflejar» es lo único que se necesita en este aspecto de la confianza, recuerda que necesitamos que se nos escuche por razones adicionales a que nos conozcan. Como ya vimos, lo primero es establecer una conexión, empezar a construir el vínculo de confianza que empieza con que nos conozcan. Este es el cimiento que empieza a darle estabilidad a una relación. Pero para construir la confianza también necesitamos que nos escuchen para que la otra persona sepa lo que necesitamos y pueda satisfacer dicha necesidad dentro de la relación.

Cuando conocemos a alguien averiguamos lo que le gusta, lo que necesita, lo que desea y, aún más importante, aprendemos lo que la lastima. Entonces podemos aplicar ese conocimiento en forma de acciones que satisfacen sus necesidades y que evitan ocasionarle dolor.

Si Rick se hubiera limitado a escuchar a Shannon y a Colin y de verdad hubiera entendido todo lo que les importaba acerca de la continuidad de la identidad de la empresa, pudo haber sugerido una junta a nivel compañía donde entrevistara a todo el mundo acerca de los valores y el ADN de la organización, y dejarlos hablar acerca de cómo tales valores podrían vivirse a futuro. Pudo haber organizado reuniones periódicas para que le dieran retroalimentación acerca de su desempeño durante la transición. Quizá los podría haber invitado a visitas con fabricantes y distribuidores para aprender la manera en que interactuaban con ellos.

Creo que si Rick se hubiera acercado a Colin y a Shannon de esta manera, se habrían sentido mucho más comprendidos. Entonces la confianza hubiera sido una posibilidad real. Este tipo de abordaje habría demostrado su deseo por comprenderlos y podría haberlo seguido con acciones.

Comprender va más allá de lo relacional

Comprender no es algo que se limite a las relaciones interpersonales. Los negocios y las organizaciones también pueden esforzarse por comprender las necesidades y deseos de sus clientes y miembros. Por ejemplo, yo prefiero una cierta cadena de hoteles por encima de todas las demás cuando salgo en viajes de negocios. Aunque tiene muchas de las características y servicios que tienen otras cadenas, hay algo distinto acerca de esta. Y lo que más me sorprende es que ni siquiera es de los hoteles más caros de su categoría. Sin embargo, si tengo la opción de hacerlo, elijo ese en lugar de otros más costosos. ¿La razón?

Que siento que me entienden. Me comprenden. No sé cómo lo lograron; tal vez después de mil millones de encuestas o entrevistas con clientes, o a causa de que uno de sus directores ejecutivos haya pasado cientos de noches al año en sus mismos hoteles, pero el hecho es que de verdad me entienden.

Son las pequeñas cosas las que hacen que esos sitios funcionen para mí. Han pensado en los aspectos que más me importan. ¿Los enchufes se encuentran accesibles en lugar de estar ocultos detrás de la cama, donde tendrías que contratar a un equipo de excavación para encontrarlos? ¿Hay espacios de trabajo donde de verdad puedes trabajar? ¿Los espacios para conferencias que pueda necesitar se encuentran ubicados en un lugar conveniente? ¿Qué tipo de servicio de café tienen y qué tan bien surtido está? ¿Qué alimentos tienen disponibles en los momentos en que los viajeros de negocios de verdad necesitan comer? ¿Alguien contesta el teléfono de inmediato cuando hablas a la recepción? ¿Las planchas que tienen en las habitaciones están limpias o cubiertas con el almidón quemado del huésped anterior, cosa que arruinará todas mis camisas? ¿Los envases de champú y de jabón corporal pueden leerse sin microscopio y hay suficientes? ¿Las almohadas son cómodas o gruesas y tiesas, como si hubieran apilado tres ladrillos?

Podría seguir con mi lista de requisitos personales, pero hay muchos hoteles en los que suelo preguntarme: «¿Los dueños de este lugar alguna vez se han hospedado aquí? ¿Entienden algo acerca de lo que la gente necesita? ¡Prefiero el hotel barato donde de verdad me entienden!».

Los grandes negocios se basan en una relación profunda y empática con sus clientes.

Los grandes negocios se basan en una relación profunda y empática con sus clientes. *Comprenden* a sus clientes. Los *conocen*. Y si de verdad los comprenden y los conocen, pueden hacerlos felices y cuidar de ellos. A causa de eso, la siguiente vez que un cliente necesite reservar un viaje, le dirá al departamento que se encarga de ello en su empresa: «Asegúrate de conseguirme una reservación en el hotel X». ¿Por qué? Por simple confianza. Puede confiar en que le brindarán apoyo y puede despreocuparse del sitio en el que se hospedará porque ya sabe dónde se va a quedar. No tiene que pensar en ello de nuevo.

Chick-fil-A es una excelente empresa y he tenido el privilegio de trabajar con ellos por mucho tiempo. Sin duda cuentan con la «confianza» de todos los clientes que los adoran. Hay muchas razones para esto, y una de ellas es que Chick-fil-A hará hasta lo imposible por asegurarse de comprender las necesidades de sus clientes y llevará a cabo las acciones que satisfagan dichas necesidades. Piensan mucho en ello. Este es mi ejemplo favorito.

Piensa en lo siguiente: eres una madre al borde del colapso y acabas de subir a tus tres niños, de dos, cinco y siete años de edad, a la miniván para conseguir algo de comer de regreso del consultorio médico. De camino al Chick-fil-A empieza a llover a cántaros. Lo único que puedes pensar es en cómo vas a lograr sacar a los niños de los asientos de coche y entrar al restaurante sin que todos terminen empapados. Le ruegas a Dios que la lluvia se detenga antes de que llegues.

Pero eso no sucede. Por un momento te quedas sentada en el estacionamiento mientras ves el diluvio que está cayendo. Podrías dirigirte al servicio de comida para llevar, pero la verdad es que lo que quieres es poder entrar y sentarte a comer de una vez por todas. De repente alguien toca a tu ventana. Es el gerente-dueño con otro empleado, que traen dos paraguas inmensos para acompañarte a ti y a los niños al interior del restaurante, sin mojarse en absoluto.

Quizá te parezca demasiado bueno para ser cierto, pero sí sucede. Te sientes *tan* comprendida —como si de verdad supieran exactamente cómo es tu vida y lo que necesitas— que la confianza que les tienes se ve confirmada de por vida. Llega hasta las mismísimas nubes.

Este no solo es un excelente ejemplo de acciones empáticas (que significa acciones que se basan en comprender lo que alguien necesita de verdad), sino que es un ejemplo todavía más fabuloso de una cultura corporativa que construye y se gana la confianza a través de cada acción, desde la manera en que trata a sus empleados, hasta la forma en que trata a una mamá atrapada en la lluvia. Pasan una cantidad considerable de tiempo pensando acerca de la verdadera experiencia del cliente y haciendo el intento por identificar las maneras en que pueden adentrarse en esa experiencia para satisfacer las necesidades que logran entender. Esto crea «fanáticos delirantes», como los llamaría Ken Blanchard.

Y la filosofía de Chick-fil-A llega todavía más allá. De lo contrario, la empatía no sería más que una técnica, una herramienta. Pero es algo que les importa en serio. Su propósito corporativo incluye «tener una influencia positiva en cada persona que entre en contacto con Chick-fil-A». Es genuino de pies a cabeza, un negocio operado por tres generaciones de una misma familia que ha construido un legado de servir a otros. Buscan contratar a personas que quieren estar en el negocio de «servir a los demás» y eligieron la industria restaurantera para lograr hacerlo. Su comprensión, ayuda y atención son reales, y bastante provechosos tanto para sus clientes como para ellos.

Para que la empatía afecte la confianza debe ser genuina. No puede hacerse a partir de un guion, como sucede con tantas llamadas cursis a clientes. Es necesario que te importe de verdad. Sin embargo, es posible que algo de verdad nos importe sin que logremos comprender lo que alguien siente o necesita de nosotros. Podemos tener un interés de lo más profundo, sin lograr ver y comprender la experiencia de alguien más. La empatía viene de ponernos en la situación del otro e identificarnos con dicha experiencia.

Todo esto proviene del valor bíblico del amor, como lo expresa la regla de oro:

Trata a los demás como quieres que te traten a ti.

Si eres una mamá ocupada, querrías que alguien te ayudara con tus tres hijos pequeños si estás atrapada en la lluvia, ¿no es así? Entonces trata a esa mamá como te gustaría que te trataran a ti. La regla de oro se basa en la empatía, en comprender a la otra persona (su situación, necesidades, deseos, anhelos y dolores) y satisfacer esas necesidades en la manera en que querrías que alguien más satisficiera las tuyas si estuvieras en esa misma posición.

No sé quién fue el primero que les preguntó a las mamás acerca de lidiar con la lluvia en los estacionamientos, pero lo que sí sé es que alguien en Chick-fil-A se preguntó al menos: «¿Qué haría por esa mamá si de verdad comprendiera sus cargas cotidianas? ¿Qué aspecto tendría una profunda comprensión en nuestro restaurante?». Y entonces alguien fue y lo averiguó.

Me encanta la historia de cómo se fundó la Iglesia Saddleback. Antes de que Rick Warren fundara su iglesia, su equipo telefoneó y tocó puertas en todo el Saddleback Valley para preguntarle a la gente: «¿Usted asiste a la iglesia?».

Si la persona respondía que sí, ellos contestaban: «Fabuloso. Que Dios lo bendiga y que tenga un excelente día». Pero si la respuesta era «no», de inmediato preguntaban: «¿Por qué no?».

Reunieron todas esas respuestas, las razones verdaderas por las que la gente no asistía a la iglesia, y las llevaron a su sala de planeación. Ahí comenzaron a idear una iglesia *que no tuviera ninguna de esas razones*. Eliminaron todo aquello que la gente no quiere, lo que no le gusta, lo que la lastima o lo que no satisface las necesidades reales de las personas, y fundaron una iglesia basada en la comprensión de lo que las personas de verdad quieren y necesitan.

Cuarenta años más tarde decenas de miles de personas asisten a la Iglesia Saddleback semana tras semana. Esto es lo que sucede cuando de verdad escuchas y comprendes.

¿Qué sucedería si:

- ♦ un esposo de verdad comprendiera lo que sienten su esposa e hijos ante la falta de apego que tiene con su familia?

- ♦ un alcohólico escuchara y sintiera a profundidad lo que su enfermedad les provoca a sus seres amados y a sus compañeros de negocios?

- ♦ un cónyuge crítico en realidad entendiera lo que sucede dentro del corazón de la persona a la que critica o a la que le grita?

- ♦ un jefe supiera en realidad lo que se siente ser su empleado y verse humillado frente al resto del equipo de trabajo?

- ♦ un médico supiera lo que le hace al día de alguien salir del trabajo para asistir a una cita programada para las 2:30 p. m., llegar a tiempo, y tener que esperar hasta las 3:55 p. m. para que lo atiendan?

- ♦ una aerolínea pudiera comprender lo que se siente que cancelen tu vuelo al último minuto cuando vas en camino a un suceso importante de tu vida?

De manera que este es el primer pilar de la confianza, ser comprendido y sentirlo, sea que suceda dentro de una relación entre individuos o dentro de un grupo, o en algún entorno empresarial o de servicio al cliente. Comprender tiene componentes emocionales, psicológicos, físicos y comunicacionales. Es una habilidad de por vida que se inicia en la infancia y se desarrolla a lo largo de nuestra vida a medida que crecemos en nuestra conexión con otros y con sus experiencias.

Averiguar cuándo es que nos están comprendiendo a nosotros, y cuándo no, también es una habilidad de por vida. Se requiere de mucha sabiduría, ya que estamos preprogramados para necesitarlo y hay mucha gente que lo puede fingir de manera excelente. Todos conocemos la experiencia de conocer a alguien y sentirnos «conectados» de inmediato, solo para averiguar que hay verdaderos monstruos que acechan en la cabeza de esa persona. Se necesita tiempo para revelar quiénes son las personas en realidad, y más adelante en el libro analizaremos esas habilidades diagnósticas. Por ahora solo empieza a notar a las personas que sientes que de verdad te entienden, que te comprenden y que saben lo que estás experimentando. Toma nota de aquellas personas con las que te sientes a salvo. Aprender a saber cuándo existe una disponibilidad de confianza es una excelente habilidad que dominar. Pero por más excelente que sea, puede ser engañosa o insuficiente. Es posible que alguien te entienda bien sin que sea una persona en la que debas confiar. Esa es la razón por la que resulta importante examinar los demás pilares de la confianza.

5

MOTIVO:
EL SEGUNDO PILAR DE LA CONFIANZA

Hace algunos años empecé a tener graves dolores de rodilla. Siempre había tenido problemas con las rodillas a causa de los deportes que practicaba y de las lesiones que había sufrido por lo mismo, por accidentes en motocicleta y a causa de incidentes relacionados con el esquí, pero las cosas estaban empeorando. Hacía años me sometí a una cirugía y mi esperanza era que pudiera evitar necesitar otra, aunque el cirujano me había dicho que mi pronóstico a largo plazo no era favorable.

No quería un reemplazo total de rodilla. Tenía amigos que lo habían realizado y me contaron que era una experiencia terrible. Un amigo cercano tuvo que repetir su cirugía en tres ocasiones a causa de una infección y otras complicaciones. Después de haber pasado por operaciones suficientes como para varias personas, no estaba ansioso por atravesar por esta «amputación interna», como la había llamado un médico, de modo que la postergué.

Sin embargo, cuando llegué al punto de no poder caminar después de caerme sobre el pavimento del muelle de Santa Mónica un día y terminar en la sala de urgencias, tuve que consultar con un cirujano. Tenía que encontrar al médico correcto.

Hice mis investigaciones y fui a ver a uno de los cirujanos ortopédicos más recomendados. La enfermera me llevó a su sala de consulta y, después de un momento, el médico entró a verme. Luego de presentarse, me dijo: «Acuéstese y déjeme examinar su pierna». Llevó a cabo una exploración de estabilidad, doblando la rodilla y palpándola aquí y allá. Después de lo que parecieron ser dos o tres minutos, dijo: «Pues sí; estudié sus radiografías y sé lo que está pasando. Necesita un reemplazo total de rodilla. No hay ninguna otra cirugía que ayude con esto, de modo que la necesita. Dígame si eso es lo que quiere hacer», y empezó a salir de la habitación.

Lo detuve.

—Doctor… tengo una pregunta.

—¿Sí? —dijo.

—Eeeh… esto es algo bastante radical. ¿No necesita una resonancia o algo por el estilo? ¿De verdad puede decirme eso después de un par de minutos y de tocar mi rodilla? ¿Un reemplazo total?

—De hecho, sí puedo hacerlo. Esa es la manera en que se diagnostica, junto con el cuadro de dolor que usted presenta. Entiendo por completo cuál es su problema y lo que necesita es el reemplazo total. Cualquiera que le diga algo diferente está mal. Esto es a lo que me dedico —respondió y, con eso, se marchó. Unos cuantos minutos de interacción para discutir mis posibilidades de caminar a futuro.

Me quedé sentado ahí y me sentí en conflicto. Por una parte, me estaba diciendo: «Me lleva. Es cierto. Voy a necesitar un reemplazo total. Me dijeron que lo más seguro era que terminaría en esto», pero también estaba experimentando otro sentimiento: «Es que no me siento bien acerca de este médico. Todo el mundo dice que es excelente, pero no estoy tan seguro. Hay algo que no me gusta».

Aunque me dijo que entendía lo que estaba pasando con mi rodilla, no me sentí comprendido del todo. Por alguna razón, no sentí que podía confiar en él. Además, parecía un poco más interesado en irse a su siguiente lo que fuera, que atenderme a mí.

Decidí que necesitaba una segunda opinión y seguí buscando.

Después de más investigaciones vi que un nombre se repetía una y otra vez y fui a ver a ese médico; era el jefe de departamento de un gran hospital docente. Habló mucho acerca de su trabajo con reemplazos de rodilla, acerca de sí mismo y de todo lo que hacía. Y todo el tiempo tuvo a varios estudiantes en la sala, mostrándoles lo que *él* estaba haciendo. Me sentí un poco como uno de los cadáveres que utilizan en las facultades de medicina. También les pidió a algunos de los estudiantes que le hicieran diferentes cosas a mi pierna para que obtuvieran más experiencia. Eso no tenía nada de malo en sí; yo también fui alumno de doctorado en alguna ocasión. Sin embargo, de alguna manera todo me pareció que tuvo un poco más que ver con sus habilidades magisteriales expertas, con su público y con todas las cosas increíbles que podía hacer, que con mi incapacidad para caminar o para pasar un día completo sin experimentar un dolor insoportable.

La consulta terminó con su diagnóstico: «Necesita un reemplazo total de rodilla. Entiendo lo que está sucediendo. No hay duda de que eso es lo que requiere. Díganos cuándo quiere programarla». Y se fue. Al tiempo que se marchaba, de inmediato se involucró en una discusión de la exploración con sus alumnos. Los reflectores estaban sobre él de nuevo.

Me marché del consultorio y, de camino a mi casa, volví a experimentar esa misma incomodidad. Simplemente no sentía que hubiera encontrado al médico adecuado.

Era más que evidente que los dos cirujanos me «entendían» en el sentido de que comprendían mi padecimiento médico de lleno. Sin embargo, los dos pudieron haber sido mucho mejores en cuanto a la conexión emocional y comprensión empática que yo necesitaba, como vimos antes. Aunque tenían las habilidades para ayudarme, había algo que faltaba y, como habría de darme cuenta poco tiempo después, faltaba más que solo la comprensión emocional. Todavía faltaba algo más.

Más tarde, después de que me hubiera marchado, me di cuenta de qué era lo que tanto faltaba: se trataba de *mí*.

Yo era lo que faltaba. Al parecer yo no figuraba en absoluto en el esquema de lo que les importaba. Aunque entendían lo que me pasaba y lo que necesitaba, sentía que todo tenía que ver con ellos y no conmigo; y yo era el paciente. Mi botón de «confianza» no se había activado. Lo que parecía era que estaban motivados por sus agendas, horarios y prioridades, más que sentirse motivados por ayudarme.

De nuevo regresé a mis investigaciones y volví a leer todas las reseñas relacionadas con estos dos magníficos cirujanos, y las mismas expresaban mucho de lo que yo estaba sintiendo. En el caso del primero, aunque se le consideraba poco menos que un genio, los pacientes indicaron que cuando estuvieron con él parecía estar interesado solo en *sus* horarios, *sus* demandas y *sus* todo lo demás. Describieron el consultorio como algo que parecía estar construido en torno a *él* y a *su* universo, sin nada que tuviera que ver con el paciente. Desde la perspectiva de quienes lo iban a consultar, parecía que se trataba de una línea de producción.

Y en el caso del segundo, todo tenía que ver no solo con él, sino con su programa de enseñanza. Había resultado tener el primer ingrediente de la confianza en el sentido de que parecía que «comprendía» mis necesidades (al menos en términos médicos), pero me sentí un poco como si yo fuera un libro de texto o un modelo médico de plástico y no como un paciente. Lo que sentí fue que estaba ahí para beneficio de sus estudiantes cuando una decisión así de importante necesariamente tendría que ver conmigo, ¿o no? Y todas las reseñas indicaban que, después de las cirugías, era poco menos que imposible comunicarse con él u obtener una respuesta si uno sentía que necesitaba consultarlo. El seguimiento posoperatorio era más que deficiente.

Pero entonces sucedió mi milagro. Un amigo cardiocirujano que vivía en otro estado me recomendó a un cirujano ortopedista muy reconocido en el mundo de la especialidad de las cirugías de rodilla y quien, de hecho, había entrenado a muchos de los cirujanos de rodilla del país. Había diseñado muchas de las diferentes rodillas artificiales que se utilizaban en la actualidad e incluso había realizado investigaciones con el Tour de la PGA (como golfista, eso último atrajo mi atención). Me impresionó su currículum, pero todavía me sentía desalentado por mis experiencias previas y quise hablar con él. Mi amigo me mandó su número de teléfono y solicité una llamada con él.

Me sorprendió que me respondiera la llamada a la brevedad. Me pidió que le enviara los reportes radiológicos por correo electrónico y lo hice. Volvió a hablarme y, por teléfono, me preguntó cuáles eran mis síntomas clínicos, ya que vivía al otro lado del país de donde yo me encontraba. Después de hacerme algunas preguntas, me dijo que, con base en las imágenes radiográficas y en mi descripción, pensaba que los otros cirujanos habían tenido la razón; necesitaba una nueva rodilla. «Francamente», me dijo.

En ese momento mi ventana de confianza se abrió por una razón específica. Era más que evidente que este médico era competente y que comprendía lo que estaba sucediendo, pero en lugar de empezar a hablarme acerca de fechas y de preguntarme acerca de mi seguro médico, o de presumir acerca de lo importante que era, empezó a hacerme preguntas acerca de *mí*; de mi vida y de mi necesidad de movilidad. Incluso quiso saber cómo era que el problema de la rodilla estaba afectando a mi familia. También quiso saber acerca de mi juego de golf, de mis pasatiempos, trabajo, actividades y otras cosas que me eran importantes. Después, con una enorme cantidad de empatía, empezó a hablar de cómo, sin duda, esto era algo terrible para mí, de cómo le interesaba volver a verme jugar golf y de tener una vida plena y con movilidad absoluta. Fue de lo más alentador al describirme cómo podría ser mi vida a futuro y afirmó que si decidía operarme con él, podrían darme terapia física durante algunas semanas y ayudarme a llegar al punto en el que pudiera viajar de vuelta a casa. Incluso me envió un video de Terry Bradshaw donde hablaba de su propia experiencia de viajar para que ese médico le hiciera el reemplazo completo de rodilla y de cómo estaba viviendo una vida plena en la actualidad.

El interés que este médico mostró por mí fue la diferencia entre su propia «genialidad» y la de los demás. Parecía tener una motivación diferente. Pude intuir el amor que le tenía a su trabajo y su intención de impulsar la ciencia del reemplazo de rodillas a otro nivel pero, más allá de todo eso, estaba de lo más interesado en impulsarme a *mí* a otro nivel. Sonaba igual de motivado por hacerme volver a los campos de golf que por cualquier otra cosa, por lograr que pudiera hacer senderismo de nuevo con mi familia. Le importaba mi vida. Su motivo, su intención, era *ayudarme*.

Con eso, decidí volar al otro extremo del país, sin sistema de apoyo, ni familia alguna, fuera de mi amigo y su esposa, quienes cuidaron de mí de manera maravillosa. El cirujano superó todas mis expectativas; no solo gracias a una cirugía exitosa, sino por el seguimiento y cuidados que me proporcionó. Sin duda era lo mejor de lo mejor y, por fortuna, deposité mi confianza en él de manera más que justificada.

La lección que quiero que aprendas de este relato nos lleva al segundo pilar de la confianza: el motivo o intención.

Es por el bien de los demás

En la discusión del primer pilar de la confianza ya vimos lo importante que es que nos comprendan y que nos sintamos comprendidos. Nunca querría acudir con un cirujano que no entendiera justo lo que necesito; sin embargo, incluso cuando alguien entiende qué es lo que necesitas, es posible que estén involucrados por ellos mismos, no por ti. *Así, la verdadera confianza se basa no solo en la comprensión, sino en asegurarnos de que la motivación de la otra parte sea la correcta, lo que significa que están ahí por tu bien.* Sabía que ese cirujano que estaba al otro lado del país estaba interesado en mí. Quería lo mejor para mí. Yo representaba más que un cheque en su bolsillo, que un proyecto de investigación o que un mayor reconocimiento profesional. De verdad quería que yo tuviera una mejor vida. Estaba interesado en mi salud y bienestar personales y pude ver que lo hizo sentir feliz saber que había mejorado la vida de alguien más. Eso, en sí, era su recompensa.

El motivo o la intención se describen de diversas maneras, como:

- ◆ «Esto le interesa por las razones correctas».

- ◆ «Sus motivos son puros».

- ◆ «Le intereso».

- ◆ «Tiene más interés en mí que en sí mismo».

- ◆ «Nunca piensa en sí mismo, siempre piensa en los demás».

- ◆ «Con ella, todo tiene que ver con la misión o la causa».

- ◆ «Haría lo que fuera por esos niños».

- ◆ «Nunca piensa en su reputación profesional, ni en su puesto. Lo primero para él son la empresa y sus empleados».

- ◆ Y muchas otras.

La verdadera confianza se basa no solo en la comprensión, sino en asegurarnos de que la motivación de la otra parte sea la correcta, lo que significa que están ahí por tu bien.

Tiene todo que ver con el «porqué»

Una noche, después de dar una conferencia frente a un grupo de universitarios, algunos de los estudiantes se acercaron con sus preguntas o solo para saludar. El primero me dijo: «Disfruté su conferencia de esta noche. Me gustaría hacer lo mismo que usted».

—Fabuloso —respondí—. Cuéntame de ti.

Empezó a decirme que quería estudiar medicina, especializarse en psiquiatría, escribir libros, dar conferencias y tener una presencia en los medios.

—¿Por qué? —le pregunté.

Procedió a darme una lista de los logros y distinciones de su padre y abuelo en sus carreras como médicos prominentes; del tipo que termina con edificios que llevan sus nombres. Habló acerca de la posición que tenían en sus comunidades y dentro de la profesión médica. Dijo que quería seguir ese mismo camino para ser como ellos. Yo sentí que iba a vomitar. Todo lo que me contó estaba motivado por su ego y por tener algún tipo de posición o imagen de sí mismo.

Sus deseos no tenían que ver con otras personas. Todo se enfocaba en él y en su búsqueda por obtener lo que consideraba como estatus dentro de su comunidad. Recuerdo que pensé: «Espero que pueda averiguar dónde vas a tener tu consultorio para evitar enviar contigo a cualquier persona que me importe». Fue bastante desagradable.

Después se acercó otro joven y me dijo que le había gustado la conferencia porque quería «hacer lo mismo que usted». Yo le hice una pregunta.

—¿Y qué es eso?

—Me gustaría estudiar medicina, volverme psiquiatra y trabajar y escribir acerca de este tipo de cosas —afirmó.

«Oh no, aquí vamos de nuevo…», pensé.

—Excelente, ¿y qué más? —dije, preparándome para otra diatriba narcisista.

—Pues yo crecí en la iglesia y he trabajado con niños desde que empecé a estudiar la secundaria. Me ofrecí como voluntario y me encantó; siempre he pensado que me gustaría ser un sacerdote juvenil. De verdad me encanta trabajar con niños; pero cuando entré a la preparatoria cursé la materia de Biología y me enamoré de las ciencias. Tomé todos los cursos de ciencias que pude y empecé a pensar que me gustaría estudiar medicina para convertirme en médico. Pero eso me hubiera alejado del sacerdocio de ayudar a personas a manejar sus vidas y sus problemas y todo lo demás que tanto me interesa, y entonces me di cuenta de que en psiquiatría ¡podría hacer las dos cosas! Podría involucrarme en problemas de la vida real, igual que en el sacerdocio, y también dedicarme a las ciencias médicas. ¡Sería perfecto! Podría hacer lo que amo y ser de verdadera ayuda a la gente joven, así que ese es el rumbo que quiero tomar.

Quedé impactado. Me dieron ganas de gritarle: «¡Si no puedes pagar tus estudios, háblame! ¡Yo te beco!». Era *tan* distinto de ese primer tipo. Este quería ir tras lo que de verdad amaba, pero tenía lo mismo que ver con servir y ayudar a los *demás*, que con cumplir sus propios sueños. Su *intención o motivo era ayudar a la gente*. Era puro, a diferencia del primero, y me hizo confiar en él al instante.

El segundo pilar de la confianza, el motivo, es el que hace que la totalidad de nuestro sistema persista en cuestionar a los demás. «¿Por qué está haciendo esto en realidad? ¿*Para quién* es esto? ¿Qué intenta sacar de lo que está haciendo? ¿Quiere que esto también me beneficie a mí?». Todas estas son preguntas importantes que todo en nuestro interior quiere decodificar de manera continua para que podamos «despreocuparnos» en un sentido real.

Cuando sentimos que nuestro empleador, jefe, esposa, amigo, iglesia o institución de verdad tienen nuestros intereses en mente, bajamos la guardia. Descansamos. Es menos probable que tratemos de poner a salvo nuestra cartera, o nuestro corazón. Sentimos cierta capacidad de participar de esa famosa «despreocupación». Cuando alguien está motivado a tener mis intereses en mente, no tengo que preocuparme.

El reconocido investigador matrimonial John Gottman tiene algo que llama el «índice de traición». Es una medida para saber cuándo un matrimonio está en problemas y tiene que ver con qué tanto uno de los miembros de la pareja está atento al *otro*. En sus propias palabras, el matrimonio entra en la zona de traición de confianza cuando «la gente deja de velar por los intereses de su pareja o si cuida sus propios intereses, pero en su propio beneficio, *en lugar* de atender a los intereses de la pareja. No es solo que la confianza se haya evaporado de repente, sino que se vio reemplazada por la traición. Nuestro aliado y amigo se convierte en nuestro adversario».[1] Aquí, el concepto es que dentro de una relación de confianza podemos depender de que la otra persona sea atenta y esté velando por nosotros, incluso cuando nosotros no estemos ahí o no podamos hacerlo.

En otro segmento escribe: «Podemos confiar en que nuestra pareja actuará de una manera que demuestre que le importa nuestro porvenir; es decir, que nuestra pareja esté velando por nuestros intereses. Nuestra pareja nos apoya por completo o actúa como si nuestros resultados, nuestro beneficio, le importaran en gran medida. La confianza mutua hace que estas ganancias sean simétricas. Podríamos decir que nuestra pareja "está ahí" para nosotros y que nosotros "estamos ahí" para nuestra pareja».

La verdadera confianza trasciende los «códigos morales» o los «códigos de obligatoriedad» de manera impactante.

Dentro de un matrimonio, imagina los problemas que podrían evitarse si cada cónyuge siempre se preguntara: «Si hago esto, ¿qué sentirá ella [o él]?», o bien: «¿De qué manera lo/la afectará [o afectará a la familia]?». No habría amoríos, ni gastos fuera del presupuesto, ni nos dedicaríamos a pasatiempos, profesiones o actividades que causaran que

---

[1] John M. Gottman, *The Science of Trust: Emotional Attunement for Couples* (Nueva York: W. W. Norton & Company, 2011), 55. Edición Kindle.

las personas abandonaran a sus cónyuges; ni tampoco existirían las adicciones. Cuando un niño de diez años de edad dice: «Papi, siempre me prometiste que estarías presente durante mis juegos y jamás fuiste, y al llegar a casa siempre te encontraba inconsciente sobre el sofá», puede ayudar a superar el egocentrismo que permite que las adicciones florezcan.

En los equipos de trabajo, qué sucedería si cada miembro del equipo se preguntara: «¿Cómo es que la calidad [o tiempo o énfasis] de mi trabajo va a afectar a alguien más del equipo?». En situaciones de interdependencia laboral, donde hay una meta compartida con múltiples individuos involucrados, este «pensar en los demás» es esencial para lograr que todo funcione. Un poco de flojera o de omisiones por aquí y por allá podrían no afectarme mucho a mí en lo personal, pero podrían convertirse en una verdadera pesadilla para alguien más. La confianza afirma que tus intenciones son en mi beneficio tanto como en el tuyo.

La verdadera confianza trasciende los «códigos morales» o los «códigos de obligatoriedad» de manera impactante. Amor. Interés. Compasión. Mientras crecemos, todos aprendemos códigos morales tales como: «Deberías compartir tus cosas con tus hermanos o amigos. Eso es lo correcto»; sin embargo, en algún momento dado, todos rompemos una que otra regla. Las reglas no tienen el poder suficiente. Pero el amor sí. El alcohólico sabe que no debería beber tanto, pero lo sigue haciendo. Sin embargo, cuando se da cuenta del dolor que su adicción le causa a su hijo de diez años de edad, su amor es una limitante mucho más poderosa que la «regla» de mantenerse sobrio. Los códigos morales significativos dependen de la «ley del amor». La ley de la empatía, como ya vimos, nos hace entender a los demás y la intención de hacerles el bien, en lugar de hacerles el mal, convierte dicha empatía en una confianza factible.

Jesús dijo que todas las reglas de la totalidad de la Biblia podían resumirse en la ley del amor: «"Amarás al Señor tu Dios con todo tu corazón, y con toda tu alma, y con toda tu mente". Este es el primer y más grande mandamiento. Y el segundo es semejante a este: "Amarás a tu prójimo como a ti mismo". De estos dos mandamientos dependen toda la ley y los profetas» (Mateo 22:37-40 LBLA).

El amor verdadero tiene el motivo y la intención de no hacer daño antes que nada pero, todavía más que eso, de ver por el bien de la otra persona o parte. Tiene todo que ver con estar «a favor» de ellos, así como «a favor» de nosotros mismos. De esa manera, pueden saber que cuentan con todo nuestro apoyo con el fin de que pueda darse la despreocupación y pueda disminuir la reserva.

Estar motivados «a favor» de otros puede aumentar nuestras ganancias

Un importante constructor con el que trabajé, que ha ganado todo tipo de premios, como el de Constructor del Año en Estados Unidos, es un excelente ejemplo de lo que sucede cuando la confianza está motivada por estar «a favor» del otro. Cuando fundó su empresa, valoraba las ganancias por encima del tamaño de esta. Ser el constructor más rentable era una meta mucho mejor que solo ser conocido como «el más grande». Un enfoque analítico de la dinámica que impulsa las ganancias lo hizo percatarse de inmediato de una práctica común en la construcción de casas de ese momento: la tendencia a que los constructores trabajaran con subcontratistas en silos, en lugar de desarrollar una comunidad de confianza entre todos. Vio cómo este enfoque desconectado afectaba las ganancias netas de manera significativa.

En el negocio de la construcción, el tiempo lo es todo. Mientras más se tarda un proyecto, los costos de inactividad del capital del terreno en sí, desde el momento en que se adquiere hasta que el desarrollo completo logra venderse, pueden ser enormes. Cualquier cosa que pueda reducir esos tiempos es como «dinero gratis». De modo que el constructor tuvo una idea. ¿Qué sucedería si al subcontratista empezaran a importarle los intereses de los demás de la misma manera en que le importaba su parte dentro del proyecto? ¿Qué sucedería si antes de vaciar el concreto de la entrada trabajaran con los responsables de instalar la tablarroca para ver cómo la entrada mojada afectaría la capacidad de estos últimos para meter los materiales al interior de la casa? ¿Qué pasaría si empezaran a tomar en cuenta los tiempos y costos de cada quien antes de dedicarse a hacer solo lo conveniente para ellos? Con estas preguntas en mente, al inicio de sus proyectos el constructor empezó a reunirse con todos los implicados para preguntarles: «¿Qué te funciona a ti? Queremos entenderlo y hacer el trabajo de una manera que te ayude a trabajar de forma más eficiente». No tener que esperar en fila beneficia a todo el mundo, ya que cada subcontratista tiene sus propios tiempos y necesidades para hacer las cosas con rapidez.

El amor verdadero tiene el motivo y la intención de no hacer daño antes que nada pero, todavía más que eso, de ver por el bien de la otra persona o parte.

Los resultados fueron exponenciales. Cuando empezaron a interesarse en los tiempos e inconvenientes adicionales de los demás, todo el mundo se benefició. El constructor pudo terminar sus proyectos con mucha más velocidad, como también fue el caso de los subcontratistas. Y los márgenes de ganancia se ampliaron mucho más.

Este enfoque podrá parecer cuestión de sentido común, pero en ese momento la industria de la construcción estaba dominada por constructores independientes con mentalidad de «pistoleros» que trabajaban solo con vista a sus propios intereses y para poder terminar las cosas sin pensar mucho en cómo una de las partes del proyecto pudiera afectar a todas las demás.

El nuevo enfoque del constructor en cuanto a los subcontratistas inspiró una enorme lealtad para con él y su empresa, cosa que le dio aún más trato preferencial en relación con los precios y aprobaciones de sus proyectos. En pocas palabras, los subcontratistas confiaban en él porque creaba un ambiente en el que sentían que los demás los estaban apoyando. No era solo en beneficio del constructor, de modo que los tiempos se hicieron más breves y los costos se redujeron.

Cuando el motivo es beneficiar a los demás y no solo a nosotros mismos, todo el mundo gana.

¿Qué sucedería si cada empresa, por dentro y por fuera, antes de iniciar su trabajo, se preguntara: «¿Cómo es que esto afectará a los demás implicados?». Cuando el motivo es beneficiar a los demás y no solo a nosotros mismos, todo el mundo gana.

Maximizar la confianza en un motivo superior

A mediados de los noventa, un pequeño grupo de reguladores del gobierno federal, algunos ejecutivos de la industria aeronáutica y los líderes del sindicato de pilotos se reunieron para abordar el problema de los accidentes de avión. Simplemente había demasiados. Los reguladores decidieron que era necesario que todos se reunieran en un entorno de elevada confianza para que pudieran dedicarse al problema de manera conjunta. Eso iba a requerir de un intercambio de información sin temor a represalias por parte de las aerolíneas y de los pilotos al momento de compartir sus errores. Había mucho en juego y al principio del programa hubo muchos escépticos que temían verse expuestos, disciplinados o demandados, o que pensaban que esto pudiera significar el final de la carrera de algunos si sus errores se daban a conocer. Sin embargo, se dio gran importancia al énfasis que se había colocado en la confianza y se permitió que reinara la despreocupación.

Como nos lo indica el escritor de seguridad aeronáutica Andy Pasztor: «Su enfoque fue sencillo en los aspectos más fundamentales, pero endemoniadamente difícil de implementar al principio, ya que requería de niveles de confianza sin precedentes entre todos los participantes. Durante las primeras etapas los representantes de los pilotos y de las aerolíneas acordaron a regañadientes que compartirían la información relacionada con peligros incipientes y accidentes apenas evitados unos con otros y con el gobierno. Esta cooperación tentativa dependía de las promesas de la FAA en cuanto a que los errores y violaciones procedimentales hechos de buena fe no conducirían a represalias». Dicho de otra manera, esto fue de lo más atemorizante y requirió de mucha más confianza de la que imaginaron que sería posible.

Pero la confianza se respetó y los resultados fueron extraordinarios. Como informó Pasztor: «En 1996 las aerolíneas estadounidenses tenían una tasa de accidentes fatales de casi uno por cada dos millones de vuelos. Solo en ese año, más de 350 personas murieron en accidentes domésticos, incluyendo los 230 en la tristemente célebre explosión de combustible del vuelo 800 de TWA, que terminó con la vida de muchísimos pasajeros debido al fuselaje roto. Al cabo de diez años la tasa de accidentes fatales se redujo en más de 80%, lo que superó la meta establecida por una comisión de la Casa Blanca». Pasztor también nos informa que esa cifra se fue reduciendo a uno de cada 120 millones de vuelos. Dicho de otra manera: «A lo largo de los últimos 12 años las aerolíneas estadounidenses lograron llevar a cabo una proeza impactante; transportar a más de ocho mil millones de pasajeros sin sufrir un solo accidente fatal».[2]

Es increíble ver cómo opera el poder de la confianza en este notable logro. Sin confianza, nada de esto pudo haber sucedido. Y la dinámica que motivó dicha confianza fue justo a lo que nos estamos refiriendo aquí: dejar de lado nuestros propios intereses en beneficio de los demás. En este caso, ese beneficio fue para un propósito aún más elevado: la seguridad de los pasajeros.

Uno de los impulsores más poderosos de la confianza es saber que la motivación de alguien está arraigada en un principio o valor superior que trasciende sus propios intereses. Hace poco llevé a cabo un retiro para el equipo ejecutivo de una importante empresa estadounidense. Sus logros habían sido notables y habían superado a su competencia de manera exponencial, brindándoles un crecimiento de capital enorme a sus accionistas. El equipo había terminado de gestionar lo peor del covid de manera exitosa, y era momento de establecer la estrategia para la temporada siguiente.

Para empezar el retiro, quise ver cómo era que el equipo ejecutivo comprendía las fortalezas que motivaron su éxito en los dos años anteriores y qué tanto entendían lo que había sucedido y por qué. Para empezar, les di una tarea sencilla: «Tómense algunos minutos y anoten lo que piensan que es la máxima fortaleza de este equipo».

Cuando me entregaron sus respuestas, quedé anonadado. Jamás había visto tal unidad entre un grupo de ejecutivos. De manera unánime afirmaron que su máxima fortaleza se basaba en una sola cosa: «nuestro compromiso con el propósito corporativo». Ni una sola persona afirmó que se debía a su experiencia comercial, a su innovación, a su creatividad, o a su investigación y desarrollo. Todos indicaron que su máxima fortaleza era su unidad en torno al propósito corporativo. Y aquí

---

[2] «The Airline Safety Revolution: The Airline Industry's Long Path to Safer Skies», *Wall Street Journal* (17 de abril de 2021).

está la verdadera magia: su propósito corporativo se centraba en servir a los demás.

El hecho de que todos estuvieran al servicio de un propósito superior les permitió comportarse y conducirse de una manera en la que todos podían confiar. No había mentalidad de silo, ni tratar de impulsar los planes de cada departamento, ni podía encontrarse asomo alguno de arribismo. Todos estaban dedicados al propósito superior que se decidieron a alcanzar.

Esto dio por resultado un nivel de cooperación único al compartir recursos, personal, información y todo lo demás. Estas personas verdaderamente trabajaban juntas. Sin duda que tenían diferencias de opiniones de forma ocasional, pero de una manera que siempre iba en busca de «la mejor respuesta» en lugar de buscar «mis propios intereses». Estas no eran personas a las que no les importaran las ganancias ni los logros; por supuesto que les importaban. No obstante, no solo se veían motivados por las ganancias. Su fuerza impulsora era servir a otros y al propósito de la empresa.

Como resultado, los empleados de la empresa confiaban los unos en los otros. Cuando alguien hacía algo que pudiera parecerle cuestionable a alguien más, la pregunta no estaba fincada en las sospechas. Más bien provenía de una actitud de: «Me pregunto por qué hizo eso. Sé que debe haber tenido una buena razón». Este tipo de confianza es de enorme utilidad para evitar las intrigas y la división.

La confianza es una fuerza poderosa y, como ya vimos, arroja resultados poderosos en todo, desde el desarrollo cerebral, el matrimonio y hasta la economía. Aquí lo que podemos aprender es que la confianza aumenta cuando sabemos que los motivos de alguien no solo se centran en él o ella mismos, sino también en nosotros o en un propósito superior que también valoramos.

Ahora analicemos el pilar número tres.

6

CAPACIDAD:
EL TERCER PILAR DE LA CONFIANZA

Regresemos brevemente a mi búsqueda de un cirujano para mi rodilla. Como recordarás, mi confianza se incrementó cuando sentí que mi doctor estaba satisfaciendo los primeros dos pilares de la confianza: me comprendía y su motivo era «a mi favor». Ponte en mis zapatos por un momento. Acabas de encontrar a un doctor que de verdad te entiende y que está realmente interesado en ti. Estás listo para proseguir con el reemplazo de rodilla, ¿correcto? Claro... a menos que la conversación continúe en este tenor:

—Muy bien; programemos tu cirugía. Quiero asegurarme de que no tengas que esperar meses, porque mi agenda se llena con bastante rapidez —te dice. Ahora estás sintiéndote todavía mejor acerca del interés que tiene por ti y de la manera en que está velando por tus intereses; tu confianza es elevada y está creciendo todavía más.

»Además —continúa mientras te diriges a la recepción donde van a programarte— estoy muy emocionado de operar tu rodilla. Es un procedimiento asombroso y siempre he deseado llevar uno a cabo. Como ginecobstetra, jamás tengo oportunidad de hacer cirugías de rodilla y esto va a ser muy divertido para mí. Necesito un cambio de aires y no puedo esperar a hacerlo.

Oh-oh. El doctor «Comprendo y me interesas» acaba de perder tu confianza por completo. Espero que para ese instante ya estés corriendo hacia la puerta. Claro que la comprensión y el motivo son esenciales para generar confianza. Esenciales. Pero como estamos viendo, la confianza implica una diversidad de factores y el que exploraremos en este capítulo es crucial: el tercer pilar de la confianza es la capacidad o habilidad. Esto significa que la persona puede darte lo que estás confiando que te dé. Puede hacer lo que necesitas que haga.

El doctor «Comprendo y me interesas» podrá ser un fabuloso ginecobstetra, pero eso no le da las capacidades necesarias para abrirte la rodilla. En mi búsqueda de un cirujano de rodilla, la capacidad fue de lo más importante para mí. Estaba buscando a alguien capaz de proporcionar lo que confiaba que me diera: una excelente rodilla nueva, no un bebé nuevo.

La comprensión y el motivo deben sustentarse en la capacidad.

Como compartí en el capítulo 5, el médico que terminé por elegir para mi operación era de lo más comprensivo y su intención era cuidar de mí. Su motivo era bueno a todas luces. Pero yo necesitaba algo más. Tuve que preguntar: «¿Qué tan bueno es?».

Cuando investigué sus capacidades, encontré que sus credenciales eran extraordinarias. Hacía poco lo habían nombrado presidente de la Asociación Estadounidense de Cirujanos de Cadera y Rodilla, da conferencias en todo el mundo y ha capacitado a muchos cirujanos en los mejores hospitales del país, incluyendo en Los Ángeles, donde yo vivo. Además, tiene a su nombre diversas patentes para las articulaciones artificiales de rodilla que se colocan en los pacientes. Él fue quien las inventó. Después, como lo mencioné en el capítulo anterior, descubrí que hacía investigaciones con golfistas y sus rodillas en el Tour de la PGA. Además de todo eso, lleva a cabo casi mil reemplazos de rodilla por año, cosa que debería darle a alguien más que suficiente práctica. Experiencia no le faltaba. En pocas palabras: encontré al tipo adecuado. Tengo algunos buenos amigos que son ginecobstetras, pero me dio gusto que él fuera mi cirujano y no ellos. Todo lo que averigüé acerca de él aumentó mi confianza en su capacidad de hacer lo que le estaba confiando que hiciera.

Mientras analizamos este modelo de confianza, el punto aquí es: la comprensión y el motivo deben sustentarse en la capacidad. Alguien podrá ser una persona maravillosa y capaz de muchas maneras, pero no alguien en quien queramos confiar de una forma *específica*.

Sucede todo el tiempo

El fundador y presidente de la mesa directiva de una empresa se comunicó conmigo diciéndome: «Necesito ayuda; alguien que pueda capacitar a mi director ejecutivo. ¿Podemos hablar?». Estuve de acuerdo y concertamos una cita.

Por desgracia, la historia que me relató me sonaba muy familiar. Al igual que en el caso de la persona que contrataron Colin y Shannon, este individuo tenía una excelente comprensión, tenía la motivación, y otras de las cualidades necesarias para que se diera la confianza. Sin embargo, faltaba un elemento importante: la *capacidad* que se necesitaba en el contexto de su papel específico.

Me contó que su nuevo director ejecutivo, que llevaba año y medio en el puesto, parecía estar en crisis. Me indicó que la empresa parecía estancada de alguna manera, como si la energía se hubiera drenado y parecía no estarse «moviendo». Solo se hacía lo indispensable, pero no parecía contar con un papel proactivo dirigido hacia el futuro.

Además, me mencionó que algunas encuestas internas mostraban que la moral y la participación de los empleados estaban a la baja.

Decidí ahondar en la situación y entrevisté a diversos equipos ejecutivos y a otros empleados, lo que me permitió averiguar algunas cosas importantes. Primero que nada, todo el mundo adoraba al nuevo director ejecutivo, Bradley. Era una persona maravillosa; era afectuoso, inteligente y talentoso. Había fungido como director de operaciones por varios años antes de ascender a su puesto presente. Siempre recibió reseñas maravillosas y su desempeño fue estelar. Llevó a cabo diversas iniciativas que dinamizaron las operaciones, arregló múltiples problemas relacionados con la cadena de suministros, reacondicionó el departamento de investigación y desarrollo, y alcanzó diversos objetivos importantes adicionales. Bastante impresionante.

Sin embargo, desde que se había convertido en el director ejecutivo surgieron algunas tendencias nuevas. Primero que nada, la gente sentía que la energía de la empresa se había visto mermada con el paso del tiempo. Para describirla, utilizaron palabras como *apática* y *anémica*. Podían percibir esa falta de movilidad. Además, diferentes miembros del equipo sentían que había un control excesivo en su relación con Bradley. Advertían que siempre estaba «enfrascado en algo». Pero, de manera más generalizada que todo lo anterior, estaban experimentando una falta de dirección y un exceso de quehaceres inútiles. Una pregunta que se hacían con frecuencia era: «¿A dónde vamos?».

Lo que me estaba quedando cada vez más claro era que no contaban con un director ejecutivo. Todavía tenían un director de operaciones, pero el puesto que desempeñaba era como director ejecutivo. «¿Cómo sucedió esto?», me pregunté. De modo que le planteé la misma pregunta al presidente de la mesa directiva.

—Bradley lleva mucho tiempo con nosotros. Comprende a la empresa mejor que nadie a su mismo nivel y su desempeño era increíble. Reacondicionó tantísimas cosas que siempre pensé en él como el tipo que «nos ayudó a mejorar». Hacía que todo lo que tocaba funcionara mejor. De modo que cuando nuestro anterior director ejecutivo se preparó para jubilarse, Bradley pareció ser la estrella más brillante con la que contábamos, así que lo ascendimos a director ejecutivo —me explicó.

—Y entonces, ¿cómo se convirtió en ejecutivo? —le pregunté.

—¿Perdón? —respondió.

—Era director de operaciones y lo convirtieron en director ejecutivo. ¿Cómo se convirtió en ejecutivo? —volví a preguntar.

—Lo ascendimos a director ejecutivo. Así es como sucedió —repitió.

—Sé que lo ascendieron al *puesto* de director ejecutivo. Pero ese puesto requiere de capacidades por completo diferentes a las del director de operaciones. Las capacidades que debe tener un director ejecutivo se traslapan con las del director de operaciones en cierto sentido, pero tienen diferencias. Incluyen justo un factor «ejecutivo», no solo «de operaciones».

Me pidió que siguiera adelante y hablamos a detalle acerca de las diferencias entre ambos puestos. Bradley era fantástico en lo que se refería a las «operaciones». Hacía que todo operara y que lo hiciera mejor que antes. Mejoró mucho de lo que ya había. Hacía que todo funcionara, cosa que era fantástica… para un director de operaciones.

Pero el director ejecutivo tiene a cargo algo que se denomina «funciones ejecutivas de la organización», que empiezan con poder definir un estado que aún no existe, con ver el futuro, por decirlo de alguna manera. A esto se le llama *visión*. Un director ejecutivo tiene la responsabilidad de ver hacia el futuro y de dirigir a la empresa hacia el mismo a través de la participación del talento apropiado y de la construcción de la cultura correcta, del establecimiento de una estrategia y de dirigir la nave hacia esa realidad futura. Así también, el director ejecutivo construye alianzas externas en el contexto del negocio y se asegura de que se encuentren disponibles la energía y recursos que sean necesarios: relaciones, financiamiento, adelantarse a los posibles obstáculos que impidan que se implemente la estrategia y se cumpla la visión, lograr franquearlos, y así sucesivamente. El director ejecutivo debe poder ver hacia dónde deben dirigirse las cosas y asegurarse de que la organización llegue a su destino. Un director de operaciones se asegura de que todos los componentes funcionen de la manera adecuada y que las cosas se lleven a cabo, pero la carga del futuro suele depender de manera primordial del director ejecutivo, y esa persona genera gran parte de la energía que se necesita para llegar hasta la meta.

Bradley se estaba comportando como director de operaciones, no como director ejecutivo, y la empresa lo estaba percibiendo. La gente intuía la falta de orientación, de innovación y de energía. No se sentían partícipes de una visión lo bastante importante como para que pudieran seguir motivados y emocionados. Solo sentían que «estaban haciendo su trabajo» y, en esencia, Bradley se estaba centrando en asegurarse de que así fuera.

La mesa directiva tenía una decisión que tomar. Una opción era conseguirle el elemento «ejecutivo» a Bradley; esas capacidades con las que no contaba, pero que podría desarrollar con la orientación, modelaje y capacitación adecuados. La otra opción era conseguir a un ejecutivo que tomara el puesto de director. Ninguna de ambas era correcta o incorrecta en sí, pero se requería de una buena cantidad de sabiduría para tomar la decisión. (No te voy a decir lo que hicieron para que no pienses que esa sería la decisión correcta en todas las circunstancias).

El punto de que te comparta esta historia es que la mesa había confiado la empresa a alguien *que no contaba con la capacidad para ofrecerles lo que le confiaron; la capacidad «ejecutiva»*.

Recuerda que, por años, todo el mundo sintió que Bradley los comprendía a la perfección. Sentían que sus «motivos» eran puros y que estaba interesado en la empresa, en su misión y en su gente. Tenía los primeros dos pilares de la confianza; pero le faltaba el tercero: la capacidad.

Es cierto que esto sucede todo el tiempo. La gente toma enormes decisiones de confianza porque ya confía en una persona en cuanto a una infinidad de cosas. La persona es atenta, honrada, es diligente en su trabajo, tiene los valores correctos y es comprensiva, pura de corazón, inteligente y creativa. Él o ella sin duda tendrán muchas más cualidades positivas. Así que se activa el botón de la «confianza» y se le confía algo a esta buenísima persona. Por lo general es una persona que de verdad les agrada a los demás, que ya es una amistad cercana o con la que se han tenido experiencias maravillosas, y toda esta dinámica nos hace confiar en ella también. *Pero este es un error porque la persona no cuenta con las capacidades necesarias para que confiemos en ella; no de la manera o en el contexto específicos en que estamos a punto de hacerlo.*

Piensa en la siguiente situación. Alguien se enamora de una persona maravillosa, honrada y divertida. Después de cierto tiempo activa el «botón de la confianza» y se casa con esa persona. Sin embargo, el matrimonio requiere de más que amor, honradez y diversión. Hay una diversidad de «capacidades» importantes que se requieren para que funcione. ¿La persona tiene la capacidad de comunicarse, resolver conflictos, ser resiliente bajo estrés, ser buen padre o madre para los futuros hijos y ser responsable en términos financieros? ¿Cuántos matrimonios has visto que se hunden en dificultades o que fracasan porque estaban ausentes estas «capacidades»? Y, sin embargo, es común que la gente les confíe su vida entera a personas que no tienen las capacidades para ser buenos cónyuges, al pensar que podrán cumplir con el contrato matrimonial.

Considera el siguiente escenario. Hay dos amigos que se divierten de lo lindo juntos. Comparten los mismos valores y los dos se esfuerzan mucho en sus empleos. Sin embargo, cuando se sientan a platicar acerca de su futuro, lo que quieren es que todo lo que se divierten como amigos pase a formar parte de su trabajo. Les gustaría trabajar juntos para poder disfrutar de la totalidad de su vida como disfrutan de su amistad. De modo que inician un negocio entre los dos. Después de un tiempo, uno de ellos se da cuenta de que el otro podrá tener todas las capacidades necesarias para ser el mejor de los amigos, pero que no cuenta con las capacidades para manejar un negocio. Esta persona es más apta para desempeñar un trabajo como empleado que para ser dueño de un negocio. El socio se encuentra atado de manera asimétrica a un amigo que no puede confiar que hará su parte dentro del negocio. No es que sea mala persona, solo que fue una mala elección como socio empresarial. (De hecho, tuve un caso parecido a este en el que, después de varios años, uno de los socios se ofreció a pagarle a su mejor amigo/socio un millón de dólares al año *con tal de que dejara de participar en el negocio*).

Una familia tiene una pequeña empresa. Hay tres hijos adultos, pero solo uno de ellos está interesado en entrar al negocio. Sin embargo, todos tienen interés en la empresa, lo que significa que su futuro financiero está atado de una manera u otra al negocio familiar. Los padres de verdad quieren que la compañía se quede dentro de la familia y Joey quiere hacerse cargo de esta. Y es el único que quiere hacerlo. De modo que se le proporcionan las riendas. ¿Por qué? *Porque es parte de la familia.* Porque *confiamos en él*. Es buena persona y quiere hacerlo. Sin embargo, las cosas no tardan en salir mal. Joey, a pesar de ser tan «buena persona», no es capaz de administrar el negocio. Los empleados se van, las ganancias se pierden, etc. Y, ahora, los hermanos están muy molestos. No están recibiendo los cheques de ganancias que habían anticipado para pagar las universidades de sus hijos, para poder comprarse casas y para gozar de los demás beneficios que antes tenían solo por la fortuna de pertenecer a esta familia mientras sus padres se hacían cargo del negocio. Mamá y papá confiaron el futuro de la empresa a un hijo excelente que no tenía la capacidad necesaria para administrarla. Quizá, como discutimos antes, pudo haberse hecho de esa capacidad *si le hubieran exigido que se esforzara para ocupar el puesto después de trabajar en otro sitio, triunfar y luego ascender dentro de la empresa familiar mientras desarrollaba las capacidades necesarias.* Pero no se centraron en las capacidades de manera fundamental; pensaron en su relación. Ese tipo específico de confianza requería de una cierta capacidad. Una buena relación jamás basta para satisfacer una capacidad específica.

Déjame pedirte que pienses acerca de una situación más porque es de lo más común en ciertos círculos. El propietario de una casa necesita un contratista para llevar a cabo una remodelación y conoce a uno en su iglesia. Está feliz de haber encontrado a alguien en quien pueda confiar; justo porque lo conoció en su iglesia. Dice: «Es muy difícil confiar en los contratistas, pero este es cristiano, igual que yo, así que me da una buena impresión. ¡Estoy muy agradecido!». Pero, por más agradable que haya parecido, el dueño debió de haber rascado un poco más por debajo de la superficie. O quizá debió leer su Biblia, ya que esta nos indica que todo tipo de personas dicen ser cristianas; algunas que son confiables y buenas, y otras que son terribles y criminales sin vergüenza. Sin embargo, a causa de una «conexión» inmediata y de la idea de que un cristiano debería ser honrado y competente, decide seguir adelante. Después de varios retrasos, sobrecostos y un piso desnivelado, empieza a desear que hubiera investigado sus capacidades de manera un poco más escrupulosa.

Podríamos citar más ejemplos, pero sin duda que los habrás visto, y seguro que habrás hecho lo mismo, como todos lo hemos hecho. Por muchas razones que son buenas, como las de los escenarios que te acabo de describir, tendemos a estar seguros de que alguien cumplirá con lo que le hayamos confiado, pero no nos preocupamos de asegurarnos de que tenga la capacidad específica necesaria para que pueda cumplir de la manera en que necesitamos que lo haga.

Nota para ti mismo: Puede que alguien te agrade mucho y quizá puedas confiar en esa persona de diferentes formas, pero aun así no ser capaz de confiar en ella de formas *específicas* que son importantes. Y no tiene nada de malo decir que no y seguir adelante en esos casos específicos.

Está bien que pidas pruebas

Un amigo mío me dijo que el novio de su hija lo había invitado a cenar y que pensaba que el muchacho quizá fuera a pedirle la mano de su hija en matrimonio. Me preguntó:

—¿Qué le pregunto? ¿Cómo funciona esto?

—Sé lo que haría cuando llegue ese momento —contesté.

—¿Qué?

—Le voy a decir: «¡Excelente, no puedo esperar! Por favor, trae tus declaraciones de impuestos de los últimos dos años y tu reporte de crédito contigo y después hablaremos más al respecto».

Mi amigo se rio y me respondió:

—Claro, pero ya en serio. ¿Qué le dirías?

—Te lo acabo de decir. Es en serio.

—Pero eso es una locura —me dijo—. No quiero que piense que estoy interesado en la cantidad de dinero que tiene; es de mal gusto.

—No me importa el dinero —especifiqué—. Dile que borre los números con corrector si eso quiere. Lo que de verdad quiero saber es si en realidad tiene declaraciones de impuestos y un reporte de crédito. ¿Tiene la capacidad para manejar su vida de una manera lo bastante competente como para que siquiera *pueda* encontrar sus declaraciones y un documento que muestre que cumplió con sus obligaciones económicas? Lo que estoy tratando de comprobar es su *confiabilidad*, no su saldo o su nivel de ingresos.

Mi amigo y yo terminamos teniendo una plática muy interesante. No estoy seguro de si atendió mis consejos en cuanto a lo de su reunión con el novio de su hija, pero le ofrecí un modo por completo diferente de pensar acerca de la conversación. Lo ayudé a pasar del punto de «¿El muchacho es buena persona?». Ahora se está preguntando: «¿Este muchacho está listo para asumir las responsabilidades de un matrimonio y puede mostrarme que cuenta con la capacidad para hacer que sea un éxito?».

A menudo, cuando la gente se mete al terreno de la confianza en el caso de personas a las que conoce o que le agradan, hay una especie de efecto de halo que funciona a favor de esa persona y, entonces, confían en ella en áreas no comprobadas. Lo diré de nuevo: el hecho de que alguien sea buena persona no significa que podemos confiar en ella en cada área de la vida. Una de las situaciones en que he visto que esto sucede una y otra vez es en consejos directivos de iglesias y de empresas sin fines de lucro. Alguien tiene la visión para fundar una iglesia o una caridad, y en su círculo tienen varias personas que son muy solidarias y «espiritualmente maduras». A veces cuentan con personas que tienen el poder financiero para ayudarlos a satisfacer sus necesidades económicas, por lo que les piden a estas personas que formen parte del consejo directivo de la nueva organización.

El problema surge cuando la iglesia u organización crece al grado de que necesita un consejo que de verdad tenga cierta capacidad en áreas específicas de conocimiento, *en especial, de pericia directiva*. Muchas de estas personas jamás han tenido un puesto en un consejo directivo, ni tienen conocimientos suficientes en cualquiera de las áreas pertinentes para ese tipo de trabajo. Se les eligió tan solo porque eran solidarias, pudientes, influyentes, espirituales o buenas amistades. Difícilmente son credenciales que acrediten sus habilidades dentro de un consejo directivo.

Y entonces la organización se encuentra en una situación difícil, sea financiera, legal o de otro tipo, y el líder fundador tiene que acudir a personas externas que lo orienten porque las personas que se encuentran en el consejo no tienen las capacidades que la organización necesita; este es demasiado débil. En ese momento se suscita una crisis para averiguar la mejor manera de cambiar al consejo, de formar otro que se encargue de las operaciones y que tenga un título diferente con funciones paralelas, o alguna otra solución de compromiso. Si se hubiera hecho el trabajo necesario desde el principio, esto no habría sucedido. Ni tampoco tendríamos tantos consejos de «sí a todo» como los que tenemos. A menudo alguna amistad dirá «sí» a lo que sea que el fundador desee en detrimento de la organización y de las demás partes interesadas.

Ningún líder debería experimentar el aislamiento de no tener un consejo fuerte al que recurrir y todo líder necesita uno capaz de garantizar que él o ella rindan cuentas y que reciban el apoyo completo del consejo. Sin embargo, sin el adecuado escrutinio de las capacidades que se necesitarán más adelante, este escenario es tristemente común.

De manera similar, me fascinaría que las familias escrutaran y capacitaran a sus hijos adultos para que tengan la habilidad de manejar una herencia, aunque sea pequeña. Podría evitarse una infinidad de problemas. En alguna ocasión escuché que alguien daba una respuesta poderosa cuando le preguntaron cómo se sentía acerca de dejar una herencia. La cantidad de la herencia no importa, los mismos principios se aplican a la que sea. Él respondió: «De todas maneras, todo lo que tengo no es mío; le pertenece a Dios. Yo solo soy el administrador durante el tiempo que dure mi vida y parte del trabajo de ser un buen administrador es elegir al siguiente de manera adecuada. Así que ya les informé a mis hijos que se les evaluará en cuanto a cómo utilizan el dinero a medida que yo envejezca y que heredaré al siguiente administrador o administradores que demuestren que tengan la capacidad adecuada para utilizar el dinero de la manera correcta».

Vaya. Me hubiera gustado aplaudirle a ese hombre y a su sabiduría.

Es justo el modelo del que habla Jesús en la parábola de los talentos (Matías 25:14-29). El administrador que hizo lo correcto con lo que se le dio recibió más y aquel que no tuvo un buen desempeño perdió su oportunidad. Sus talentos se le dieron al que había comprobado que era capaz de administrarlos de manera correcta. Ese administrador era merecedor de confianza.

Apropiado para la confianza

La historia de la palabra *capacidad* nos muestra que proviene del signifi-cado en torno a lo que es ser «apropiado».[1] Esta es la manera perfecta de cómo pensar acerca de este elemento de la confianza. ¿Es apropiado que confíes este aspecto particular de tu vida a esta persona? ¿Esta per-sona es la apropiada para la tarea? ¿Puede darte lo que necesitas?

Algunas personas quizá se pregunten si el concepto suena a perfec-cionismo o a juicio; como si estuviera alentando a la gente a ser dema-siado estricta en su evaluación de los demás. Sin embargo, muchos matrimonios, negocios, amistades, relaciones familiares y semejantes discreparían… después de lo sucedido. Desearían haber hecho una evaluación un poco más exhaustiva para determinar si alguien era apropiado para la confianza que depositaron en ellos.

Esto no es arrogante en lo más absoluto. De hecho, cuando lo apli-camos a nosotros mismos, conduce a la humildad. ¿Quién de nosotros diría que somos apropiados para que nos confiaran la cirugía cerebral de un amigo? Pocos. Incluso si fuéramos sus amigos. Esto no significa que ni tú ni yo seamos de lo más «adecuados» o confiables en muchas otras maneras. Solo significa que en ciertas áreas específicas de confian-za no figuramos. Si estuviera en tus zapatos, jamás confiaría en mí para que te arreglara el coche o para que te construyera una casa. Sim-plemente no soy para nada apropiado para que deposites tu confianza en mí dentro de esos terrenos. Mi esperanza sería que pudieras con-fiarme algunos aspectos de asistencia psicológica en el proceso, pero, sin duda alguna, nada mecánico. Este principio también se aplica a la manera en que evalúas a los demás. No te sientas incómodo de cues-tionar si alguien puede ofrecerte lo que se necesita hacer y de, quizá, decir «no» cuando esa sea la respuesta correcta. Eso es algo sabio y no tiene nada de malo.

---

[1] Douglas Harper, «Etymology of ability», *Online Etymology Dictionary*, actualizado el 31 de octubre de 2021, https://www.etymonline.com/word/ability.

Dejar de brindar nuestra confianza con base en la capacidad no es cuestión de blanco y negro. Alguien puede llegar a ser confiable en un área en que no lo es en la actualidad. Es algo que pudo haber sucedido en el caso de Bradley. Hay ocasiones en que la respuesta es: «No por el momento, pero quizá después». Hay muchísima gente buena a quien nos gustaría confiarle algo y que simplemente no está lista en este momento, pero que puede prepararse por medio de la capacitación y experiencia adecuadas. La capacidad puede generarse, de modo que no quemes tus naves ni le digas a todo el mundo que no es apto para la vida solo porque no cuenta con la capacidad para hacer algo específico el día de hoy. La gente se desarrolla y es posible que tenga la capacidad que necesitas el día de mañana. El «aspirante a pretendiente» que está pidiéndote la mano de tu hija podría ser el indicado después de dar ciertos pasos.

Ahora ya conoces tres pilares de la confianza: comprensión, motivación y capacidad. Analicemos qué aspecto tiene el número cuatro.

7

CARÁCTER:
EL CUARTO PILAR DE LA CONFIANZA

Una vez más, ponte en mi lugar en relación con lo del reemplazo de rodilla. Ya elegiste a un cirujano que te comprende a fondo y sientes toda su empatía. Sabes que está «a tu favor» y que quiere lo mejor para ti. Está más que motivado a que recuperes tu capacidad para funcionar y que lleves una vida satisfactoria. Y, sin ninguna duda, ha demostrado que es hábil y capaz. Después, de manera inusual, te invita a su quirófano para que formes parte del público que habrá de presenciar cómo se lleva a cabo ese tipo de cirugía. (Es cierto que observar intervenciones no es algo que por lo general se le invite a un paciente a hacer con su propio médico, pero tenme un poco de paciencia). «Eso me parece fantástico», piensas. «Así sabré de lleno qué implica mi cirugía». Y dices: «¡Hagámoslo!».

Inicia la operación y todo parece estar yendo de maravilla cuando, de repente, sucede. Sin previo aviso, el paciente empieza a sangrar profusamente, de una manera que sabes que nadie esperaba. Ves que el equipo asume distintas posiciones para responder y que toman uno y otro instrumento. Pero lo que te deja pasmado es lo que sucede a continuación. Tu cirujano empieza a gritar: «¡Está sangrando! ¡Qué hicieron, imbéciles! ¡Que alguien haga algo! ¡Detengan ese sangrado o ustedes serán los siguientes!». Y, de ahí, sigue gritándole a la gente, con lo que parece causar más caos que alivio. Puedes darte cuenta de que el equipo de cirugía está evidentemente alterado por sus exabruptos. Están tratando de trabajar y de manejar sus gritos al mismo tiempo.

Y en tu caso, tu confianza en el doctor «Comprensivo-Motivado-Capaz-Confiable» se acaba de transformar en desesperación. No fue por falta de pericia, sino por algo completamente diferente: su carácter, su constitución personal, la manera en que está programado. Has sido testigo de lo que las personas dedicadas a los negocios y al liderazgo llaman «habilidades blandas»: la colección de rasgos personales que alguien posee y que dictan cómo es que lidian con personas, relaciones, tareas, estreses, dificultades, conflictos, temores, metas, emociones y demás. En las últimas décadas, algo de esto es a lo que nos referimos con «inteligencia emocional». Tiene que ver con la constitución personal y con la forma en que la gente lidia con otros, consigo misma y con la vida. Y al poder echar un vistazo a las pésimas habilidades blandas de tu cirujano, cuando ves cómo actúa bajo presión, tu confianza desaparece.

Elevemos nuestra perspectiva de lo que es el carácter

A menudo, cuando hablamos de «carácter», en especial cuando nos preguntamos si podemos confiar en alguien, decimos cosas como: «Oh, confío en él por completo». Lo que queremos decir es que esta es una persona que no mentiría, engañaría o robaría. En otras palabras, *tendemos a ver a la persona solo a través de una lente de ética y moralidad.* Pensamos que si alguien tiene un carácter positivo, simplemente significa que podemos creer la evidencia. Es como la manera en que la gente utiliza la palabra *integridad*. Es frecuente que se describa a una persona íntegra como alguien que confiamos que sea honrada. De nuevo, no mentirá, engañará o robará. De modo que muchos asumen que esta persona es confiable.

Pero esto dista de la realidad de los significados más profundos y *necesarios* de *integridad* y *carácter*, así como del significado de *confiable*. Hay infinidad de personas que no mentirían, engañarían, ni robarían, pero sería un error confiar en ellas en una diversidad de ámbitos de la vida a causa del resto de su constitución personal. Es probable que hayas tenido jefes, amistades o incluso familiares que no mentirían, engañarían, ni robarían; pero que si te dieran oportunidad de trabajar con ellos de manera cercana, sin duda que dejarías pasar dicha oportunidad. No querrías volver a tener que lidiar con ellos. ¿Por qué? Porque tienen otros «temas» que impiden que las cosas salgan bien y no puedes confiar en ellos cuando necesitas que las cosas funcionen como deben o, incluso, que estén libres de drama. Es posible que estas personas sean inteligentes, honradas y «capaces», pero resulta tan difícil trabajar con ellas o que lleguen a estar a la altura de otras maneras que las cosas simplemente no pueden funcionar.

Tanto la Biblia como las investigaciones en psicología hablan de la necesidad de contar con rasgos personales que sean *más que las cualidades morales de la honradez o del comportamiento ético para poder depender de las mismas, para confiar en que rindan resultados.* El apóstol Pedro lo expresa de esta manera:

> Por esta razón también, obrando con toda diligencia, añadid a vuestra fe virtud; y a la virtud, conocimiento; y al conocimiento, dominio propio; y al dominio propio, perseverancia; y a la perseverancia, piedad; y a la piedad, fraternidad; y a la fraternidad, amor. Pues estas virtudes, al estar en vosotros y al abundar, no os dejarán ociosos ni estériles en el verdadero conocimiento de nuestro Señor Jesucristo. Porque el que carece de estas virtudes es ciego o corto de vista, pues ha olvidado la purificación de sus pecados pasados. —2 Pedro 1:5-9 LBLA

Este pasaje contiene una excelente lista de habilidades blandas, mismas que puedes ver que surgen dentro de la literatura del liderazgo:

Virtud

La virtud es la cualidad de alguien que busca la bondad y que tiene un elevado carácter moral; es la manera en que solemos pensar en el carácter. Sin duda, la honradez es parte de su fundamento. Pero la virtud es más que eso, como lo indica Merriam-Webster. Incluye «la cualidad o poder benéfico de una cosa», «valor», «mérito», «una capacidad para actuar» y «castidad».[1]

Conocimiento

La palabra griega que se utiliza en este pasaje en relación con la palabra *conocimiento* significa sabiduría aplicada. Una persona que posee conocimientos tiene la experiencia para aplicarse a sí misma y a su conocimiento de manera correcta en la vida real.

Dominio propio

¿Qué caso tiene tratar de confiar en alguien impulsivo, colérico o que carece de dominio propio o autocontrol en un área, independientemente de lo inteligente que sea? Si las personas no pueden controlarse a sí mismas, no podemos confiar en que actúen de manera adecuada o sabia. ¿Cuántos matrimonios, relaciones, familias, negocios y minis-

---

[1] «Virtue» Merriam-Webster, actualizado el 6 de noviembre de 2022, https://www.merriam-webster.com/dictionary/virtue.

terios se han visto destruidos por una falta de autocontrol? ¿En términos económicos, emocionales o sexuales?

Perseverancia

Por lo general, las áreas en las que necesitamos poder confiar en alguien son aquellas en las que la vida puede ponerse difícil. Es frecuente que necesitemos depender de alguien más durante momentos problemáticos y a través de innumerables dificultades. Si alguien no puede perseverar a lo largo de un conflicto o al llevar a cabo una tarea, proyecto, obstáculo o conflicto que resulten difíciles, no podremos confiar en que cumplan hasta el final. En el matrimonio, perseverar a lo largo de una temporada difícil es esencial para triunfar al paso del tiempo, y en los negocios, perseverar durante los momentos complicados es esencial para alcanzar el éxito a largo plazo. Aguantar, seguir adelante cuando las cosas se ponen difíciles y llegar a una buena conclusión lo son todo.

Piedad

Piedad es un término que se refiere a «la respuesta interna de alguien a las cosas de Dios, misma que se muestra a través de la reverencia».[2] Sin importar cuál sea la manera en que cualquier persona exprese sus creencias espirituales, sabemos que son sinceros cuando emerge una genuina espiritualidad y no una religiosidad hueca. La verdadera reverencia y profundidad internas son aparentes, e invitan nuestra confianza.

---

[2] James Strong, *The New Strong's Expanded Exhaustive Concordance of the Bible* (Nashville, TN: Thomas Nelson, 2010).

Fraternidad

Este término significa ser un «amigo amoroso» o «tener afecto por nues-tros hermanos y hermanas».[3] ¿Cuántos matrimonios en conflicto, in-cluso entre personas «honradas», han perdido el afecto y amabilidad que se necesitan para que funcionen? ¿O equipos de trabajo? ¿O fami-lias extendidas? ¿O relaciones contractuales? Todos estos escenarios problemáticos pueden suscitarse cuando una persona honrada carece de afecto y amabilidad. De hecho, algunos de los individuos menos amables son personas de reglas rígidas y de «integridad» moralista y crítica. Sin embargo, sin una demostración de afecto y amabilidad, no puede darse la confianza. La oxitocina *no* se liberará en ausencia de amabilidad y afecto. Pregúntaselo a cualquier bebé.

**Sin una demostración de afecto y amabilidad
no puede darse la confianza.**

Amor

La palabra griega que se utiliza para «amor», *agape*, que aparece en este pasaje, es muy profunda, pero su significado más general tiene que ver con la buena voluntad y benevolencia que se tiene hacia alguien. Es actuar con «preferencia» hacia alguna persona. Qué bien se siente, y cuánta confianza nos hace sentir que alguien actúe hacia nosotros con «preferencia». Para ellos somos personas muy importantes, en todos los sentidos. Cuando nos tratan de esta manera, la oxitocina abunda.

---

[3] Strong, *The New Strong's Expanded Exhaustive Concordance of the Bible.*

Mi propósito en explorar los rasgos de carácter que aparecen en este pasaje único de las escrituras es mostrar que el carácter es mucho más que moralidad. Sin embargo, no quiero que me malentiendas. Sin duda, sin las bases de la honradez, del comportamiento ético y en ausencia de «mentir, engañar y robar», no hay *nada*. Digámoslo de la siguiente manera.

Donde hay mentiras, engaños y robo, no puede haber confianza. Nada.

Como lo indica Proverbios 25:19: «Como diente malo y pie que resbala es la confianza en el hombre pérfido en tiempo de angustia» (LBLA). De hecho, 2 Pedro 1:5-6 *comienza* con la fundamentación moral: la *virtud*. Esta se refiere a un elevado carácter *moral* y existe una razón por la que el pasaje empieza con ella. No podemos olvidarnos de que la honradez y la integridad moral son los rasgos que nos dan «permiso para jugar». Sin ellos, ni siquiera podemos hablar de la confianza.

Antes que nada, debemos examinar la honradez. He visto más matrimonios que fracasan *no* a causa de errores o traiciones, sino por las mentiras continuas acerca de aquello que no se revela. El error puede perdonarse, pero las mentiras continuas, y el consiguiente encubrimiento, matan la confianza, no necesariamente el amorío o la «traición». La honradez es esencial y fundamental.

Estoy tan empeñado en ayudarte a ver que el carácter es más que la honradez y la ética que temo no insistir en ello lo suficiente, así que lo repetiré una vez más: sin los rasgos básicos de carácter como honradez, transparencia, falta de duplicidad (ser igual en privado y en público), responsabilidad, moralidad y otros, no puede existir la confianza. De modo que, a medida que sigamos adelante para ver que una falta de confianza puede provenir de *más* que de la ausencia de las cualidades básicas de carácter, asegurémonos de saber que una *falta* de honradez y moralidad no puede tolerarse ni confiarse, ni tampoco puede pasarse por alto. Esto es esencial; es más que fundamental. Si no puedes creerle a una persona, no tienes nada sobre qué basarte.

Sin embargo, una vez más, el punto más importante aquí es que el carácter es más que la honradez y el comportamiento ético. También incluye los rasgos personales, la constitución de las cualidades que se necesitan en una persona para lo que sea que le estén confiando dentro de la relación. En diversos contextos, si falta alguno de esos rasgos, la confianza se desmoronará.

En alguna ocasión el presidente de una organización cristiana de gran tamaño me habló para llevar a cabo algunos programas de liderazgo con su equipo ejecutivo. Durante nuestra primera reunión, le dije: «Estoy emocionado por trabajar con usted. Desde hace mucho he admirado la labor que lleva a cabo su organización y me encantaría poder contribuir con una institución cristiana porque la mayoría del trabajo que hago se lleva a cabo en el mundo de los negocios, mientras que aquí también podremos hablar de los aspectos espirituales del liderazgo. Será muy divertido para mí».

He visto más matrimonios que fracasan *no* a causa de errores o traiciones, sino por las mentiras continuas acerca de aquello que no se revela.

Cuando hablé acerca de «los aspectos espirituales del liderazgo» actuó como si le acabara de prender fuego a algo en su oficina. Se puso muy agitado y me respondió enfático:

—¡Espere un momento! Aquí no necesitamos nada de esas cosas espirituales. Las personas que tenemos aquí son de lo más piadosas; personas muy maduras en términos espirituales. Aquí lo que necesitamos es desarrollo de *liderazgo*, no algo relacionado con espiritualidad.

—Bueno, yo pienso que las dos cosas están íntimamente relacionadas, pero dígame, ¿con qué temas de liderazgo están teniendo dificultades?

Habló acerca de cómo no podía lograr que el equipo trabajara de manera conjunta. Dijo que la mayoría protegía a su propio departamento, a su propia gente, a sus propios calendarios, presupuestos y demás. No podía lograr que compartieran información, recursos y, en ocasiones, personal y fondos cuando sería algo que beneficiara la meta y visión que compartían. Había veces en que se ignoraban unos a otros cuando colaborar hubiera sido mucho mejor.

De modo que le pregunté:

—¿Y estas son las personas «piadosas y espiritualmente maduras» de las que me estaba hablando?

—Sí. Todos son muy maduros en términos espirituales.

—Pues con todo respeto —le dije—, mi Biblia dice que el amor «no busca lo suyo» [1 Corintios 13:5 LBLA]. También dice que para ser fructíferos, los líderes deben exhibir «fraternidad» [2 Pedro 1:7 LBLA]. En su equipo veo una buena cantidad de «búsqueda de lo suyo» y muy poca fraternidad, para empezar. De modo que me tiene sin cuidado si usted quiere que esto se llame desarrollo espiritual o desarrollo de liderazgo, pero es indispensable que lo arreglemos si quiere que su equipo cumpla con la misión que usted les está planteando. Y con base en lo que me acaba de decir, yo no diría que son ni «piadosos», ni «maduros». Creo que tienen mucho trabajo que hacer.

La lista de rasgos de carácter de 2 Pedro 1:5-9 proviene de un contexto de espiritualidad o fe, de la Biblia, pero las investigaciones empresariales seculares también afirman estas cualidades. Como le dije al hombre con quien estaba hablando, sea que provenga de las tradiciones de la fe o de las investigaciones seculares en liderazgo y psicología, el tema es el mismo: *el carácter importa*. Y el carácter incluye más que solo honradez y moralidad, cosa que él estaba confundiendo con madurez.

Para alejar la discusión del contexto de la fe, consideremos el campo de la «inteligencia emocional» (IE), que se ha convertido en un término exhaustivo para describir una diversidad de rasgos personales que son esenciales para alcanzar el éxito en términos tanto personales como profesionales. En general, estos rasgos incluyen muchos de los que se mencionan en 2 Pedro, y se han llevado a cabo muchas investigaciones que validan lo importantes que son estas cualidades personales para el éxito individual. Por ejemplo, investigaciones de la Escuela de Negocios de Harvard mostraron que la IE es dos veces más importante que la inteligencia y otras habilidades profesionales de las personas en términos del éxito que pueden alcanzar.[4]

En términos generales, la IE está involucrada con dominios tales como autoconsciencia, manejo de relaciones, autogestión y conciencia social. A partir de ahí provienen diversas cualidades y capacidades personales que les dan a las personas la posibilidad de trabajar bien consigo mismas y con otros. ¿Cómo es que manejan sus emociones y las emociones de otras personas? ¿Qué tanto dominio tienen sobre sí mismas? ¿Qué tan adaptables son cuando las cosas salen mal? ¿Son positivas o negativas? ¿Pueden trabajar bien con otras personas? Y más.

Aunque el presente no es un libro de texto acerca del carácter, de la personalidad o de la inteligencia emocional, sí trata acerca de la confianza, y el punto aquí es que la confianza es un constructo multidimensional, como ya lo hemos dicho, y que una de dichas dimensiones es la manera en que está conformada cada persona; cómo es su carácter. Lo que la IE y las investigaciones relacionadas muestran es que esta dimensión es de importancia equivalente a cualquier otra en términos de poder confiar en alguien de maneras específicas. Nos ayuda a comprender cómo es que la persona aplicará sus competencias técnicas, profesionales o de otro tipo en un contexto en particular. Nos enseña

---

[4] Laura Wilcox, «Emotional Intelligence Is No Soft Skill», Professional Development, Harvard Division of Continuing Education, 6 de julio de 2015, https://professional.dce.harvard.edu/blog/emotional-intelligence-is-no-soft-skill.

que sin importar lo talentoso, inteligente o encantador que pueda ser alguien, tenemos que saber cómo es como *persona*. Necesitamos comprender la forma en que se maneja a sí misma, a otras personas y a las tareas que lleva a cabo. La IE puede conducir a una enorme confiabilidad o a desastres, dolor, dramatismo y fracasos.

Necesitamos poder confiar en que la constitución y el carácter de una persona pueden cumplir con aquello que les hemos confiado.

Vuelve a pensar en contextos o en relaciones en las que alguien parecía ser ejemplo de lo que llamamos «integridad», pero en que terminaste insatisfecho con la relación. Era honrado, pero emocionalmente inaccesible o distante. Tenía «integridad», pero era controlador; o perfeccionista; o demasiado exigente; o desorganizado; o carente de empatía o compasión cuando estas eran necesarias. ¿Arrogante? ¿Narcisista? ¿Tengo que seguir?

Necesitamos poder confiar en que la constitución y el carácter de una persona pueden cumplir con aquello que les hemos confiado. Esto es de suma importancia, más allá de cualquier otra cualidad positiva que puedan tener.

En un libro maravilloso que se llama *El efecto Checklist*, el autor, Atul Gawande, detalla la fascinante narrativa de la adopción de listas de verificación en diversos campos, incluyendo la medicina. Una de las áreas que discute es la sala de operaciones y los problemas que pueden suscitarse por los errores que comete la gente que sabe qué hacer pero que, en ocasiones, ignora algo, pasa algo por alto o comete algún otro error que no tiene nada que ver con la competencia. Una simple lista de verificación puede evitar que se cometan muchos de estos errores. De hecho, gracias a uno solo de sus experimentos obtuvo los siguientes resultados, registrados en ocho hospitales en los que el equipo de quirófano contaba con elevados niveles de confianza y utilizaba una lista de verificación para asegurarse de que no hubieran pasado nada por alto:

- La tasa de complicaciones disminuyó 36 por ciento.

- Las muertes bajaron 47 por ciento.

- Las infecciones disminuyeron casi a la mitad.

- Las complicaciones esperadas en casos difíciles se redujeron de 435 a 277, lo que salvó a 150 personas de daños y a 27 de la muerte.

- Los pacientes que necesitaron regresar al quirófano después de la intervención original a causa de sangrados o de problemas de otro tipo cayó 25 por ciento.

A lo largo de su libro, Gawande nos ofrece más evidencia del poder de una simple lista de verificación para superar el error humano; sin embargo, había una dinámica problemática que hacía que dichas listas de verificación fueran por completo ineficaces: la resistencia de algunos cirujanos a implementarlas.

A algunos les molestaban y las veían como una absoluta pérdida de tiempo. Otros más no podían renunciar a la cultura de control autoritario que es tan común en los hospitales y que hace que otros miembros del equipo que están presentes en el quirófano teman alzar la voz si ven que se cometió algún error. En la cultura de la medicina existe una tradición persistente que cree que lo que se necesita es una especie de «audacia experta», por lo que las listas de verificación parecen demasiado elementales para algunos cirujanos arrogantes. Con ese tipo de actitud «audaz» por parte del cirujano, las enfermeras y otros presentes

en el quirófano temen verse regañados por un cirujano enojado que
tiene un puesto superior al de ellos. Así que temen hablar o participar.
O bien, el cirujano piensa que es «una ofensa a mi pericia» que estas
personas «me estén checando». Vaya. La actitud de verdad que importa.

Así que, a pesar de lo mucho que está en juego y de las investigaciones sólidas, los temas de carácter tales como la arrogancia, el exceso
de control, el enojo y la impaciencia seguían interfiriendo con el desarrollo del tipo de confianza dentro del quirófano, donde podían darse
resultados positivos y evitarse los negativos. La confianza podía generar resultados que salvarían vidas, pero tal confianza solo podía existir
en los casos en que las personalidades implicadas estuvieran dispuestas
a generarla. Este es un excelente ejemplo en donde «el carácter importa». Los cirujanos pueden comprender a sus pacientes, desear lo mejor
para ellos, tener la pericia necesaria y, de todas maneras, tener un problema de carácter que impida que el quirófano funcione al máximo
nivel posible. Esto evita que hagan lo mejor para sus pacientes, lo que
los hace real y verdaderamente indignos de cualquier confianza. El carácter importa.

El carácter tiene especificidad

Cuando mi cuñada se comprometió, ella y su prometido, Mark, me pidieron que oficiara la ceremonia de bodas. No soy pastor, pero me conmovió que quisieran que dirigiera la ceremonia que los ayudaría a unirse
en matrimonio, de modo que una iglesia local me ordenó por un día
(creo que esa fue la cantidad de tiempo máxima que confiaron que podría mantenerme en «estado de gracia») y decidimos seguir adelante.

Dado que conocía bien a mi cuñada y a Mark, pensé que sería recomendable que tuvieran a alguien más objetivo para su orientación
premarital, de manera que les pedí que acudieran a un pastor local para
pasar por el proceso normal de orientación. El pastor estuvo de acuerdo y empezó con una serie de pruebas, incluyendo una que medía la

compasión, lo que también se relacionaba con lo bien que podrían comunicar su empatía a otras personas. Cuando nos reunimos para su primera sesión, el pastor se dirigió a ellos.

—Estoy un poco preocupado por ustedes, chicos.

—¿Por qué?

—Porque ambos obtuvieron las calificaciones más bajas posibles en la escala de compasión —respondió—. ¿Cuál de los dos va a ser el afectuoso dentro de la relación?

Después de la sorpresa inicial, todos nos empezamos a reír y a discutir las diferentes formas en que expresaban su amor. Y el hecho es que tenían una relación magnífica, pero la prueba había acertado en cuanto a un tipo específico de rasgo. Los dos eran personas que de verdad tenían el cuero duro. Eran muy amorosos y generosos, pero para nada «sensibles». Por ejemplo, Mark era un SEAL de la Marina y la sensibilidad simplemente no formaba parte de su perfil. Amor y sacrificio, sí; sensibilidad, no.

Y, entonces, ¿todo eso qué significa? Significa que Mark no sería mi primera elección si tuviera que confiarle a una persona muy sensible y frágil en términos emocionales. Es posible que los mirara y que les dijera algo que le escuché decir a uno de sus compañeros SEAL: «Estamos enfocados en hacer lo que se necesita para completar la misión. Quizá nos hieran o lastimen, pero siempre recordamos y nos diremos, "El dolor es temporal, así que ignóralo y concéntrate". Sigue adelante, sé fuerte y no le prestes atención a los pequeños inconvenientes que podrían descarrilarte, como un dolor que te penetre hasta los huesos».

Eso será fantástico para una balacera detrás de las líneas enemigas en algún país extranjero en el que tienes que sobrevivir para regresar a puerto seguro, pero no es un rasgo que sea de utilidad para alguien que necesita de cuidados emocionales sensibles.

¿A quién le confiaría a un paciente así? A alguien con mucha compasión, empatía, comprensión y una buena cantidad de consciencia emocional de los demás.

Sin embargo, si me encontrara bajo fuego o en peligro, le hablaría a Mark en un santiamén, no a la enfermera psiquiátrica de buen corazón. En ese escenario, le confiaría mi vida a él sin dudarlo. Déjame que trate de explicarlo de otra manera: la confiabilidad de alguien es específica para las áreas particulares que le confiamos a esa persona. Tomar eso en cuenta nos ayudará a no ser demasiado perfeccionistas en cuanto a la confianza. No necesitamos que alguien sea perfecto en cada área de su constitución. Todos tenemos fortalezas, debilidades y deficiencias. Podemos aceptar y valorar a una persona aunque existan cosas que no hagan bien. La pregunta importante es *¿pueden hacer por nosotros lo que necesitamos que hagan dentro de ese contexto?* Ahí es donde la confianza crece o disminuye.

Cuando nos damos cuenta de lo anterior, podemos amar y apreciar a alguien por sus fortalezas y a pesar de sus debilidades o deficiencias. En un matrimonio en el que los miembros de la pareja se valoran por sus diferencias, escucharás a cada miembro riéndose de lo que el otro no puede hacer.

—¿Es broma? ¿Mandarlo a comprar las cosas que necesitamos para la fiesta? —diría la esposa—. Para nada. Es demasiado distraído y olvidadizo y regresaría con apenas la mitad de lo que está en la lista. Necesito que él se quede aquí y que reciba a los invitados, porque es un genio para hacer que todo el mundo se sienta incluido y feliz de estar aquí. Pero no puedo confiar en que consiga las cosas de la lista. Eso lo hago yo. —Y ambos se ríen.

En un equipo de trabajo se aplica la misma dinámica cuando reconocemos aquello para lo que alguien es de verdad bueno y confiamos en que lleve a cabo lo que requiere de esas fortalezas personales. Y, además, de igual importancia, cuando conocemos sus fortalezas y debilidades, podemos alejarnos de tareas para las que se necesita una constitución personal diferente.

Uno de mis clientes, que trabaja como director ejecutivo, tenía a un director financiero muy talentoso. Sus análisis financieros eran fabulosos y era uno de esos directores financieros que además era un socio estratégico. Podía llevar a cabo el tipo de análisis que detectaba los verdaderos impulsores económicos del negocio y los márgenes que derivaban en ganancias excelentes. Era un miembro talentoso, y muy valioso para cualquier director ejecutivo, en ese sentido.

Sin embargo, a pesar de todas esas poderosas cualidades, mi cliente terminó por despedirlo. ¿Por qué? Por cuestiones de carácter. ¿Qué rasgo? Su incapacidad de ser directo y franco con el director ejecutivo cuando había algo que este debería hacer de manera distinta. Cuando veía que el director ejecutivo estaba avanzando por un camino erróneo o que estaba tomando una decisión equivocada, le daba miedo decirlo. Tenía una necesidad demasiado poderosa por complacer a los demás. Se le dificultaban las confrontaciones negativas. No podía encarar ni ser directo y mi cliente necesitaba poder confiar en él en ese sentido.

Mientras que ciertas cualidades sirven para hacer que las relaciones sean exitosas y disfrutables y otras más hacen que los negocios prosperen, también hay rasgos que interfieren con la confianza que se necesita para que las relaciones sean buenas o para que se hagan ciertos negocios. A continuación, una breve lista a tomar en cuenta:

- ♦ *Actitud defensiva:* ¿Qué sucede cuando sientes que no puedes señalarle un problema a alguien o cuando necesitas que cambie la manera en que se comporta? Si siempre está a la defensiva, los conflictos serán muy difíciles de resolver y hacer correcciones se convertirá en una pesadilla.

- ♦ *Enojo:* ¿Cómo es tratar de confiar en alguien dentro de una relación cercana, ya sea personal o de trabajo, que tiende a tener arranques de enojo, rabia o explosividad? A menudo, lo mejor es ni siquiera confiar en alguien así en absoluto: «No te asocies con el hombre iracundo; ni andes con el hombre violento» (Proverbios 22:24 LBLA).

- *Narcisismo:* ¿Dónde empezar? En el mejor de los casos, la motivación de la persona narcisista porque la vean en todo momento como maravillosa, perfecta e ideal puede desgastarse con el tiempo; pero en otras situaciones se puede convertir en destructiva si se sienten ofendidos en cualquier forma. Toman represalias. Es difícil confiar en alguien que siempre hace que las cosas «tengan que ver con él o ella» de una manera u otra.

- *Dramatismo e inestabilidad emocional:* Confiar en alguien es difícil cuando no sabes qué tipo de drama te tocará vivir en cualquier momento dado. Cuando algo sale mal, una persona inestable o excesivamente dramática puede impedir que pasen cosas buenas. En el mejor de los casos, terminarás por hartarte y, en el peor, no podrás hacer lo que necesitas.

- *Control:* Muchas personas de lo más competentes y calificadas tienen un poderoso impulso agresivo por terminar el trabajo y por lograr mucho. Pero junto con eso puede darse una fuerte tendencia a tratar de controlarlo todo, posiblemente tú incluido. Las personas que respetan los límites de otras son el tipo de individuo que resulta confiable, mientras que no lo son aquellas que invaden el espacio de los demás y que tratan de dictar cuáles deben ser sus decisiones.

- *Demandante y dependiente:* Como adultos, aunque todos necesitamos depender los unos de los otros, hay personas que son demasiado demandantes y que de verdad no pueden participar de manera adecuada en una relación adulta mutua. Necesitan un terapeuta, no una situación en la que otra persona dependa de ellas.

- *Irresponsabilidad:* Como se indica en Proverbios, depender de una persona irresponsable es una pesadilla: «Como el vinagre a los dientes y el humo a los ojos, así es el perezoso para quienes lo mandan» (Proverbios 10:26 LBLA). Dependes de ellos y te defraudan.

♦ **Codependencia y falta de límites:** Depender de alguien que es incapaz de decir «no» a menudo termina con que algo no funciona. Permiten que los demás se aprovechen de tus recursos y tiempo o son incapaces de ponerles límites a las personas en casos en que los afecta y cuando tú estás dependiendo de ellos para que hagan algo.

♦ **Chismes o comportamiento conflictivo:** Proverbios 17:9 nos enseña que el chisme «separa a los mejores amigos» (LBLA). Y Proverbios 11:13 indica: «El que anda en chismes revela secretos, pero el de espíritu leal oculta las cosas» (LBLA). Muchas situaciones personales y profesionales se ven arruinadas por personas que son conflictivas o que no son capaces de guardarse algún secreto. Pueden destruir relaciones, equipos, familias y culturas empresariales.

Aunque este no es un libro que trate acerca del carácter, mi esperanza es que una lista corta como la anterior te haga pensar acerca de la importancia de lo que constituye a una persona antes de que confíes en ella en situaciones específicas. Recuerda que no estoy diciendo que las personas con imperfecciones (fuera de mentir, engañar o robar) no sean dignas de confianza: todos tenemos imperfecciones y problemas. Pero lo que sí resulta importante es que haya algún tipo de concordancia entre la constitución de una persona y las áreas en las que necesitas confiar en ella.

Una empresa en la que trabajé inició un difícil proyecto de renovación que con toda seguridad iba a llevarse al menos dos años para hacerse de manera correcta. La persona que estaban considerando para liderarlo era muy inteligente y excelente en el área de operaciones. Era un solucionador de problemas y era un as en el área de sistemas.

Pudo haberle dado un fuerte impulso a la situación y hubiera creado excelentes operaciones.

Pero yo les dije que no.

—¿Y por qué no? —me preguntaron.

—Es muy talentoso y competente, pero tiene demasiada necesidad de recibir retroalimentación positiva. Y esta situación no va a ser una que siempre lo haga sentir bien acerca de sí mismo, como él necesita. Va a ser un proyecto difícil y prolongado, y por mucho tiempo no va a ser posible ver éxitos, ni cifras positivas. Su ego no lo va a tolerar y se va a desalentar y a cansar. Además, tiene ideas bastante fijas en cuanto a cómo deben ser las cosas y esto va a necesitar de muchísima flexibilidad y adaptabilidad. Necesita algo más estable donde pueda hacer un buen trabajo que lo haga sentir bien.

Si la situación fuera una en donde las cosas marcharan de manera perfecta y él pudiera enfocarse de lleno a hacer un trabajo diligente para obtener resultados extraordinarios y hacer que todo el mundo pensara que él era el más maravilloso, hubiera sido el candidato perfecto. Lo había visto hacerlo en incontables ocasiones. Pero este proyecto en particular necesitaba de alguien con una menor necesidad de aprobación y con un cuero mucho más duro. Alguien que pudiera perseverar sin muchos elogios, y él no era esa persona. Muy aparte de su inteligencia y competencia, no era confiable para este contexto en específico porque su constitución no coincidía con lo que se necesitaba. No cuadraba.

Piensa en el carácter como la «verdadera» integridad

De modo que lo que hemos visto es que el carácter importa. También vimos que la palabra significa mucho más que solo la moralidad o la ética. Aunque son fundamentales y esenciales, la ética y la moralidad no bastan. «Un carácter que sea confiable en situaciones específicas» se acerca más al significado real de la palabra *integridad*.

Una excelente definición de *integridad* es «el estado de estar completo o indiviso».[5] Alguien puede tener rasgos de carácter morales o éticos y, aun así, no ser una persona «completa» o «indivisa» en el sentido de haber «integrado» otros rasgos necesarios dentro de su constitución. De hecho, la palabra *integridad* proviene de la misma raíz de donde sacamos el término «*intĕger*», que significa «número entero». Aquí, la idea es la de la *entereza*, y no podemos confiar solo en la honradez de una persona para que lleve la carga «entera» de lo que demanda la confiabilidad en una situación particular. Para de verdad confiar en alguien, también tienen que haberse integrado otros rasgos en la constitución de la persona. (Consulta mi libro *Integridad* para más información acerca de la entereza de carácter en el liderazgo).

De nuevo, no estás buscando una «entereza perfecta de todo lo que significa ser humano» en una misma persona, o seguirás haciéndolo por muchísimo tiempo; pero antes de confiar en alguien de una manera específica y particular, para obtener resultados particulares y específicos asegúrate de que haya una cantidad suficiente del rango completo de rasgos que necesitas para poder depender de esa persona, sin importar lo honrada o brillante que pueda ser.

Acabamos de ver que la confiabilidad requiere de diversos componentes, no solo de uno o dos. Hemos analizado la comprensión, los motivos, la capacidad y el carácter. Pasemos al pilar final de la confianza: el historial.

---

[5] «Integrity», Merriam-Webster, actualizado el 24 de noviembre de 2022, https://www.merriam-webster.com/dictionary/integrity.

8

HISTORIAL:
EL QUINTO PILAR DE LA CONFIANZA

Antes de que existieran el iPhone y las indicaciones por GPS, mi esposa y yo fuimos a visitar a unos amigos en el sur de Luisiana, en el corazón del territorio de Bayou. Nunca antes habíamos estado ahí y no sabíamos cómo llegar al lugar, de modo que me estacioné en una pequeña gasolinera para pedir instrucciones.

—¿Podría decirme cómo llegar a este restaurante? —le pregunté a la señora que estaba tras el mostrador.

—Claro —respondió, y después me dio una serie de indicaciones. Me dijo que avanzara por el camino y que diera vuelta a la izquierda o a la derecha en diferentes puntos. Y después dijo algo que me desconcertó por completo.

—Cuando vea un perro grande acostado en el pasto, dé vuelta a la derecha.

¿Cómo? ¿Un perro grande acostado en el pasto? ¿En serio? ¿Esa será la referencia que me indique algo?

Le volví a preguntar.

—¿Doy vuelta cuando vea al perro? Y, eeeh, ¿cómo sé que el perro va a estar ahí? —pregunté. La información me parecía algo dudosa;

sentí que necesitaba algo en el camino que no solo se levantara a perseguir a un gato y me dejara perdido.

Me respondió segura.

—Sí, señor; ahí lo encontrará, acostado en el pasto. Siempre está allí. Solo dé vuelta cuando lo vea —insistió.

No supe qué responder, así que regresé al auto y le dije a Tori que me habían dado las instrucciones.

Seguimos manejando, dando las vueltas que indicó la mujer de la gasolinera y, entonces, apareció: un pastor alemán acostado en el pasto. No podía creerlo. Así que di vuelta y encontramos el sitio que buscábamos.

¿Cómo fue posible? ¿Cómo es que la señora estuvo así de segura de que el perro estaría ahí? A causa de uno de los aspectos más importantes de la confianza, que es nuestro quinto pilar: el perro tenía un historial.

Ahí había estado, a diario, a esa hora de la tarde, por años. Era su sitio favorito y nunca se ausentaba. Podías depender de ello.

El historial importa

Una vez más, te voy a pedir que te pongas en mi lugar en el asunto de la cirugía de rodilla. Si estuvieras yendo a la sala de las programaciones para cirugía y vieras un cuerpo en una camilla en el pasillo, con la piel amoratada y sin moverse en absoluto, lo más seguro es que quedarías sorprendido y, después, le preguntarías al cirujano: «¿Qué demonios es eso?».

¿Y qué harías si la siguiente fuera su respuesta?

—Ah, es un tipo al que operé ayer. Las cosas no salieron del todo bien.

En ese instante, ¿a quién podría importarle lo comprensivo que es, ni cualquiera de los demás pilares de la confianza que ya discutimos?

¡El tipo acaba de matar a alguien que se sometió a una operación de rodilla! No creo que suceda muy a menudo y sería una señal verdaderamente mala. ¡No es digno de confianza, por más importante que sea!

La lección es la siguiente: *lo que alguien hizo antes suele ser el mejor indicador de lo que hará después.*

El mejor indicador del futuro es el pasado.

Cuando confiamos en alguien nos ponemos en una posición de vulnerabilidad porque dependemos de que esa persona se comporte o desempeñe de una manera en particular. Y, por definición, si no lo hace, nos veremos perjudicados de alguna manera; sea emocional, relacional, financiera o incluso física. Si no sabemos si son capaces de responder a nuestra vulnerabilidad o, *en especial*, si jamás lo han hecho antes, estamos dependiendo solo de la suerte. Sin embargo, si *sabemos*, con base en su historial, que se han comportado de cierta manera antes, las probabilidades crecen de manera considerable.

Hay una buena razón para ello. Los rasgos y competencias que importan de manera significativa, como los que hemos estado discutiendo, no son conductas de primera vez ni *comportamientos que se pueden llevar a cabo «por decisión propia» o como «actos de voluntad»*. Eso significa que alguien que haya tenido un mal desempeño, o que jamás haya hecho algo, no puede prometer: «Voy a cambiar. Lo haré de manera diferente esta vez; lo prometo». ¿Por qué? Porque a menos que algo cambie de manera drástica para ofrecerle nuevas capacidades, seguirá siendo la misma persona que era antes, con las mismas capacidades y rasgos, y que fracasó la vez anterior. No pueden solo elegir ser diferentes. *Tienen que volverse diferentes.*

Lo que alguien hizo antes suele ser el mejor indicador de lo que hará después.

El mejor ejemplo para comprender esto es el del adicto. ¿Cuántas veces, cuando los descubren, quienes abusan de sustancias o son adictos al sexo prometen: «Jamás lo volveré a hacer»? Y su pareja u otros seres queridos creen en esa promesa. Incluso es posible que se haga de manera sincera.

No obstante, la realidad es que, hasta que no se haya construido la capacidad para la sobriedad a través de un proceso de recuperación, y no se haya demostrado más adelante, esa capacidad no está ahí y la confianza no se justifica. Sin duda alguna, los adictos SÍ cambian. Lo he visto infinidad de veces. Llegan a un punto en el que es posible confiar en ellos. Pero esa confianza tiene que darse *después* de que hayan hecho un importante trabajo para desarrollar la capacidad que estamos confiando que tengan, y deberán establecer un importante historial antes de que podamos colocarlos en una posición de confianza en la que, en teoría, podrían volver a ocasionar dolor de corazón y daños.

La confianza no puede brindarse solo con base en una promesa.

Hablaremos más al respecto en un capítulo futuro, pero aquí el punto central es que *la confianza no puede brindarse solo con base en una promesa*. Depende de ciertas capacidades, y la única manera en que podemos saber que esas capacidades existen es que las mismas (u otras semejantes) se hayan demostrado con anterioridad. Por ejemplo, aunque Tiger Woods jamás había jugado en un torneo profesional de golf, Nike confió en él y le dio toneladas de dinero porque había mostrado capacidades que podían transferirse a la PGA.

Lo que debes de recordar es que las capacidades que vimos en los primeros cuatro pilares de la confianza no son decisiones nuevas que las personas acaban de tomar, o acciones que las personas solo deciden llevar a cabo cuando nunca antes han sido capaces de realizarlas. Un mentiroso no empieza a decir la verdad de un momento a otro. Alguien que no escucha no decide ser un escucha fantástico que ayuda a los demás a sentirse comprendidos. Las personas egoístas no solo empiezan a interesarse por los demás de manera súbita. La gente sin preparación ni experiencia no triunfa de repente en proyectos complicados. La gente perezosa no se convierte en el conejito de Energizer de buenas a primeras, y los adictos no se liberan de manera automática de sus hábitos arraigados.

Necesitamos razones objetivas para tener esperanza y confianza.

La gente puede cambiar, pero no sin un proceso que genere ese cambio y que exhiba sus nuevas capacidades. Y confiar en una persona que tiene un historial de no ser confiable solo porque promete mejorar no es de lo más inteligente. ¿De dónde va a provenir la nueva capacidad? Necesitamos haber visto algún resultado tangible primero antes de poder confiar. Los cuatro pilares de la confianza que ya discutimos son alcanzables para casi cualquier persona. La gente crece y cambia, pero *la única manera en que podemos saber que de verdad cumplirán con sus promesas es si lo comprueban. Necesitamos razones objetivas para tener esperanza y confianza.*

Ya antes te platiqué de mi cuñado Mark, el SEAL de la Marina. Mark era un guerrero, esposo, padre, hermano, amigo, miembro de la comunidad y estadounidense impresionante. Lo perdimos en Irak, cuando murió en batalla en 2008. Fue un golpe devastador para todos los que lo amaban y dependían de él.

Después de oír una infinidad de «aventuras de Mark» como solíamos llamarlas con gracia una vez que regresaba de sus diferentes misiones, aquí hay algunas de las cosas que yo sabía que podías confiar que Mark fuera capaz de hacer: saltar de un avión a más de 9 000 metros de altura con equipo completo de hombre rana, con todo y tanques, y bajar al fondo del océano, tomarse una siesta después de no haber dormido los dos días anteriores, cambiarse y ponerse equipo nuevo, juntarse con otros cinco agentes SEAL y abordar un barco enemigo en mitad de la noche, destruirlo, regresar a su base y, por fin, sentarse a desayunar. No era gran cosa… para ellos.

Él y sus hermanos de batalla eran muy confiables; pero ¿cómo lo sabía la marina?

Por su historial; todos los SEAL establecen un historial antes de que los envíen a sus misiones.

El proceso para convertirse en un SEAL no tiene comparación en cuanto a intensidad y dificultad, y muy pocos de los muchos especímenes tanto física como mentalmente increíbles que inician la travesía para convertirse en SEAL consiguen entrar. Solo los candidatos más calificados ingresan a la última fase del proceso, llamada BUD/s, y después a la Semana del Infierno, que es muy, pero muy rigurosa. Solo un mínimo porcentaje de los «mejores en su especialidad» sobreviven a la Semana del Infierno y terminan siendo lo bastante confiables como para formar parte del equipo SEAL.

La «magia» de este entrenamiento, que se trata de un programa de «expulsión propia», es que, en esencia, son SOLO los que de verdad pueden terminar quienes se convierten en miembros del equipo SEAL. En otras palabras, para convertirte en SEAL tienes que demostrar que puedes hacer lo que se demandará de ti en batalla *antes* de que te envíen a zonas de guerra y misiones peligrosas. La marina no está adivinando, ni esperando que puedan hacerlo. Estos efectivos tienen un historial de poder hacer lo que se demandará de ellos.

Cada recluta pasará por el entrenamiento casi imposible y por un dolor casi insoportable antes de que esté listo para que lo envíen a una misión verdadera. Los SEAL son puestos a prueba y comprueban su capacidad.

Sin embargo, en la vida normal, ¿cuántas personas brindan su plena confianza sin conocer ni validar el historial de alguien? ¿Cuántas personas entran en relaciones serias sin percatarse del historial de relaciones de su elegido o entran en un negocio con alguien que jamás ha tenido ni administrado uno?

Validar el historial de alguien parecería un paso obvio, ¿no es así? Y, sin embargo, todos hemos confiado en personas sin trayectoria alguna, quizá a causa de sus fortalezas, por el hecho de que son agradables o por alguna otra excelente cualidad. O peor aún, confiamos en alguien cuando su historial no es positivo y decidimos perdonarlo y confiar en él de todas maneras, solo para sentirnos traicionados cuando nos falla.

Por fortuna, la marina no solo confía sin que haya un historial. Tampoco lo hace la fuerza aérea, como experimenté de primera mano. Se me pidió que llevara a cabo un programa de desarrollo de liderazgo para pilotos de combate en entrenamiento en las instalaciones correspondientes. Los pilotos TOPGUN son los mejores en su especialidad y, a la larga, se les confían misiones críticas. ¿Cómo es que la fuerza aérea sabe que tales pilotos cumplirán con su cometido y honrarán la confianza que se depositó en ellos? *Su historial.* Lo que yo no sabía era que iba a formar parte del historial del grupo con el que estaba trabajando.

Durante mi labor con estos pilotos se me pidió que acompañara a uno de ellos en su paseo aéreo para que pudiera comprender lo que de verdad tienen que hacer. En ese momento pensé: «¡Fabuloso! Me encantará subirme a uno de esos aviones. ¡Me voy a divertir bastante!».

Lo que no sabía era que no solo iba a ser un vuelo de diversión, ni una especie de experiencia turística. Iba a subirme al asiento trasero con uno de los pilotos en capacitación, que ya había volado en diversas misiones durante su trayectoria profesional, en un verdadero entrenamiento de combate donde los pilotos tratan de derribarse unos a otros y de evitar que los derriben, con todo llevado a cabo de la manera más realista posible a excepción del uso de armamento real (los «balazos» se registran de manera electrónica sin que en realidad detonen sus armas).

Iba a experimentar los giros, picadas y otras maniobras que podrían ejercer hasta 8 g de fuerza sobre mi cuerpo desacostumbrado. Y lo que averigüé fue que tendría que someterme a un día completo de entrenamiento antes de subir a la aeronave para que aprendiera a mantener la sangre en la parte superior de mi cuerpo. También tuve que utilizar un traje anti-g que utiliza bolsas de aire que compriman las piernas y el abdomen para mantener la sangre en la parte superior del cuerpo. Esto no iba a ser un paseo divertido. Aprendí lo que ese tipo de fuerza gravitacional puede ocasionarle al cuerpo y al cerebro, y la forma de asegurarme de que la sangre se mantuviera en la parte superior de mi cuerpo. Tuvieron que entrenarme para que pudiera ajustar el flujo de oxígeno de mi mascarilla cuando sintiera cualquier tipo de síntoma, ya que solo se tienen diez segundos para hacerlo *antes de que el cerebro deje de funcionar de la manera lo bastante adecuada como para darle vuelta al botón de ajuste.* Y a operar el equipo de vómito para no aspirar el contenido de mi estómago al interior de mis pulmones. Mucho que pensar para un psicólogo que no es piloto.

La experiencia me voló la cabeza. Lo que pueden hacer esos aviones y pilotos es alucinante. Pero las fuerzas g fueron atroces. Aparte del dolor extremo, fue la peor experiencia física que jamás sentí. Fue horrible y emocionante al mismo tiempo, y mi mente estaba haciendo todo lo posible por mantenerse presente, consciente y centrada y por pensar con calma en lo que tenía que hacer. Pero simplemente hubo momentos en que no quería funcionar. La fuerza era excesiva.

Mientras trataba de mantenerme consciente, el piloto estaba operando una máquina muy compleja, consultaba toda serie de instrumentos, pantallas y esferas de vuelo, se comunicaba con sus compañeros, descargaba su artillería contra el enemigo y tomaba medidas evasivas para lograr mantenerse en el aire, además de otra infinidad de tareas. Y todo lo anterior lo estaba haciendo al tiempo que se sometía a la misma cantidad de fuerzas g que desafiaban a su cuerpo y cerebro que yo.

Y ese es todo el punto relacionado con el historial. El piloto me informó que cuando un nuevo piloto inicia su entrenamiento tiene que subirse a cerca de cuarenta vuelos de acompañamiento como el que yo tomé para que pueda funcionar de manera lo suficientemente adecuada como para pilotear un avión. De ahí, debe volar varias misiones al día hasta que la fuerza aérea no tenga que adivinar si confía en él lo suficiente como para enviarlo a batalla. Ya lo *saben*. Los pilotos tienen un historial comprobado.

(Por cierto, mi piloto me informó que había tenido a cinco civiles como compañeros de vuelo a lo largo de su carrera y que yo fui el primero que no perdió el conocimiento, ni su desayuno. ¡Es algo de lo que tenía que presumir un poco!).

La confianza es progresiva y se gana

La confianza no se limita a un interruptor con dos posibilidades: encendido o apagado. *Pero, por desgracia, así es como la ven muchas personas.* Les presentan o conocen a una persona y, en algún contexto definido, sea personal o profesional, pasan de una nula confianza (porque es una relación nueva o porque el contexto en el que tienen que confiar es novedoso) a una confianza total. Piensa en la persona que decide casarse después de salir en tres o cuatro citas, o en una empresa que asciende al puesto de director a alguien recién empleado después de unos cuantos meses de trabajo. Estas situaciones no suelen terminar bien porque no se les ha pedido a estas personas que demuestren su propia valía.

La confianza no solo se brinda, se gana.

La confianza no solo se brinda, se gana. La gente tiene que demostrarnos que vale la pena y eso solo sucede a lo largo de un desempeño progresivo al paso del tiempo. Aquí, un factor muy importante es el tiempo, no solo el desempeño, y desafortunadamente, un número exagerado de personas son demasiado impacientes. Basan su confianza en sus impresiones o juicios y no en datos objetivos, que es lo que ofrece el historial.

Aunque estamos hablando acerca del tiempo durante el que tienes una experiencia personal con alguien, eso no siempre es necesario. Una persona puede tener un historial excelente a lo largo del tiempo aunque tú no hayas participado en él. Eso no tiene nada de malo. Justo de eso se trata un currículum excelente o la reputación. No tienes que haber jugado en un equipo con Tom Brady para confiar en él como jugador de futbol americano. Es decir, no formar parte de la historia de una persona no invalida que le tomó tiempo construir ese historial. El tiempo sigue siendo un factor importante, aunque tú no hayas estado allí.

De modo que si estás iniciando una nueva relación, o confiándole algo más a una relación existente, asegúrate de que exista un historial objetivo de desempeño en el que bases tu confianza, aunque no lo hayas atestiguado de manera personal.

Desafortunadamente, los negocios familiares nos ofrecen diversos ejemplos de lo que puede suceder cuando se confiere la confianza sin el beneficio de un historial. Se otorgan puestos elevados solo porque alguien es miembro de la familia, sin tomar en cuenta que dicha persona no tiene las habilidades y competencias que se necesitan para el puesto y sin que tenga un historial de desempeño. Muchos excelentes negocios de familia les piden a sus integrantes que trabajen en otras empresas primero, y que asciendan dentro de estas, para regresar al negocio familiar después de probar lo que valen.

Sobre aviso no hay engaño

Los historiales son tan importantes y poderosos que incluso pueden utilizarse para engañar a personas inteligentes a tomar malas decisiones relacionadas con la confianza. Piensa en gente como Bernie Madoff. En esencia, su historial, o la creencia de los demás en el mismo, hizo posible que sucediera ese escándalo.

La realidad es que muchas estafas piramidales pagan dividendos, por lo que construyen un historial. La gente confía en ellas porque estamos preprogramados a confiar en aquello que vemos. Sin embargo, no es más que un engaño. Cuando la gente le preguntaba a sus amistades acerca de sus experiencias con Bernie, ellos contestaban: «¡Estamos ganando cantidades bárbaras de dinero! ¡Es maravilloso!». Los inversionistas potenciales les creían a sus amigos porque estaban recibiendo dinero, aunque todo era *un engaño*. Las ganancias en este tipo de estafa son temporales, pero ofrecen un historial de «generación de ganancias».

El historial importa. ¿De qué otra manera hubiera podido Bernie hacerse de 65 millones de dólares de personas de lo más inteligentes? De nuevo, la razón es porque estamos preprogramados para creerlo. Nuestro cerebro desarrolla mapas que nos permiten ubicarnos dentro de la realidad. Cuando caminas a la cocina por las mañanas para hacerte un café, dependes del mapa que generó tu cerebro. Caminas por el pasillo, das vuelta a la derecha, avanzas otros diez pasos más y vuelves a dar vuelta a la derecha. Puedes confiar de lleno en que tu cocina estará ahí. El mapa se ha construido con base en varias visitas a la cocina y cuenta con el historial de funcionar. Esa es la razón por la que chocamos contra las paredes cuando nos despertamos en mitad de la noche en un hotel y tenemos que ir al baño. O no hay un mapa existente, o nuestro cerebro está operando con base en el mapa de nuestra casa. Necesitamos mapas precisos pero, en todo caso, tu cerebro los construye a través de la experiencia y después actúa con base en dicho mapa. Confiamos en nuestros mapas cerebrales y actuamos de manera acorde.

El historial se alinea con nuestra programación y nuestro cerebro actúa, en gran medida, de acuerdo con lo que sucedió «la vez anterior». De modo que, a excepción del caso del historial de Ponzi, estás más que justificado en valorar los historiales. Por supuesto que también existen las estafas piramidales, de modo que es pertinente comprobar dichos historiales. Sin embargo, siempre debemos buscarlos, demandarlos y valorarlos.

Tú construyes mapas para las demás personas

Cuando queremos inspirar confianza en otras personas, debemos estar al tanto de que siempre estamos construyendo un mapa, un historial, en la cabeza de alguien más. Ese mapa les dirá si pueden confiar en nosotros o no. Esta es la manera en que funciona a diario.

Digamos que alguien tiene un asunto, problema o dificultad y recurre a su jefe en busca de ayuda. Van a hablar con el jefe, le plantean el dilema y el jefe los escucha de la manera adecuada y les ofrece información y apoyo valiosos. Ese fue un «momento transformacional» que trasmutó a una persona de un estado de confusión o decepción a un estado de claridad y motivación. Salió bien. O, si tenían alguna duda acerca de su estrategia, y se sentían lo bastante inseguros como para seguir adelante, la conversación les aclaró la situación de una manera lo bastante adecuada como para que pudieran sentirse convencidos y motivados de nuevo. Se vieron «transformados» de un estado a otro.

A la siguiente que uno de los miembros del equipo necesite ayuda, es más probable que pida una plática individual con el jefe. ¿Por qué? Porque las cosas salieron bien la vez anterior. El jefe acumulará una mayor confianza con cada interacción, ya que cada una se acumulará en el mapa de «salió bien la vez pasada». Cada experiencia con alguien más añade al mapa de «como salió antes».

Si siempre estamos pendientes de que estamos construyendo un mapa y de lo que sucedió la vez pasada, ¿cómo afectaría la manera en que interactuamos con nuestros cónyuges, empleados, familias, clientes, líderes religiosos y comunitarios y otras personas? Nos daríamos cuenta de lo mucho que importan los historiales a lo largo de la vida.

Los problemas no representan un problema, pero los patrones sí

De nuevo, cada interacción en la que participamos construye un historial. Todos cometemos errores y la mayoría de estos pueden superarse, en especial cuando un largo historial prueba que el error es una anomalía. Sin embargo, en términos generales, los humanos cometemos errores. Perdemos cosas de vista y metemos la pata. La pregunta importante en el caso de los errores es la siguiente: ¿invalidan el mapa o se ven como un simple error en el mapa?

Digamos que Brittany es una integrante estelar de tu equipo o, incluso, una amiga personal. Cumple con sus compromisos y puedes depender de ella. Puedes confiar en ella, igual que confías en el pastor alemán que se acuesta en el pasto.

Un día todos se ponen de acuerdo y deciden verse en un lugar y horario determinados. Aparecen todos, excepto Brittany. Después de 15 minutos, la gente empieza a decir cosas como: «Alguien háblele a Brittany. Quizá se haya enfermado o haya tenido un problema con su coche». Su error rompió su patrón, de modo que debe verse como una anomalía porque Brittany es de lo más confiable. Cuenta con un historial. Nadie está molesto con Brittany. De hecho, están preocupados por ella porque es bastante confiable.

Compara a Brittany con Jason. Es afable e inteligente y todo el mundo lo adora, pero lo consideran un desastre. Rara vez llega a tiempo y hay ocasiones en que simplemente no se presenta. Si está retrasado para algo, nadie lo espera. El mapa que él ha construido para sí mismo les ha enseñado a no hacerlo.

Esa es la manera en que funcionan los mapas. Y en relación con aumentar nuestros niveles de confianza, jamás podemos subestimar su poder porque el cerebro está preprogramado a construirlos. De hecho, son tan poderosos que una vez construidos sobreponerse a su percepción puede ser difícil. Se requiere de una labor específica de la que hablaremos más adelante en el libro, pero baste decir aquí que nos conviene mucho más construir un mapa adecuado en lugar de tener que reparar uno viejo que no sea tan bueno. El historial importa.

Me gusta enseñar que los problemas son normales y que todo el mundo comete errores. Lo que debes hacer cuando cometes un error es enfrentarlo y arreglarlo. Admítelo, acepta aquello que lo causó y asegúrate de que jamás vuelva a suceder. Los problemas no arruinarán lo que estés haciendo a menos que, en algunos casos, sean demasiado grandes o surjan de manera demasiado anticipada.

Pero si no atiendes el problema y vuelve a suceder, ya no tienes un problema. Lo que tienes es un patrón; una manera establecida de operar. Y los patrones pueden matarte. Son como el agua que no deja de correr de una tubería sobre un mismo punto de tierra y que forma un riachuelo que sigue fluyendo. Los patrones se repiten. Son como mutaciones en el ADN, y cuando el ADN muta, se convierte en una nueva identidad. Cuando se desarrolla un patrón negativo, por ejemplo, una empresa se convierte en «la que nunca cumple las fechas de entrega», no en «la empresa que no cumplió con *una* fecha de entrega». Las dos son muy diferentes. Una es un problema, la otra es un patrón, y ese patrón se convierte en una identidad. Es la diferencia entre ese equipo que perdió un juego y ese equipo perdedor.

Más allá de que los patrones sean tuyos o de alguien más, debes mantenerte muy atento a ellos porque, al igual que Brittany y Jason, te permiten predecir el comportamiento. Sean buenos o malos, los mapas, los patrones y los historiales son confiables.

Tentaciones a ignorar el historial

Una de las razones por las que las personas toman malas decisiones acerca de las personas en las que confían es que piensan que pueden excusar o pasar por alto el historial de esa persona. Profundizaré al respecto más adelante en el libro, pero aquí solo quiero mencionar dos dinámicas que pueden hacer que la gente crea que alguien tiene un buen historial cuando no es el caso.

«Lo siento»

A menudo es más fácil reconocer la importancia de un historial cuando apenas comenzamos a confiar en alguien que después, porque las nuevas relaciones, o la posibilidad de confiar de una manera nueva en una relación existente, te colocan en modalidad de evaluación. Todavía no ha pasado nada malo y la idea de la confianza aún es hipotética. Así que empiezas a evaluar.

Pero ¿qué sucede en el caso de una relación personal o profesional en la que ya sucedió una pérdida de confianza o está sucediendo esta pérdida? Es fácil ver la importancia de un «final necesario» cuando existe un mal historial evidente sin posibilidad de cambio a futuro. Pero eso no es lo que sucede siempre. A veces hay un historial deficiente y alguien confronta a la persona o amenaza con un despido o un divorcio y, de manera repentina, esa persona tiene una «epifanía». Se lamenta, ruega, se arrepiente y se compromete a «jamás volverlo a hacer». Y pide que se le perdone y que se le dé una segunda oportunidad.

Donde existe un gran amor, o historial o apego, o incluso necesidad, el deseo, la esperanza y la tentación son perdonar lo que sucedió, aceptar la sinceridad de su propósito por cambiar, dar «borrón y cuenta nueva» y seguir adelante. Perdonar el pasado y extender la confianza hacia el futuro.

Muchas veces *eso es un error.* No hay duda de que los errores se pueden perdonar y de que lo único que se necesita es reencaminarse. Pero si la infracción es grave, suele ser una mala idea no pedir alguna especie de proceso antes de volver a confiar.

Ya antes discutimos esto mismo en la necesidad de que las nuevas actividades construyan un nuevo historial. No es necesario reiterarlo, pero sí siento que es pertinente enfatizar el punto: un «Lo siento» no basta para volver a confiar. Quizá sea suficiente para abrir la puerta a una conversación acerca de la manera en que podría restablecerse la confianza, pero no basta para volver a confiar de manera automática y seguir adelante.

Una disculpa, una confesión o el arrepentimiento son todos esenciales para el «perdón», pero no son buenas razones para confiar en alguien a futuro. Como ya señalé, la confianza debe ganarse a través de un creciente historial de participar en un proceso de cambio y un historial de crecimiento y éxito acumulados. Deben demostrarte que han cambiado.

Aquí lo que importa es lo siguiente: no caigas en el engaño de volver a confiar debido a la sinceridad de un «Lo siento». Es posible que se ofrezca con absoluta seriedad. Quizá sea maravilloso y bello y conduzca a toda serie de actos de perdón, sanación y reconciliación; pero partir de ahí a una confianza absoluta en la que se cree que todo cambiará podría no ser lo más recomendable. La confianza a futuro debe ganarse a medida que se construye un historial de éxitos.

Confianza por asociación

Otro caso que hace que la gente no examine el historial de una persona a detalle es cuando esta se beneficia de un efecto de halo por su asociación con alguien más. Antes mencioné a Bernie Madoff y también es un excelente ejemplo de confianza por asociación. Algunas personas confiaron en él por su engañoso historial, pero otros confiaron en él porque pensaron: «Si mengano y perengano invirtieron con él, su negocio debe ser legítimo. Sin duda será confiable y responsable. Este negocio debe ser excelente». Error.

De hecho, esta dinámica es tan poderosa que la Kellogg School of Management de la Universidad Northwestern la estudió de manera específica. Como lo indicaron los investigadores:

> *Nuestra investigación sugiere que Madoff debe haberse aprovechado de manera deliberada o inadvertida de un proceso de confianza automática independientemente de si los miembros de su familia y socios empresariales fueron víctimas o confederados.* Aun cuando no parecía confiable, el hecho de que sus familiares y socios más cercanos invirtieran su dinero con él pudo haber ofrecido una señal sutil y no consciente de que, de hecho, era confiable. *Después de todo, los zorros jamás cazan cerca de sus guaridas y los ladrones solo roban lejos de sus casas.* Además, las constantes asociaciones del nombre de Madoff con toda serie de obras filantrópicas y demás señales sutiles también pueden haber alentado a la gente a confiar en él cuando no debieron hacerlo.
>
> [...] Dicho de manera sencilla, nuestros hallazgos sugieren la posibilidad de que la confianza no siempre se construya a través de un proceso incremental y evaluativo. Las señales sociales y relacionales pueden tener un impacto poderoso, aunque sutil, sobre las importantes decisiones financieras y administrativas de la gente. Comprender la naturaleza no consciente de este proceso puede ayudarnos a sacar ventaja de sus

beneficios, al tiempo que se evitan sus desventajas; y también hace posible evitar al siguiente Bernie Madoff.[1]

Es frecuente que confiemos en las personas con base en una recomendación o en sus asociaciones, y las mismas son *de gran importancia*. Pueden validar las capacidades de una persona, *siempre y cuando incluyan el conocimiento de un historial verdadero en el área relacionada con la manera en que vamos a confiar en dicha persona*. Aquel que está conectado con la persona en la que vamos a confiar podrá tener una relación con ella, pero *es posible que jamás haya tenido que depender de ella de la manera en que nosotros estamos pensando en hacerlo*. Es posible que jamás hayan estado en una posición para evaluar lo que estamos confiando que haga la persona. Solo la conocen y les agrada. Esa no es una buena razón para confiar en alguien.

A continuación, un ejemplo común de este tipo de escenario: tienes un maravilloso amigo que es soltero. Es simplemente encantador. Exitoso, amistoso y talentoso. Así que decides presentarle a una amiga soltera y piensas: «Ambos son maravillosos. Están hechos el uno para el otro».

Los dos empiezan a salir y comienzan a profundizar su relación. Todo parece estar yendo de maravilla hasta que… deja de estarlo. Uno de ellos, por más fantástico que sea como amigo, resulta ser una pesadilla en lo que a relaciones románticas se refiere. Controlador, celoso, dependiente o incluso abusivo. Todos esos comportamientos que jamás observaste *en un contexto diferente, como amigo, se vuelven críticos y devastadores, dentro de una relación de citas/romántica*.

O bien, alguien está tratando de hacer negocios contigo en un área en particular. Todo parece estar perfecto y te da el nombre de otra persona a la que conoces y respetas como referencia. Quedas muy

---

[1] Li Huang y J. Keith Murnighan, «Why Everybody Trusted Madoff», *Forbes*, 22 de diciembre de 2010, https://www.forbes.com/2010/12/22/bernard-madoff-trust-psychology-leadership-managing-ponzi.html?sh=4ea62e81de90.

impresionado. «Pues si conoce a fulanito y tiene su respaldo, sin duda debe ser excelente. Le hablaré para darle mi aprobación», piensas. Después, hablas con tu amistad y te da una reseña efusiva acerca de las excelentes cualidades de la otra persona. La adora y no para de elogiarla.

El problema es que tu amistad jamás ha entrado en una relación de negocios con él o ella; no existe un historial en ese terreno. Sin embargo, a causa del efecto halo de la amistad, crees que la persona debería ser excelente y sigues adelante sin saber, en realidad, todo lo que deberías. A veces esto puede ser un terrible error. Ser bueno en el contexto de una relación no necesariamente implica ser bueno en el contexto de otra.

¿Qué pasó la última vez?

Hay un viejo adagio que dice: «Gato escaldado del agua huye». Lo anterior no siempre es cierto, pero sí se cumple en bastantes ocasiones. Cualquiera puede verse engañado, estafado o victimizado. La gente mala sí se cruza en el camino de la gente buena y hay ocasiones en que es imposible preverlo.

Sin embargo, una vez que detectamos un patrón respecto a alguien o que experimentamos una traición de la confianza, debemos tener más cuidado. A menudo, ignorar el historial de alguien puede llevarnos a la ruina. Como dice Proverbios: «El hombre prudente ve el mal y se esconde, los simples siguen adelante y pagan las consecuencias». (Proverbios 27:12 LBLA). Una vez que detectamos que hay peligro, lo prudente es tener cautela antes de volver a confiar.

Incluso si no tenemos experiencia alguna con una persona, de todas maneras podemos detectar el peligro o el éxito potencial si tenemos la suficiente diligencia de exigir ver un historial verdadero antes de seguir adelante. En la mayoría de los casos el mejor indicador del futuro es el pasado, a menos que exista algún suceso o variable que intervengan para garantizar un futuro más prometedor.

De nuevo, esto no significa para nada que no podamos confiar en alguien que esté en un nuevo puesto o en un contexto en el que jamás ha estado. De lo contrario, no existirían los ascensos, los directores ejecutivos de primera vez, ni las empresas nuevas recibirían inversiones. Cada persona que se compromete a casarse por primera vez se encuentra en esta posición. No es un problema que «jamás hayan hecho *esto* antes». No tienen un historial de matrimonio, pero sí pueden tener un historial del tipo de cualidades y capacidades que son transferibles al contexto del matrimonio. Y si buscamos un historial en cada situación de nuestra vida, estaremos en una posición más segura que si no lo hacemos.

Manos a la obra

Y al fin, aquí están todos, los cinco pilares de la confianza:

1. Comprensión

2. Motivo

3. Capacidad

4. Carácter

5. Historial

La confianza es multideterminada, lo que significa que contiene varios componentes. Contar con uno o dos de ellos no significa que debamos activar el botón de «confianza» de manera automática. Necesitamos contar con los cinco pilares cuando brindemos nuestra confianza en áreas importantes de la vida que impliquen riesgos de gran magnitud.

También hemos visto que no es necesario que busquemos la perfección. Necesitamos confiar en las personas en las áreas relacionadas con sus fortalezas. Nadie tendrá todos los pilares de la confianza a un grado de perfección en cada contexto de la vida. Podemos confiar en algunas personas de ciertas maneras, pero no tanto en otras, cosa que tampoco tiene nada de malo. No les estoy pidiendo a todos mis amigos que sean cirujanos de rodilla. De todas maneras, podrán ser buenos amigos y socios empresariales siempre que yo no dependa de ellos para que hagan algo en lo que no están preparados.

Cada pilar de la confianza puede verificarse por medio de analizar el historial de la persona a lo largo del tiempo. Es posible que haya personas que finjan algo de manera temporal para obtener lo que quieren, pero resulta difícil sostener una estratagema así a largo plazo, en especial si aún no obtienen todo lo que quieren.

Ahora que ya viste estos cinco pilares y que sabes qué debes buscar, analicemos lo que se necesita desde el *otro* lado.

Necesitamos confiar en las personas en las áreas relacionadas con sus fortalezas.

CRECER DENTRO DE LA CONFIANZA

9

FORTALECE TU MUSCULATURA
DE CONFIANZA

John y Sean iniciaron su negocio juntos como mejores amigos y compañeros. Al principio fue difícil, como lo es para la mayoría de las empresas que inician, pero perseveraron. Sobrevivieron varios momentos críticos relacionados con problemas de liquidez, falta de disponibilidad de ciertas instalaciones, dificultades con el personal y otros asuntos que los acercaron al borde del abismo del fracaso en varias ocasiones, pero lograron salir adelante. Al fin, durante su cuarto año de operaciones, las cosas estaban funcionando de maravilla. La empresa estaba construyendo una excelente marca con un número importante de seguidores y estaban generando más dinero del que cualquiera de los dos pudiera haber imaginado. El éxito era ya una realidad.

Este éxito generó varias oportunidades, como suele suceder en esos casos. Múltiples entidades ajenas se acercaron a ellos y ofrecieron comprar su compañía. Al principio no tuvieron interés en vender, pero a medida que pasó el tiempo las ofertas fueron en aumento y, a la larga, se volvieron demasiado significativas como para ignorarlas. Diversas empresas de capital de riesgo y sociedades de inversión presionaron a John y a Sean de manera insistente. Ellos se empezaron a interesar en hacer un trato y las negociaciones fueron cada vez más formales.

Al fin, con una firma de Silicon Valley, fueron más allá de las etapas de exploración y comenzaron a negociar los aspectos específicos de un trato potencial. Este grupo tenía experiencia en llevar a varias empresas a cotizar en la bolsa de valores con gran éxito. Eran experimentados y muy respetados. Los consejeros, familiares y amigos de Sean y John les dijeron que sería una tontería no seguir adelante con el negocio. Poco a poco John empezó a coincidir y, al fin, llegó al punto de estar listo para vender.

Pero mientras más hablaban, más reticente se sentía Sean. Sin embargo, no había nada mal con el trato, con los términos, ni con las personas implicadas. En ese sentido, todo parecía perfecto. De todas maneras, Sean dudaba en seguir adelante con la venta del negocio. Poco a poco su reticencia generó un problema entre él y John. Uno quería seguir adelante y el otro no. John se esforzó por presionar a Sean a seguir por el camino del «sí», pero mientras más se acercaban al trato, más empezó a negarse.

Fue en ese punto en el que hablamos Sean y yo. La oportunidad que tenían me resultaba fácil de asimilar y podía comprender por qué ambos estarían dispuestos a vender. Tenía todo el sentido del mundo en términos comerciales. No podía comprender por qué Sean no quería seguir adelante; ya estaba agotado por el esfuerzo que requirió administrar el negocio y esto le hubiera dado un respiro necesario. Vender le proporcionaría más dinero del que jamás pensó que fuera posible en muchos sentidos, y le daría la oportunidad de dedicarle a su joven familia el tiempo y atención que su empresa le había demandado. Parecía una recompensa muy adecuada por todo lo que había hecho.

—Entonces ¿por qué no quieres hacer esto?

—Es solo que algo no se siente bien —respondió—. No sé qué sea, pero así me siento.

A partir de ese punto empecé a explorar algunas razones posibles por las que vender la empresa podría hacerlo sentir incómodo. Me pareció que sus dudas eran más psicológicas que relacionadas con el negocio.

¿Acaso temía perder la cercana relación de trabajo entre él y su amigo John? ¿Le estaba costando trabajo desprenderse de la emoción y el encanto de ser una empresa en desarrollo ahora que podría convertirse en una compañía «seria»? ¿Sería que lo único que quería era que las cosas siguieran como siempre? ¿Se limitaba a un sentimiento de añoranza por el pasado?

Mientras seguimos explorando sus sentimientos, se hizo evidente que estaba presentando dificultades con dos temas: el primero era la pérdida de control y el segundo tenía que ver con tener que rendirle cuentas a una junta directiva externa. Empezamos a discutir ambas situaciones y planteó preguntas muy buenas. Todas sus interrogantes tenían solución. Él y John formarían parte de la junta directiva, podrían limitar su participación en formas que funcionaran para ellos y el trato daría lugar a otras cosas que en teoría serían positivas para Sean. Sin embargo, seguía reticente.

Al fin, la voz de Sean empezó a quebrarse y su barbilla empezó a temblar. Le pedí que me dijera lo que estaba sintiendo. Apenas y pudo decírmelo.

—Es que lo odio. Odio la idea de tener que responder a ellos y de que nos digan lo que tenemos que hacer y cómo hacerlo; como si la empresa fuera suya, no nuestra. *¡Esta es mi vida, no la suya!* —exclamó con gran emotividad.

Nos quedamos en silencio unos momentos antes de que le planteara una pregunta.

—¿Alguna vez habías pasado por esto? ¿Te recuerda a algo?

Se quedó sentado un momento y después empezó a llorar casi en silencio. Le pregunté qué estaba sucediendo.

—No quiero vivir en el mundo de alguien más… en su casa, no en la mía.

—¿En su casa?

—Sí. Deciden cómo va a funcionar todo y no voy a tener opciones, no voy a tener una voz. No puedo hacerlo; simplemente no puedo.

—¿Este sentimiento te es conocido? ¿Alguna vez te has sentido así antes? —volví a preguntar.

—Mi papá era así. Jamás quiero vivir bajo ese tipo de control otra vez. No lo voy a hacer. Prefiero que el negocio se pierda antes de dejar que alguien me diga cómo voy a vivir mi vida y qué decisiones voy a tomar. Esta es *mi* empresa y *mi* vida.

—Vaya… debes sentirte terrible —le dije—. Cuéntame más acerca de tu vida en la casa de tu padre.

Y entonces logró desahogarse y lo que compartió conmigo fue de verdad espantoso. Me contó acerca de su vida en casa de un padre dictatorial y fue algo que nadie querría. Sin entrar en detalles, decir que estaba bajo el más absoluto control sería poco. Y para Sean eso era lo que representaba la venta del negocio; vivir bajo un control autoritario, verse sometido a una microgestión que minaría incluso lo que significaba ser una persona. Justo como vivir con su padre, por lo que no había forma en que lo hiciera.

Hablamos más acerca de la situación de Sean en diversas conversaciones; algunas solo entre nosotros dos, algunas con John y otras más con los inversionistas. Platicamos acerca de los temas más relevantes para Sean: no podía confiar en que el grupo cumpliera con sus promesas. Todavía creía que experimentaría una falta total de control y que perdería su vida como él la conocía. Hablamos acerca de cómo esta sería una relación contractual con límites claros y analizamos el historial de inversiones de los compradores potenciales con otras compañías nuevas y lo bien que se estaban desempeñando. Examinamos diversos escenarios que harían todo por garantizar de manera perfecta que Sean tuviera lo que quería y que enriqueciera su vida de diferentes maneras. De hecho, el trato le hubiera dado mucha más libertad de la que decía que quería.

Sin embargo, jamás logramos llegar a ese punto. No podía confiar en nadie dentro de una relación donde sintiera que tuvieran cualquier tipo de autoridad sobre él. No podía acceder a rendirle cuentas a una entidad superior. Simplemente era incapaz de confiar en una relación de autoridad de cualquier tipo.

El trato se desvaneció y, a la larga, lo mismo sucedió con su relación con John, al grado de que seguían teniendo dicho vínculo, porque sus temores de verse controlado y su falta de confianza se extendieron y empezaron a afectar la manera en que manejaban el negocio. Al paso del tiempo se salió de la compañía y fundó otra propia por sí solo.

¿Fue una buena decisión? Nadie más que Sean lo pensó de esa manera. Sin embargo, obtuvo lo que quería:

> «No confiaré en nadie que tenga autoridad sobre mí. Lo haré yo solo, aunque eso signifique que tenga que hacerlo "a solas"».

Elegir arriesgarse

En la sección 1 del presente libro especificamos un modelo de la confianza. Analizamos los cinco pilares que nos colocan en un sitio lo bastante seguro como para arriesgarnos a confiar con el fin de recibir los beneficios de dicha confianza.

Pero, al mismo tiempo, *siempre* existe un riesgo. La confianza, según diversas definiciones, implica colocarse en un estado de vulnerabilidad en el que existe la posibilidad de que salgamos lastimados.

De todas maneras necesitaremos decidir que confiaremos, lo cual siempre implica un riesgo.

Como ya vimos, todas las cosas buenas de la vida provienen de confiar en «alguien más», sea que ese «otro» se refiera a un individuo, como en el caso de la pareja con la que nos casamos, o a un grupo, como una junta directiva o una sociedad de inversionistas. Esto sucede porque la confianza es un vehículo a través del cual recibimos lo que necesitamos. Nuestro modelo de confianza, los cinco pilares de la confianza, nos ayudan a tomar la decisión de confiar de manera acertada. No obstante, hay otro tema que examinar: sin importar lo confiable que parezca la otra persona o entidad, *de todas maneras necesitaremos decidir que confiaremos, lo cual siempre implica un riesgo*. Sin duda, este modelo nos ayuda a averiguar cómo minimizar los riesgos, pero en términos generales no hay garantías.

Así pues, podemos ver que la confianza siempre implica la participación de *dos* partes: *tú* y la persona en la que estás confiando. Es una relación. Podemos evaluar a la otra parte de maneras muy sabias y hacer elecciones informadas al respecto. Podemos elegir y someter a escrutinio a la otra persona o grupo, y es posible que de verdad sean «confiables». De todas maneras, *siempre existirán dos partes. Tú también formas parte de la ecuación. Las cosas jamás se limitarán a la otra persona y a su confiabilidad. Siempre tiene que ver con los dos: con el «otro» y «conmigo».*

¿Tú eres el problema?

El hecho de que la confianza implique a dos entidades nos invita a evaluar qué tan buenos somos respecto a la confianza. ¿Lo hacemos de manera correcta? ¿Tenemos algo que ver con la pérdida de la confianza o con la capacidad para confiar? Alguien puede ser confiable y, sin embargo, es posible que no podamos confiar en esa persona. Esto se debe a que los problemas de confianza no siempre se limitan al otro lado de la relación. *A veces nosotros nos interponemos en el camino de la confianza*; el problema son cuestiones nuestras, no del otro. A esto yo lo llamo tener daños en la musculatura de la confianza y es importante

que examinemos y comprendamos las razones por las que estos múscu-
los se dañan. Necesitamos analizarnos a nosotros mismos en relación
con las cuestiones de confianza con el mismo cuidado con el que buscamos los pilares de la confianza que necesitamos ver en los demás.

Alguien podrá ser confiable, pero si yo estoy limitado en mi capacidad para confiar, me perderé de mucho en la vida. No porque
los demás no sean confiables, *sino porque no puedo confiar del todo a causa de mis propios problemas de confianza*. A veces escuchamos que ciertas
personas tienen «problemas de confianza», lo que significa que su
«musculatura de confianza» necesita repararse, curarse o incluso desarrollarse por primera vez. Y cuando decimos eso solemos referir-
nos a que existe alguna dificultad ocasionada por estos «problemas de
confianza».

Los problemas de confianza pueden destruir la vida de una persona.

Los problemas de confianza pueden destruir la vida de una persona. La
incapacidad de Sean para confiar le costó millones de dólares, la vida
por la que se esforzó y su relación con John. A diario la gente puede
alejarse o, incluso, destruir relaciones y negocios porque carece de la
capacidad para confiar en una persona o entidad. Puede haber mucho
en juego, incluyendo matrimonios, familias, amistades, equipos de
trabajo, tratos, la capacidad para unirse a un grupo o iglesia, y otros
aspectos importantes, si las personas no logran restaurar su capacidad
para confiar. Recuerda que la confianza es la clave para la vida y que
la manera de vivir una vida plena no es solo por medio de encontrar

personas confiables, sino también a través de poder entablar relaciones con ellas.

Tu musculatura de confianza

¿No creíste que podrías leer un libro entero, escrito por un psicólogo, sin tener que examinar tu infancia, o sí? Lo siento, pero de la misma manera en que Sean lo descubrió, a veces tenemos que darnos cuenta de que el problema con el que estamos lidiando en el presente puede no tener nada que ver con este en lo más absoluto. Es probable que se relacione con algo que traemos de nuestro pasado *a la situación presente*. La confianza es así.

Muchas personas se resisten a la idea y creen que el pasado es algo por completo acabado. En cierto sentido, tienen razón. No podemos regresar al pasado a menos que tuviéramos una máquina del tiempo. Pero la realidad es que no necesitamos regresar al pasado. Continuamente traemos el pasado hacia el presente. Está justo frente a nosotros, tanto lo bueno, como lo malo. En el caso de Sean, su viejo problema irresoluto de confianza, que se desarrolló dentro de su relación con su padre, no se encontraba para nada en el pasado. Se estaba representando justo frente a nuestros ojos, en el presente.

En realidad no hay gran misterio acerca de estos asuntos del pasado como quisieran hacerte pensar muchas personas. Velo de esta manera. Estás manejando, te pegan por detrás y el eje del auto termina dañado. El accidente sucedió un día específico del año pasado, pero tienes dos coches, de modo que decides dejar el que está dañado en casa y empiezas a manejar el otro. Un año después un amigo te pide prestado tu auto de reserva, así que decides manejar el que tiene el eje dañado y piensas: *«Quizá no sea para tanto. Puedo manejarlo algunos días».*

Lo sacas, y al cabo de algunos kilómetros la vibración es intolerable, incluso por un tiempo limitado. Como no tienes otra opción, llevas el coche al mecánico. Él te pregunta cuáles son los indicativos, revisa el auto y te dice: «El eje está dañado. Tendremos que repararlo antes de que el coche pueda manejarse con normalidad. ¿Cómo fue que pasó?».

—Aproximadamente hace un año alguien me pegó por detrás y simplemente no llevé el coche a reparar. He estado manejando mi otro auto, pero el día de hoy tuve que usar este.

—Pues como eso sucedió en el pasado, no debería importar. No creo en todas esas tonterías del «pasado». Todo el tiempo la gente culpa a su pasado de sus problemas automovilísticos. Más bien me parecen excusas. Hoy es hoy, así que olvídese de lo que pasó ayer y siga manejando su coche. ¿Qué cree que soy, un psiquiatra?

Verías al mecánico como si estuviera loco. *Sabes* que el pasado está afectando lo que sucede hoy. No importa si el eje terminó dañado hace un año o ayer o el día de hoy. El daño es real. El eje está dañado y a menos que no se repare, no vas a poder manejar el coche.

En el caso de las personas se presenta una dinámica similar. Nuestra vida se comprende, primero, de todas las experiencias de desarrollo al paso de nuestros años de formación. Esto es como el coche que se construye en una fábrica. Los bebés llegan a este mundo sin la capacidad para tener un apego seguro, la capacidad más básica para confiar en otra persona y para depender de ella sin temor. Tienen el *potencial* para confiar y sentirse seguros, pero es algo que debe desarrollarse para convertirse en una *capacidad*. La capacidad para confiar de manera segura se construye dentro de la «fábrica» de los primeros años de vinculación y apego. Dicha capacidad es un trozo de equipo que llevamos en nuestro interior por el resto de nuestra vida, como si fuera una de las partes de un vehículo.

Las personas que desarrollan una fuerte capacidad para confiar a través de relaciones tempranas seguras tendrán un mayor éxito en sus relaciones posteriores.

Cuando alguien desarrolla la capacidad para confiar y para conservar un apego seguro con un «otro» confiable, esa capacidad es a la que me refiero cuando hablo de la «musculatura de confianza». Es el equipo dentro de nosotros, como el eje de un auto, que nos da la posibilidad de confiar. Es nuestra máquina de confianza. Si funciona de manera adecuada, confiaremos en otras personas. Las personas que desarrollan una fuerte capacidad para confiar a través de relaciones tempranas seguras tendrán un mayor éxito en sus relaciones posteriores. Todas las investigaciones del mundo han comprobado que, como indica Salmos 22:9: «Porque tú me sacaste del seno materno; me hiciste confiar desde los pechos de mi madre» (LBLA). Aprendemos a confiar muy, muy temprano en la vida.

La musculatura de la confianza puede instalarse y repararse

¿Pero qué sucede si, a nivel personal, alguien tiene un accidente? ¿Qué pasa si su eje se daña? ¿O si se rompe? ¿Qué sucede si jamás se instaló desde un principio? Entonces, ese equipo, su musculatura de confianza, está lastimada. Llevan esta incapacidad para confiar muy profundo en su interior, de la misma forma en que lo hace la persona con una musculatura de confianza sana que tiene la capacidad para confiar.

Cuando alguien con una musculatura de confianza dañada o ausente trata de utilizarla, de manejar su auto por un camino normal como el de una relación o un trato de negocios, por decir algo, el auto empieza a vibrar, no funciona en absoluto o incluso termina varado en una zanja. En otras palabras, su ser no funciona y no pueden llegar a donde quieren en la vida. De manera parecida a lo que le sucedió a Sean. Su trato terminó varado en una zanja.

Cuando los psicólogos hablan de manejar los problemas del pasado que no están resueltos se refieren a reparar lo que está roto y que se ha llevado dentro y sin reparar por años para lograr que funcione de nuevo. Hasta que no se hacen las reparaciones necesarias, la gente revivirá esos problemas de confianza en una relación tras otra o en una situación tras otra, repitiendo los patrones de no poder confiar, y sufren las consecuencias. Y también les imponen esos efectos a otras personas. Es justo lo que hizo Sean. Revivió una vieja batalla en el presente y, en el proceso, se lastimó a sí mismo y también a los demás.

Decir que tenemos problemas de confianza que vienen del pasado es como decir que tenemos un catarro. Lo más seguro es que lo pescamos ayer o en algún momento previo. Pero de la misma manera en que no podemos viajar hacia atrás en el tiempo al momento en que lo pescamos para evitar que suceda o para sanarlo, no podemos viajar al pasado individual de una persona para arreglar sus problemas de confianza; por fortuna, al igual que en el caso del catarro, no tenemos que viajar al pasado; solo tenemos que tratar y arreglar lo que sucedió en el pasado.

La musculatura de la confianza puede repararse. Un tema añejo que se repite en la vida de alguien puede repararse en el presente. Si Sean hubiera sido más abierto, habría sido capaz de reponerse del maltrato de su padre y no le hubiera seguido ocasionando ese temor a la autoridad y a rendir cuentas. Pudo haberse percatado de que otras personas en posiciones de autoridad son distintas a su padre. Hubiera aprendido a notar cómo estaba malinterpretando su presente a causa de su pasado, y a desarrollar algunas nuevas respuestas y otras habilidades que le hubieran cambiado la vida. Esto pudo haber sucedido en el presente con la ayuda adecuada, aunque el problema tuviera sus raíces en el pasado.

No reconocer cómo trastocamos el presente y la manera en que lo distorsionamos con base en nuestras experiencias pasadas es la esencia del fracaso en el proceso de aprendizaje y crecimiento. En algún momento dado, más nos vale que aprendamos: «Sí, hizo frío en enero y necesitabas tu abrigo, pero ahora es junio y te sentirías mucho mejor si no lo trajeras puesto». Ya no necesitaríamos nuestras conductas defensivas, aprendidas en el pasado, para no confiar. En lugar de eso, necesitamos aprender a crecer y a «dejar ir el pasado». Necesitamos habilidades nuevas, y un nuevo equipo de confianza, que puede formar parte de relaciones nuevas y más seguras.

¿Cuántas veces has visto a un maravilloso jefe nuevo sanar las heridas que dejó un jefe no tan bueno por medio de la construcción de una relación diferente y más confiable con un empleado? En esas situaciones, hay un proceso involucrado. Quizá sea laborioso al principio, a medida que el empleado aprende poco a poco a dejar ir su pasado y a empezar a responder de manera diferente en el presente a causa de esta nueva relación sanadora. Así es como los excelentes maestros, entrenadores, mentores y otros pueden tener increíbles fuerzas sanadoras en nuestra vida, restaurando nuestra capacidad para confiar… si tan solo se los permitimos.

Pero antes de que podamos mejorar para confiar, lo que significa fortalecer nuestra musculatura de confianza, es necesario que comprendamos los problemas que se interponen en el camino de la confianza. Las lesiones emocionales y relacionales de nuestros años de desarrollo, e incluso de relaciones posteriores, dañan nuestra capacidad para confiar. Necesitamos averiguar qué problemas hacen que creamos que incluso las personas más confiables no son dignas de nuestra confianza, como le sucedió a Sean. Esos problemas son nuestras barreras personales internas a la confianza. En los siguientes dos capítulos analizaremos algunas de las más comunes.

10

ROMPE TUS BARRERAS DE LA CONFIANZA. PARTE 1

Ya dijimos que, en esencia, confiar es colocarse en una posición de vulnerabilidad frente a otro, con la posibilidad de que terminemos lastimados de una manera u otra. Como en otras áreas de la vida, si *ya* salimos lastimados el día de ayer, tenderemos a tener miedo de utilizar la parte que nos duele, no sea que salgamos lastimados de nuevo. Después de mi cirugía de rodilla tuve mucho cuidado de que nadie me tocara por accidente la pierna operada. El dolor era tan insoportable cuando eso sucedía que evitaba ese tipo de contacto a toda costa. De manera similar, si terminas quemado por el sol durante un fin de semana, evitarás que alguien se te acerque para saludarte con una palmada en la espalda el lunes en la oficina. Ya nos sentimos más que vulnerables.

En este capítulo y en el siguiente analizaremos algunos de los temores y problemas más comunes que acompañan a la gente; temores y problemas que pueden servir de barreras para confiar en alguien más con facilidad.

Temor a depender de alguien

En esencia, la confianza es dependencia. Dependemos de que alguien cumpla alguna promesa o expectativa. Nos hacemos vulnerables al esperar que nos ofrecerá algo bueno y que no nos perjudicará en el proceso, ya sea por no cumplir o porque nos lastime de una manera u otra.

Nuestras primeras lecciones en confianza suceden dentro de nuestras relaciones y entornos más tempranos. Como dice el salmista, aprendemos a depender por primera vez «desde los pechos de mi madre» (Salmos 22:9 LBLA), o desde el biberón que nos ofrece nuestro cuidador o cuidadora. Los bebés desarrollan la seguridad de manera paulatina a medida que aprenden que sus necesidades serán satisfechas a través de sus experiencias. Primero, alguien responderá a su hambre con alimentos. Después, alguien atenderá a su angustia con apoyo emocional y cariño. Y luego, cuando sientan dolor, alguien les ofrecerá alivio. Cuando expresan alguna necesidad, sea a través del llanto, de pucheros o de alguna otra señal, y el entorno responde, aprenden a *depender de los demás. Aprenden que necesitar algo es bueno.* A medida que el ciclo de necesidad y respuesta se repite, el bebé se fortalece y crece; y su musculatura de confianza se fortalece junto con él.

En esencia, la confianza es dependencia.

Sin embargo, no todo nuestro equipo de desarrollo es igual. Todos tenemos experiencias diferentes y algunas terminan siendo más seguras que otras. Esas experiencias pueden conducir a estilos distintos de apego. Aunque se les han dado diversos nombres dependiendo de quienes los investigan, pienso que las siguientes descripciones son las de mayor utilidad:

Estilo de apego seguro

Lo que acabo de describir en el escenario positivo anterior se denomina «estilo de apego seguro». Las personas equipadas con este estilo de apego tienden a ser capaces de vincularse con otros de manera ininterrumpida más tarde en su vida porque su equipo es sólido y se encuentra bien instalado. Cuando necesitan algo se acercan a otras personas con la expectativa de que esos otros les responderán. Son consistentes en sus relaciones de confianza y dependen de los demás de manera adecuada.

Por otro lado, cuando un pequeño tiene necesidades importantes que no se ven satisfechas de manera apropiada, aprende una lección muy distinta: «No puedo depender de nadie. El mundo externo no tiene nada para mí». Se aíslan y rehúyen apoyarse en otros, con lo que desarrollan un estilo «solitario». Cuando sí dependen de alguien más actúan a causa de un enorme temor, que obstaculiza que tengan relaciones funcionales de confianza con los demás. Sus relaciones están llenas de alteraciones porque intentan evitar la vulnerabilidad o exteriorizan los temores que provienen de su incapacidad para confiar en los demás.

El estilo de apego ansioso

Si las personas tienen un estilo de apego ansioso, temen el abandono y pueden ser demandantes o asfixiantes. Necesitan que se les reasegure de manera constante porque sienten que los demás no tienen el suficiente interés en ellos, que no responderán de manera adecuada a lo que necesitan o que tal vez los rechacen. Siempre temerosos, la vulnerabilidad que exhiben dentro de una relación ocasiona una enorme distorsión y pérdida de confianza. Si alguien no responde a sus mensajes de texto de manera inmediata, no les escribe un correo electrónico a la brevedad o no actúa como porrista a su favor, ven ese tipo de conducta a través de una lente de temor. Entonces, la conexión entre ambas personas sufre cuando exteriorizan su temor a través de comportamientos disfuncionales.

He sido testigo de negociaciones comerciales que sufren cuando una de las partes no responde a la otra con la suficiente rapidez. La parte que está esperando la respuesta se pone ansiosa y expresa sus temores persiguiendo el trato de una manera demandante que debilita su postura o que ocasiona que las negociaciones se echen a perder.

Así también, he visto relaciones románticas que terminan por destruirse justo en el momento en que la pareja se hace más cercana y se presenta una mayor vulnerabilidad. La persona temerosa empieza a expresar su temor al abandono a través de malinterpretaciones, conductas demandantes, furia o cualquier otro comportamiento injustificado. Peor aún, la persona puede darle fin a la relación por ninguna razón aparente. A menudo esto se conoce como «miedo al compromiso».

Recuerdo a una pareja que tuvo una excelente relación mientras seguía en la etapa de citas; tenía una maravillosa conexión y lo que parecía ser un futuro promisorio. Hasta que él le pidió matrimonio a su novia. Ella aceptó y *él jamás volvió a comunicarse con ella*. Literalmente. Sus amistades tuvieron que intervenir para explicarle lo que había sucedido. A nivel inconsciente, estaba tan aterrado de confiar en ella mediante el compromiso de matrimonio y tan espantado de que ella lo abandonaría, que decidió abandonarla primero. Le propuso matrimonio, le dio un anillo de compromiso, se marchó a casa más tarde, y jamás volvió a hablar con ella. Y este era un ejecutivo de alto nivel. Nunca puede saberse lo que un daño a la musculatura de confianza puede provocar en las personas.

Estilo de apego evitativo

En añadidura al estilo de apego seguro y del estilo de apego ansioso, existe el estilo evitativo. Las personas que operan de esta forma temen acercarse a los demás y confiar en ellos. A manera de defensa, permanecen distantes. Es frecuente que teman que los sofoquen a medida que ahondan en su relación con alguien y se aseguran de no acercarse lo suficiente como para colocarse en una postura demasiado vulnerable. A causa de este alejamiento, otras personas las perciben como distantes o inaccesibles en términos emocionales. Así también, hay personas que sienten que aquellos con un estilo evitativo no satisfacen sus necesidades dentro de una relación y es frecuente que perciban que estas personas las están ignorando.

Estilo de apego temeroso-evitativo

También existe el estilo temeroso-evitativo. Las personas que caen dentro de esta categoría quieren tener una conexión de confianza con otras, pero la evitan al mismo tiempo. Pueden resultar caóticas en la manera en que exteriorizan lo anterior; añoran la confianza y la cercanía con otros, pero al mismo tiempo se alejan de ellos. Esta incapacidad particular para confiar a menudo se asocia con otros comportamientos disfuncionales y puede ser difícil de manejar para el otro miembro de la relación.

Lo que resulta confuso acerca de esto es que, a menudo, al inicio de la relación las personas con este estilo pueden ser encantadoras y muy seductoras. Pueden mostrarse sociables y parecen deseosas de establecer una conexión. Después, a medida que van sintiéndose vulnerables, ponen mayor distancia. La gente a su alrededor se siente confundida y se pregunta: «¿Qué pasó? ¿Qué hice?». En relaciones tanto personales como profesionales, este tipo de persona puede perder demasiado al tiempo que ocasiona mucho caos, dolor y dramatismo al no lograr confiar en personas que, de hecho, son dignas de confianza.

En cada uno de los estilos de apego que acabamos de ver, lo que resulta fascinante recordar es que los cinco pilares de la confianza empiezan con la «comprensión». Confiamos cuando sentimos que alguien de verdad comprende lo que necesitamos, lo que somos, lo que nos lastima, lo que nos ayuda y las demás cosas que son importantes para nosotros. La comprensión es el más esencial de los pilares.

La parte más sorprendente de esto es que, desde la infancia temprana, lo que es básico para que el bebé desarrolle su capacidad para confiar es la comprensión de quien lo cuida, *la capacidad para interpretar las señales del bebé y de responder a ellas de manera adecuada*. Por ejemplo, la madre o persona que cuida al bebé es necesario que comprenda si el llanto significa «tengo hambre» o «estoy cansado». El bebé necesita que reconozcan cuando su llanto está diciendo: «Me siento alterado y necesito que me carguen en brazos y me quieran». Las buenas madres o cuidadores «conocen» a sus bebés y, más tarde, a sus niños. Saben cuál es la necesidad que tienen, incluso antes de que el pequeño cuente con las palabras para expresarlo. Comprenden a sus pequeños. Nuestra necesidad más imperiosa, desde el vientre materno y hasta la sepultura, es que nos conozcan y comprendan. Los buenos cónyuges, amigos, socios comerciales y familiares «saben» cuáles son las necesidades de cada quien y responden a ellas. Así, nuestras necesidades básicas nunca cambian: necesitamos que nos comprendan a lo largo de nuestra vida.

Cuando una persona detecta una señal de que alguien más no la está comprendiendo o siente temor de que así sea, ese es el momento en que la suspicacia y otras formas de daño afectan la musculatura de la confianza. Esta es la razón por la que sentirse comprendido es la base de todo aquello que tenga que ver con la confianza. Cuando alguien no se ha sentido comprendido durante sus años de desarrollo, espera que los demás tampoco comprendan lo que necesita, tiene una débil musculatura de confianza y teme las relaciones de confianza. Cuando esto sucede en la vida de alguien, batalla con depender de los demás porque la experiencia le ha demostrado que depender de otras personas conduce a la decepción, a las necesidades insatisfechas o al abandono. Percibe cada situación como una aterradora oportunidad de verse herido de nuevo. Y peor aún, tiene *un sesgo de confirmación que interpreta el comportamiento de los demás como poco confiable.* Cuando alguien no responde de manera inmediata o en la manera en que cree que sea la correcta, al instante piensa: *«Lo sabía; no puedo depender de nadie. Estoy absolutamente solo».* Esto es muy triste, pero es la manera en que funciona su musculatura de confianza a menos que se repare. Es el mismo caso del eje dañado.

Muchas relaciones románticas terminan a causa de la incapacidad de depender de alguien. Una pareja puede ser excelente y quizá su relación contenga muchos aspectos fabulosos; hasta que empieza a darse una dependencia verdadera. Entonces, aquel que no puede confiar decide que el otro simplemente no es lo que necesita y sigue adelante con su vida. En realidad no había *nada de malo* con la otra persona. Es solo que terminar la relación fue una maniobra defensiva. La persona con daños a su musculatura de confianza tuvo que empezar a encontrarle algo malo a la otra persona para así no confiar en ella. La misma dinámica se presenta en las relaciones empresariales. Una persona le encuentra algo negativo a la otra compañía, equipo, socios, jefes, clientes o algo más. Encontrará cualquier tipo de problema para evitar acercarse a los demás y confiar en ellos.

Temor a verse controlado

A partir del relato de Sean vimos cómo funciona el temor a que nos controlen y lo poderoso que puede ser. Para comprender por qué es así, tenemos que examinar la manera en que se desarrolló la musculatura de confianza durante los años formativos. En esencia, el tema aquí se relaciona con la libertad; en específico, con la capacidad de experimentarse a uno mismo como persona libre dentro de una relación. Este es un componente básico y normal del desarrollo para todos los seres humanos. Nuestra primera tarea es conectarnos con los demás en términos emocionales, como ya vimos que lo aprenden los bebés y los niños pequeños.

Pero ¿qué es lo que sigue? ¡Los años de la primera infancia! Y los infantes nos envían un mensaje fuerte y rotundo:

—¡*No puedes* controlarme!

Después de que aprendemos a depender de los demás, la siguiente tarea que asimilamos en la vida es cómo depender de otros *al tiempo que nos mantenemos libres de esas personas.* En esta etapa del desarrollo lo que comunicamos es: «Solo porque te necesito y tengo un vínculo contigo, ¡no significa que estoy cediendo el control total de mi persona!». Queremos poder conectarnos con los demás y que satisfagan nuestras necesidades en el contexto de la confianza que les tenemos, pero no queremos abandonar nuestra libertad y autonomía solo porque estamos conectados con alguien más.

El hecho de que las personas se conecten no significa que una controla a la otra, ni que eso limite su poder de decisión.

Piensa en la relación que hay dentro del matrimonio. Implicaría una importante cantidad de compromiso e interdependencia, pero ninguna persona tendría que sentirse controlada por la otra. Cada quien debería sentir que todavía tiene la libertad para tomar sus propias decisiones, de tener su propio espacio y de perseguir sus propios intereses. El hecho de que las personas se conecten no significa que una controla a la otra, ni que eso limite su poder de decisión. El temor a verse controlado y perder la libertad puede ser una *enorme* barrera a la confianza.

Muchas personas descubren que pueden tener una relación o que pueden tener su libertad, pero que no pueden tener ambas.

Sean estaba atrapado por su temor a verse controlado. Su historia se desarrolló dentro de un contexto empresarial, pero, en muchos casos, la incapacidad para confiar porque se teme perder la libertad también conduce a tener relaciones fracasadas. Yo trabajé con un joven que tenía el patrón de enamorarse de mujeres excelentes. A medida que los dos se acercaban, él terminaba por salirse de la relación. Se ganó la etiqueta de tener «miedo al compromiso». Las personas en su círculo social, gente que lo quería, les recomendaban a las mujeres que no se le acercaran. Habían sido testigos de su historial y conocían su pasado de relacionarse con varias mujeres maravillosas solo para romper con ellas por razones que parecían absurdas.

Resultaba evidente que no le tenía temor a la intimidad o a la cercanía emocional. Eso, la parte de «conectarse», le salía muy bien. Se mostraba accesible y vulnerable. Pero tan pronto como la relación alcanzaba el punto en el que se volvía necesario tomar decisiones de pareja, como negociar el uso del tiempo y la energía, algo que en una relación normal siempre conlleva cierta cantidad de sacrificio, así como la entrega de parte de nuestras libertades, él salía corriendo por la puerta. Si ella quería pasar la tarde con él y eso quizá interfiriera con sus planes para jugar golf con sus amigos o con cualquier otro interés individual, empezaba a cerrarse en términos emocionales y a querer abandonar la relación. No tenía la más mínima idea de que era posible negociar y llegar a soluciones intermedias; de que cada persona podía disfrutar de su libertad y seguir comprometida con la otra. No se daba cuenta de que las personas podían dedicarle tiempo a la relación y a sí mismas también. Para él, tener una conexión con una mujer dentro de una relación significativa implicaba estar atado y, cuando se sentía atado, se «desenamoraba» fácilmente.

No obstante, tuve la oportunidad de hablar con él antes del siguiente rompimiento.

—Entonces, ¿por qué crees que quieres terminar con esta relación? —le pregunté—. La última vez que platicamos me dijiste que pensabas que esta sería la definitiva.

—Y eso es lo que pensé —se lamentó—. De verdad que sí. Es fabulosa, pero de repente empezó a portarse de manera controladora.

—¿Controladora?

—Sí, como una vez que quise irme a un viaje de pesca de fin de semana con mis amigos. Ella me dijo que se sentía triste porque habría querido que los dos hiciéramos algo ese fin de semana.

—Entonces, ¿te dijo que no podías ir? ¿O acaso armó un drama porque querías ir?

—No, no fue para tanto —me respondió—. Solo me dijo que se sentía triste, pero yo sé lo que eso significa. Siempre pasa lo mismo. Yo quiero hacer lo que me gusta y siempre empiezan a actuar como si les estuviera rompiendo el corazón porque no quiero estar con ellas todo el tiempo. Ya sé lo que sigue; la sensación de culpa y los reclamos de «Pensé que te importaba». Y lo que pasa es que no quiero estar con ese tipo de mujer controladora —siguió—. No soporto ese tipo de control.

—Hasta este momento, no he oído nada que pudiera interpretarse como «control» —le contesté—. Solo alguien que está diciendo que se siente mal porque no estarás y porque te va a extrañar. Me suena bastante apropiado e incluso dulce… a menos que haya intentado impedir que fueras. ¿Por qué crees que el que se haya sentido triste y que te extrañara la hace «controladora»?

—Porque es una actitud controladora —insistió—. Las mujeres te dicen que se sienten tristes para que tú te sientas mal y no vayas. Es casi lo mismo que armar un berrinche para hacerte sentir culpable. Siempre es igual. Me gusta, pero yo necesito mi espacio.

—¿Y *tanto* miedo tienes? —le pregunté—. ¿Eres tan infantil que no solo puedes decirle: «Siento mucho que te haga sentir triste. Lo entiendo, pero podemos pasar el siguiente fin de semana juntos», y que te vayas y disfrutes de tu viaje? Solo te están controlando al grado al que tú permitas que te controlen y, a decir verdad, creo que muchos de tus sentimientos de control están en tu imaginación.

»¿Por qué no le dices: "Necesito entender algo. ¿Me estás diciendo que no quieres que tenga amigos y que pase tiempo lejos de ti? Porque cuando te dije que me iba de viaje me respondiste que eso te hacía sentir triste y esa es la impresión que me da. Entonces, ¿es eso o qué quisiste decir?".

»Creo que eso podría ser mejor a que vuelvas a tirar otra buena relación por la borda solo porque no puedes confiar en que alguien no está intentando controlarte. ¿Por qué no probarlo y averiguar qué tanto es *que de verdad comprende que necesitas algo de libertad y que es algo que quiere darte*? —(Observa que aquí se encuentran los dos pilares de la confianza: comprenderlo y tener el motivo de hacerle el bien).

Empezamos a discutir mi recomendación y poco a poco surgió que incluso se sentía controlado por la misma y que percibía que yo lo estaba tratando de obligar a quedarse dentro de la relación. Esta fue una excelente oportunidad para ahondar en el tema y hacerle ver lo sensible que era ante las opiniones y las palabras de los demás alrededor de este asunto. Lo hacía sentir que cualquiera que quisiera algo de él estaba tratando de controlarlo y de coartar sus opciones.

Por fortuna, pudimos llegar a un acuerdo cuando empezó a ver que era un adulto hecho y derecho que podía decir «no» en el momento en que le diera la gana; a mí o a cualquiera que fuera su novia. Podría decirse que encontró su libertad, misma que siempre había tenido, pero que no se había sentido internamente libre de ejercer. Por el hecho de que se sentía controlado por las voces que estaban en su interior, interpretaba cada voz exterior como alguien que estaba tratando de convertirlo en un prisionero.

Esas voces internas que lo controlaban le decían: «Ya está sucediendo otra vez», pero los sentimientos provenían de su pasado. Durante sus años formativos, su familia, en especial su madre, utilizaba mensajes de culpa para controlarlo de múltiples maneras. Cuando quería tomar sus propias decisiones y no hacer lo que sus padres querían que hiciera, lo hacían sentir terriblemente culpable. «Haz lo que quieras», le decían. «Vete con tus amigos en lugar de quedarte en casa. Pero nos parece que si tomaras en cuenta todo lo que hacemos por ti, no te costaría trabajo pasar un poco más de tiempo con nosotros».

O bien: «Sabes lo mucho que le importa el beisbol a tu padre. ¿Cómo es posible que renuncies al equipo de beisbol para unirte al de golf? Sabes lo mucho que te quiere; ¿por qué quieres romperle el corazón de esa manera?».

Su temor a que lo controlaran había hecho que su musculatura de confianza se encontrara por completo engarrotada. Su libertad jamás se había establecido de manera correcta en la fábrica y cada vez que se conectaba de manera real dentro de una relación que formaba una «unidad», como lo hace cualquier pareja verdadera (de manera similar a lo que pasa en una familia), sus voces internas le insistían que ya no era libre y que tendría que someterse a los deseos de alguien más o sufrir la culpa de elegir cosas para sí. «No puedes tener las dos», escuchaba en su interior. De modo que teníamos bastante trabajo que hacer.

Poco a poco fortaleció su capacidad para elegir sin sentirse culpable y empezó a trabajar con la dinámica de que convertía a cada persona con la que se cruzaba en una madre controladora. Empezó a tener puntos de vista asertivos cuando se sentía controlado y llegó a desarrollar la capacidad para permanecer dentro de la conversación al tiempo que especificaba su libertad y sus deseos. También adquirió la capacidad de encontrar soluciones negociadas sin sentirse capturado y maniatado. A medida que lo fue haciendo sucedió algo sorprendente. Empezó a ver las peticiones de una mujer para que pasara tiempo con él como una expresión de amor y no como una soga alrededor de su cuello. Al cabo de un año estaba locamente enamorado, libre y comprometido en matrimonio. Hace poco tuve oportunidad de platicar con él y sigue felizmente casado después de varios años. Musculatura de confianza reparada.

Aquí lo que hay que ver es que la mayoría de esas mujeres controladoras en quienes no podía confiar que le dieran su libertad, según su punto de vista, eran mujeres perfectamente normales con las que pudo haber tenido una relación excelente o incluso con las que pudo haberse casado. *No era que no pudiera confiar en que le dieran su libertad.*

Él era quien tenía problemas de confianza y sus problemas de confianza giraban en torno al *control*.

**Cuando tenemos dificultades para confiar,
el problema no siempre será que la otra persona
o entidad no sean confiables.**

El punto que quiero enfatizar aquí es el siguiente: cuando tenemos dificultades para confiar, el problema no siempre será que la otra persona o entidad no sean confiables. Hay ocasiones en que el tema se encuentra en la persona que tiene que depositar su confianza y que tiene que esforzarse por hacer algún tipo de reparación. Su musculatura de confianza, que se desarrolló en el pasado, quizá incluso en las primeras etapas de su vida, necesita sanar para que pueda brindar su confianza a individuos confiables. La confianza es una calle de dos sentidos.

11

ROMPE TUS BARRERAS DE LA CONFIANZA.
PARTE 2

Además de los temores que exploramos en el capítulo anterior, existen otras barreras que pueden interferir con la confianza. Ya que este no es un libro que trate acerca de sanar todo lo que podría estar psicológicamente dañado en nuestro interior, no entraré en tanto detalle acerca de los temores que aparezcan en este capítulo como lo hice en el anterior. Quise ahondar más en los primeros dos tan solo para ilustrar cómo es que la dinámica del temor influye en nuestra capacidad para confiar y cómo es que las personas confiables pueden no ganarse la confianza de las personas que tienen problemas con esta. Es de vital importancia que entendamos cómo es que nuestras propias peculiaridades podrían estar interfiriendo en la confianza que podamos brindarle a otro. Ahora examinemos otros temores que pueden obstaculizar la confianza.

Temores en torno a la imperfección, la vergüenza y la «maldad»

Los seres humanos no son perfectos y aquellas personas que más cómodas se sienten con esta realidad son las que mejores resultados obtienen en la vida. Darse cuenta de que ni ellas ni la persona en la que confían pueden ser perfectos les permite elegir a la mejor persona «imperfecta» posible. Como siempre me gusta decir: «No busques a la persona perfecta o libre de problemas. Busca a aquella cuyas dificultades no te alteren o que no interactúen de manera inadecuada con tus propios problemas».

Volvamos a considerar los años de desarrollo. Algunas personas crecen sintiendo que tienen que ser perfectas o irreprochables para que las amen o acepten. Otros se sintieron así en relaciones pasadas. Para algunos, la perfección se relacionaba con su apariencia física, mientras que para otros se asociaba con su desempeño académico. Para ciertas personas tenía que ver con sus logros deportivos y para otras con su vida social. Es una lista inacabable. La crianza infantil o la educación perfeccionista o narcisista pueden arruinar por completo la capacidad de alguien para confiar. Dentro de su cabeza, el mensaje que les envían a otros es: «Si me acerco a ti y me llegas a conocer en realidad, me verás como de verdad soy, o si fracaso o cometo algún error, me rechazarás, dejarás de quererme o me avergonzarás».

―――――――

La crianza infantil o la educación perfeccionista o narcisista pueden arruinar por completo la capacidad de alguien para confiar.

―――――――

Hace poco trabajé con un equipo ejecutivo en el que uno de los miembros destruyó por completo la confianza que había entre los siete integrantes de este. Cada vez que esta mujer presentaba una idea y los demás miembros no la recibían de buena forma, acusaba al equipo de no valorarla, de hacerla dudar de sí misma, de crear «un ambiente laboral tóxico» y otras conductas negativas. La verdad es que sí la valoraban pero, en relación con todo lo demás, no aceptaban ni podían coincidir de manera absoluta con cada una de sus ideas.

No obstante, si alguien criticaba sus propuestas de cualquier manera, acusaba al equipo o al jefe de «no ser dignos de confianza». Si tan solo hubiera podido confiar en que querían que formara parte del equipo y que contribuyera, las cosas hubieran salido a la perfección; sin embargo, no era capaz de considerarlos como dignos de confianza si desafiaban o discrepaban de sus ideas o si no estaban por completo fascinados con ellas. Su musculatura de confianza demandaba respuestas de perfecta admiración en todo momento; de lo contrario, era incapaz de confiar en el equipo.

No supe nada acerca del pasado de esta mujer, ya que el proyecto no me permitió conocerla del todo, pero puedo imaginar que fue uno en que se le adoró de manera exagerada en todo momento sin que tuviera oportunidad de aprender que podía ser imperfecta y valorada de todas maneras, o quizá se le criticó en extremo y jamás se le aceptó, con lo que no pudo aprender que podía ser imperfecta, criticada y valorada al mismo tiempo. En cualquiera de ambos casos, su confianza sufría de graves problemas.

Aquí, el narcisismo es un asunto de gran importancia. Las personas narcisistas están más que empeñadas en que se les considere «ideales» o «perfectas». Los demás deben adorarlas e idealizarlas para que puedan sentirse seguras y capaces de confiar. No pueden integrar lo que es «bueno» con lo que es «malo». Necesitan que los demás las vean como «completamente buenas». Entonces, de manera parecida a lo que le pasaba a la mujer de esta historia, cuando no se les percibe como ideales, las cosas salen mal y la confianza se pierde.

Esto puede convertirse en una importante dificultad para los hombres dentro del matrimonio, ya que su cerebro se colma de las hormonas del estrés con mucha más rapidez y de manera más completa que el cerebro de las mujeres.[1] A causa de lo anterior, cuando se les critica, dentro de su cabeza, sienten que se les está «atacando», por lo que la confianza sale volando por la ventana. Por ejemplo, cuando una esposa le dice a su marido: «¿Podrías poner tus platos sucios dentro del lavaplatos?», y él siente: «¡Siempre criticas todo lo que hago!», lo cual lo hace sentir agobiado, y la confianza se pierde; sin embargo, esto se debe a que su musculatura de confianza se encuentra demasiado dañada como para darle cabida a cualquier retroalimentación negativa; incluso cuando no es negativa en absoluto.

De manera similar, es frecuente que las personas narcisistas (y aquellas que padecen otros trastornos de personalidad) requieran que los demás sean «completamente buenos» para que puedan confiar en ellas. Cuando conocen a alguien por primera vez, idealizan a la persona, se enamoran de ella (ya sea en términos románticos o empresariales) y piensan que han encontrado al «otro» perfecto; es decir a su pareja romántica, empresa, jefe, cliente o iglesia idónea. Consideran que esta nueva conexión es «ideal». Al fin, después del último perdedor con quien estuvieron implicados, han encontrado al complemento más maravilloso del universo.

Cuando sucede algún desengaño o decepción, no tardan en considerar que la nueva pareja, empresa, jefe, cliente o iglesia son «todo maldad». De un momento a otro pasan de ser «maravillosos» a «lo peor posible». Esta es la razón por la que resulta tan difícil desarrollar y mantener la confianza con personas que presentan un frecuente comportamiento narcisista. Esta confianza es demasiado inestable, de modo que se ve perdida por cualquier ofensa percibida contra el ego o imagen ideal que la persona tiene de sí misma o de la imagen que tiene de

---

[1] John M. Gottman, *The Science of Trust: Emotional Attunement for Couples* (Nueva York: W. W. Norton & Company, 2011). Edición Kindle.

cómo debería ser el otro. Esta demanda de perfección de parte de la otra persona o institución puede extenderse a una exigencia de que sean intachables en cada aspecto. He visto a personas que desechan una relación completa a causa de algunos reveses, desacuerdos o problemas leves. Pasan de buenos a malos en un instante.

Las personas que se sienten cómodas con sus imperfecciones son aquellas que no tienen problemas con la confianza. Hace poco estuve hablando con una pareja de veinteañeros que llevaba un par de años saliendo en citas de manera muy exitosa. Estaba bastante impresionado con su relación, así que les pregunté: «¿Y qué hace que funcionen tan bien?». El muchacho me respondió: «Lo que noto de nuestra relación, a diferencia de las de otras personas de nuestra misma edad, es que los dos sabemos que tenemos defectos y que podemos aceptarlos en nosotros mismos y en el otro. Cuando aparecen, solo hablamos acerca de ellos y les encontramos una solución. No causa grandes problemas dentro de nuestra relación». Nada mal para tener apenas 21 años de edad. Me encontré no solo deseando haber sido así a esa edad, sino también pensando que conozco a muchas personas de más de cincuenta a quienes les convendría ser igual de maduras que estos jóvenes. Mientras él hablaba acerca de sus imperfecciones, su pareja asentía y lo veía con ojos de adoración. Era la imagen perfecta: ¡dos personas imperfectas que confiaban una en la otra!

Temores en torno a traumas

—No sé qué pasa —me dijo—. La amo; sé que sí, pero cada vez que ahondamos en la relación me deprimo mucho y empiezo a distanciarme. No tolero esa sensación, así que tengo que terminar la relación. Empiezo a cuestionarla y simplemente tengo que salirme de ahí.

Otro caso de «la cercanía lleva a una mayor confianza, que conduce a una pérdida de esta»; solo que, en esta situación, no se trataba de un temor a depender de alguien, ni del control, ni del perfeccionismo tóxico. Su temor a confiar estaba ocasionado por un trauma.

Este hombre había perdido a su madre a temprana edad, a la «nana» que lo había cuidado unos años después y a su madrastra a los 12 años de edad. Además, la terapeuta que trabajó con él justo después de la muerte de su madrastra murió al poco tiempo de eso.

No hace falta decir que había sufrido incontables pérdidas y que su cerebro había aprendido una sola lección: vincularse con una mujer implicaba perderla. Dado que nunca elaboró su duelo, cada vez que hacía una inversión emocional en una mujer y empezaba a amarla, la situación se nutría de todas esas pérdidas arraigadas en su corazón y en su alma.

A menudo, la depresión es un duelo no resuelto. Así que en medio de lo que debió ser una relación encaminada en una dirección positiva, lo que le sucedía es que se deprimía terriblemente. Su mente le decía: «Esta no puede ser la mujer correcta porque, de lo contrario, no me sentiría así de deprimido». Encontraba alguna razón para cuestionar la relación y terminarla. Pero, en realidad, *¡la razón por la que se sentía así de deprimido era por lo excelente que era la mujer en cuestión!* Era lo bastante buena como para confiar en ella, lo que lo hacía sentir con el corazón, mismo que seguía albergando todo su dolor. Para él, confiar en una mujer, o amarla, significaba enormes cantidades de dolor y temor.

Otras personas sufren de abuso físico o sexual, abandono, pérdidas, situaciones en las que pasan de familia en familia u otras experiencias traumáticas. En sí mismas, estas situaciones pueden permanecer ocultas, guardadas en los resquicios más profundos del alma humana. Pero cuando estas personas traumatizadas entran en una relación que requiere de la confianza, esta hace su trabajo: las suaviza y las deja en una situación vulnerable. Esta vulnerabilidad expone la herida sensible al menor roce y la confianza se pierde. Se ve sometida a prueba por medio de la exteriorización y la persona empieza a alejar a la otra por poca o ninguna razón, lo que hace que terminen por abandonar la relación. La gente encuentra todo tipo de estrategias diseñadas para derrotar al enemigo: la confianza.

Otros traumas se refieren, simplemente, a «la vez pasada». Conozco y he trabajado con muchas personas bastante bien desarrolladas pero que de verdad terminaron de lo más dañadas dentro de alguna relación adulta. Como dice el dicho: «Gato escaldado del agua huye».

En psicología existe algo denominado «aprendizaje de un solo ensayo». En esencia, significa que aunque se entiende que la mayor parte del aprendizaje sucede a través de la repetición, existen algunas instancias en las que una experiencia basta para dañar la capacidad de la persona para confiar durante un largo tiempo. Algunos traumas son así. Un divorcio, un rompimiento, una traición dentro de un matrimonio o negocio son suficientes como para afectar la capacidad de alguien para confiar a profundidad después de una sola, pero terrible, experiencia. Dejar a alguien plantado frente al altar o verse defraudado por un socio empresarial son situaciones que pueden destruir nuestra capacidad para confiar durante un tiempo prolongado. Una vez que alguien aprende lo profunda que puede ser una herida o una traición, evita confiar. Solo pregúntale a la víctima de un amorío con qué facilidad puede confiar en una persona que entra en su vida justo después de su ex. Te dirá que el trauma de veras puede interferir con la confianza.

Temores en torno a la inequidad

La discusión acerca de los sentimientos de inequidad a menudo se relaciona con la diversidad a causa de lo terrible de esa dinámica. Tuve a un cliente minoritario que era muy preparado e inteligente. Aunque nadie hubiera podido saber lo difícil que era para él confiar y sentir que se le consideraba confiable, era algo que padecía de manera constante. Me confió que por el hecho de pertenecer a una minoría étnica y por haber tenido que batallar en contra del racismo durante casi todos sus años de desarrollo, confiar en otros dentro del mundo laboral le resultaba de lo más difícil.

Dentro de las interacciones que yo llegué a presenciar, se encontraba con personas totalmente confiables que, por su parte, confiaban en él por completo. Sin embargo, debido a que lo habían lastimado en el pasado, se le dificultaba superar su temor de que no se le viera como un igual. Era brillante y sus colegas lo consideraban como tal, pero su percepción de que siempre se le viera como menos que igual hacía que se le dificultara confiar en que los demás realmente lo vieran como lo hacían. Alguna vez me dijo: «Cuando perteneces a una minoría debes tener un mejor desempeño que el de cualquiera para que te vean como igual». La realidad es que ya todo el mundo lo veía como extraordinario.

Por fortuna, a través de mucho esfuerzo y en conjunto con su equipo y otros interesados, pudo superar sus problemas de confianza en relación con ellos. No cabe duda de que dichos problemas estaban más que justificados, pero habían dejado profundas cicatrices en él. Se necesitó de mucho trabajo conjunto para que sanara, como suele suceder. Sin embargo, logró hacerlo y el trauma de sentirse menos que quienes lo rodeaban se desvaneció hasta convertirse en un recuerdo. Fue maravilloso verlo llegar al punto de poder verse a sí mismo tan fabuloso como los demás miembros de su equipo sabían que era.

No obstante, los temores a que no nos consideren como iguales no se limitan a asuntos relacionados con la diversidad. Algunas personas están sujetas a esta dinámica de «inferioridad» a causa de problemas del desarrollo con padres autoritarios o incluso con hermanos o compañeros que actuaban de manera condescendiente hacia ellos. Sin importar lo inteligentes o talentosas que sean estas personas, siguen sintiéndose inferiores a otras o temen que se les verá y juzgará como tales.

Cuando alguien no responde a un correo electrónico que ellos envían o no se les incluye en la conversación, se sienten marginados. No pueden confiar en el compañero, persona o equipo que los haya excluido porque piensan que la demás gente los ve como inferiores de una manera u otra. Estos sentimientos de «jamás crees que soy lo bastante bueno», o lo bastante «lo que sea», se convierten en obstáculos para la confianza.

Un compañero o «par» que batalla con poder sentirse como igual puede tener dificultades tremendas para confiar en otros. Sentirse inferior a los demás evita que alce la voz, que imponga respeto o que sienta que sus opiniones no se valoran. Antes de que diga una sola palabra, se queda ahí pensando que sus pensamientos, habilidades, talentos o contribuciones se considerarán inferiores a los de otras personas. Resulta muy difícil «despreocuparse» cuando uno se siente así, de modo que la confianza disminuye.

En una variación que sucede en el caso de algunas personas que se sienten inferiores a otras, no tardaron en aprender, «si no puedes ganarles, gánales». Lo que significa que se prometieron que si sentían que alguien las estaba haciendo menos o viéndolas como inferiores, la mejor defensa ante ello era hacerse ver como superiores a todos los demás. Resuelven el problema de la inferioridad colocándose en una posición de superioridad. Para ellos, todo se convierte en una competencia y están decididos a siempre «tener la razón» o a «ser mejores» que el resto del mundo. No pueden confiar en sus iguales porque, en su experiencia, y en sus mentes, tal cosa no existe.

Hace poco un equipo con el que trabajé tuvo este problema con uno de sus miembros nuevos.

Alyssa acababa de terminar las presentaciones para el nuevo proyecto y quería que su jefe, Nick, las revisara.

—Yo le llevo el documento —dijo Samantha—. Al fin que voy para allá.

—Es que hay algunas cosas que requieren de una explicación y le quiero decir por qué lo hicimos de esa manera —respondió Alyssa con cierto recelo. Sin embargo, la realidad es que no había problema con nada en el documento. Estaba tratando de entender la razón por la que Sam pensaba que era tan importante que *ella* le llevara en reporte a Nick.

Sin embargo, en muchos sentidos, parecía justo el tipo de cosa que… bueno… que solía hacer Sam. Daba la impresión de que Sam siempre estaba tratando de tramar algo relacionado con Nick y se esforzaba por colocarse en una posición más cercana a él que Alyssa o que los demás miembros del equipo. Alyssa no entendía por qué tenía que ser así.

Antes de que Sam se uniera al equipo, la dinámica era distinta. El grupo era mucho menos competitivo y todos colaboraban más unos con otros. Ahora, siempre parecía haber algún giro político y cada vez más cosas raras. Alyssa no alcanzaba a comprender las razones; solo sabía que tenía algo que ver con Sam.

Cuando empezó a contarme acerca de la interacción que tuvo con Sam, le pedí que me diera más ejemplos y surgió un claro patrón. No tenía nada que ver con Alyssa ni con los demás miembros del equipo; todo se reducía a Sam. Alyssa prosiguió:

—Siempre quiere tener la última palabra, sin importar lo que estemos discutiendo en el equipo. Y siempre que está involucrado Nick, parece ponerse en medio de lo que sea que esté sucediendo solo para que pueda participar. Y en los casos en que no sucede, cuestiona las razones por las que no se le incluyó. Si no está involucrada ella, piensa que es por alguna razón de lo más nefasta. Y en esos casos, altera la dirección del trabajo de alguna manera para que pueda controlarla.

Cuando hablé con otros miembros del equipo, los siguientes fueron algunos de sus comentarios:

—No nos deja en paz para que hagamos el trabajo. Tiene que participar y hacer un «trozo» del mismo de una u otra manera. No confía en que cada quien haga su parte.

Y también:

—Siempre tiene que terminar viéndose importante. De hecho, como *más* importante que todos los demás. Además, denigra a los otros miembros del equipo y eso es lo peor.

A medida que prosiguieron las entrevistas, pude ver que Sam estaba destruyendo la confianza de un equipo de personas confiables *a causa de su propia incapacidad para confiar.* Me quedó claro que para Samantha no existía tal cosa como un «compañero» o un «par». Para ella todo tenía que ver con que alguien estuviera en una posición superior o inferior. Todo era una competencia. Alguien iba a tratar de ganar y alguien más iba a perder, por lo que estaba decidida a ganar en cada oportunidad, al tiempo que se aseguraba de que los demás perdieran.

Su mentalidad competitiva la hacía temer que si no ganaba, otros tratarían de hacerlo. Su propia competitividad interfería con la manera en que confiaba en los demás, lo que hacía imposible que nadie confiara en ella.

El temor que viene de ver al mundo como un lugar inequitativo destruye una buena cantidad de confianza.

El temor que viene de ver al mundo como un lugar inequitativo destruye una buena cantidad de confianza. Recuerda que la confianza tiene que ver con la «despreocupación», y cuando temes que alguien siempre te está tratando de derrotar, es difícil sentirse despreocupado. Se generalizan la competitividad y la discordia.

Desde la rivalidad entre hermanos que sucede dentro de la familia, y que puede durar por años, hasta los equipos de trabajo y círculos de amistades, el impulso a ser «mejor que» o «más inteligente que» o «más agradable y amado que» o cualquier otra dinámica de «más que» es un destructor de la confianza. Las personas que albergan dicha dinámica dentro de su alma tienen miedo de dejarse ir y de confiar en otras personas que son por completo confiables. No pueden confiar en las personas que creen que tratarán de superarlas de alguna manera u otra. En lugar de confiar, compiten y buscan colocarse en una mejor posición. El problema de confianza radica en ellos, no en los demás.

En algún momento de su pasado estas personas parecen haber aprendido que no hay verdaderos iguales en los que se puede confiar. Quizá se daba amor o aprobación a quien ganara de entre los hermanos, o uno de los padres competía con el hijo o hija para jamás permitirle que fuera su igual, o bien un hermano narcisista siempre tenía que ser mejor que los demás o algún interés romántico abandonó a la persona por alguien más. Por la razón que sea, la persona queda incapacitada de ver al mundo como confiable. Está convencida de que alguien tratará de vencerla y jamás permitirá que eso suceda. Se siente infeliz, al igual que las personas que la rodean. Estas son las consecuencias de la falta de confianza.

Temores en torno a uno mismo

Trabajé con una pareja de directores ejecutivos en la que el marido era en extremo celoso. Si su esposa hablaba con algún hombre en una fiesta o si tenía que trabajar de manera cercana con algún cliente masculino, él cuestionaba absolutamente todo. Para él, considerar que cualquiera de las relaciones que su mujer pudiera tener con algún hombre fuera platónica le era casi imposible. Destruía la confianza que existía entre los dos de manera constante y el hecho era que su mujer era por completo inocente y confiable.

Pero él no lo era.

En su pasado había tenido una serie de amoríos. Poco después de casarse con su esposa actual, empezó a hacerlo de nuevo. Su problema de confianza era que jamás había aceptado ni superado sus propias conductas. En términos psicológicos de lo más sencillos, se estaba proyectando, lo que significa que detectaba y temía en otros el comportamiento que, de hecho, llevaba a cabo él. No podía confiar en sí mismo, de modo que tampoco podía confiar en su esposa.

También he visto esa misma dinámica con personalidades exageradamente rígidas, en especial religiosas, que de manera constante sospechan y celan a su cónyuge, son incapaces de confiar en su pareja y piensan que está engañándolos o tratando de hacerlo, aunque ellos mismos son de lo más «morales». Más tarde, esa misma persona rígida y moralista nos muestra de dónde provenía su actitud; era para mantenerse bajo control a sí misma. Esta parte impulsiva de sí estaba encerrada en una jaula o dentro de sus rígidas estructuras morales. A diferencia de la verdadera moralidad, este estilo crítico y rígido es un intento de autocontrol, pero cuando al fin se resquebraja, a menudo queda al descubierto lo que estaba por debajo desde un principio.

Romanos 2:1 dice: «Por lo cual no tienes excusa, oh hombre, quienquiera que seas tú que juzgas, pues al juzgar a otro, a ti mismo te condenas, porque tú que juzgas practicas las mismas cosas» (LBLA).

No todas las personas que juzgan lo hacen porque son como aquellos a los que juzgan, pero hay muchas que sí lo son. La confianza es casi imposible con una persona crítica que se proyecta porque siempre habrá algo que se necesite superar; la mayoría imaginario.

Esto es lo que a menudo sucede con los padres de los adolescentes. Tratan de controlar a sus hijas adolescentes hasta la exageración porque (al parecer) recuerdan cómo eran ellos durante su propia adolescencia. Si estos padres fueron particularmente promiscuos o exteriorizaban sus sentimientos de alguna manera, como por medio de mentirles a sus padres o experimentando con drogas, es casi seguro que en ocasiones pierdan el control a causa de las situaciones imaginarias en que ven a sus propios hijos adolescentes. De modo que no confían en ellos. Esta *falta de confianza destruye la relación y crea, de hecho, lo que más temen*. El adolescente termina pensando: «Y qué importa; de todas maneras no van a confiar en mí aunque me porte bien, así que no tiene caso. Haré lo que se me dé la gana». A los padres les conviene darse cuenta de que la confianza genera confianza (recuerda a la esposa que confiaba en su esposo cuando tuvo que ir a ese viaje de negocios con una exnovia). Sin embargo, si ven a sus adolescentes como eran ellos mismos hace treinta años, en lugar de verlos por quienes son hoy en día, las cosas serán bastante difíciles.

Ver personas del pasado en personas del presente

En este capítulo, al igual que en el anterior, hemos examinado diversos temores que crean barreras a la confianza. Las que ya mencioné no son exhaustivas; hay más, pero quise centrarme en las más comunes. A medida que finalizamos esta sección del libro y nos preparamos para seguir adelante, me gustaría que dirigieras tu atención a una dinámica más que puede bloquear la confianza. No se trata de un miedo, pero es un problema que debemos tomar en cuenta y superar si acaso nos encontramos haciéndolo. Piensa en la siguiente situación:

Un hombre se muda a una ciudad nueva. El primer día que llega, inicia una conversación con el anciano que trabaja en la gasolinera.

—¿Y cómo son las personas por estos rumbos? —le pregunta.

El viejo lo mira y le responde:

—¿Cómo eran en el último lugar donde vivió?

—Bastante agradables.

—Pues es casi seguro que la gente de aquí le parezca igual —contesta el sabio anciano.

El hombre de la gasolinera sabía que la perspectiva del recién llegado acerca de los pobladores tendría casi lo mismo que ver con él mismo que con las personas de la ciudad. Lo que haya pensado acerca de su vieja comunidad, pensaría acerca de la nueva.

Más allá de escenarios hipotéticos y habladuría psicológica, somos producto de nuestro pasado. No es que tengamos que quedarnos estancados en el pasado o que jamás lo superemos, pero hasta que no podamos dejar ir nuestro pasado, seguirá afectándonos. El eje seguirá dañado hasta que ya no lo esté; es una simple verdad. Por ejemplo, la gente que haya tenido experiencias negativas con figuras de autoridad a menudo mostrará escepticismo respecto a la autoridad hasta que no se atiendan sus puntos de vista.

Si no podemos ver a las personas por quienes son, nuestra capacidad de evaluarlas de manera certera se verá alterada, ya que nuestros propios problemas interferirán. Como dijo Jesús: «Saca primero la viga de tu ojo y entonces verás con claridad para sacar la hebra que está en el ojo de tu hermano» (Lucas 6:42 LBLA). Hasta que no atendamos nuestros propios problemas, no podremos conocer a los demás como son en realidad. Ni siquiera seremos capaces de verlos. Quizá las personas del presente no sean para nada como las personas del pasado.

Siempre nos será de provecho mirar hacia nosotros primero. Cuando tenemos dificultades para confiar, el problema puede no ser que la otra parte sea indigna de confianza. Es posible que nosotros seamos incapaces de confiar por alguna razón. Quizá nuestra musculatura de confianza requiera de algunas reparaciones.

Aceptar nuestros problemas y encontrar la sanación que necesitamos es el primer paso para crecer y es esencial para desarrollar la confianza. El punto de este capítulo y del anterior pueden resumirse como sigue: con el fin de tomar decisiones sanas y buenas acerca de las personas en las que confiar, necesitamos contar con un «equipo de confianza» sano. Así que trabaja en ti, además de evaluar a los demás.

Expandir tu capacidad para confiar y desarrollar una fuerte musculatura de confianza te será de provecho por el resto de tu vida. Tendrás más herramientas para tomar buenas decisiones acerca de en quién confiar. Sin embargo, como quizá sepas por experiencia personal, nadie toma decisiones perfectas todo el tiempo. De nuevo, la confianza es una calle de dos sentidos. Habrá ocasiones en que la confianza se destruya por completo; y a veces esa experiencia podrá ser una absoluta sorpresa. En ese momento será necesario que cuentes con algún camino que te ayude a decidir si quieres volver a confiar, si la otra persona puede ser digna de confianza y cómo recuperar la confianza perdida. Y de eso es de lo que trata la siguiente sección del libro.

EL MODELO PARA RECUPERAR LA CONFIANZA

12

ES UN PROCESO

Bella estaba absolutamente atónita. Esto es lo que me expresó a través de sus furiosas lágrimas.

—No puedo ni hablar. Simplemente no puedo creer que hiciera algo así. ¡No puedo creerlo! —Fue casi lo único que pudo decir. Una y otra vez, repetía—: No puedo creerlo. Jamás pensé que podría hacer algo como esto.

Yo tampoco podía creerlo, al igual que muchas otras personas. El marido de Bella, Drew, había estado llevando una doble vida. Era pilar de la comunidad, miembro de poderosos círculos de amigos y socios, alguien que ella consideraba una persona de elevada moral y férreas convicciones, y más que comprometido como cristiano.

Pero la horrible verdad era que había estado involucrado en un largo amorío con una colega de su bufete de abogados durante los últimos cinco años. Y Bella no tenía ni la más remota idea. La situación era todavía más impactante porque conocía bien a la otra mujer. La empresa llevaba a cabo una buena parte del trabajo legal del negocio de Bella, de modo que estaba involucrada con ella a nivel tanto profesional como personal. Incluso, ambas familias habían pasado tiempo juntas. Bella no cabía en sí del asombro.

Y para colmo de males, fue a través de esta cercanía familiar que la aventura salió a la luz. Su hijo fue a casa de la otra familia para ver si uno de los hijos de edad universitaria se encontraba ahí y vio el coche de su padre estacionado enfrente a mitad del día. De ahí, podrás imaginar lo que sucedió.

Se suscitó un tremendo caos. Los socios del bufete no estaban nada contentos con Drew, por decir lo menos, y la mujer en cuestión terminó por abandonar la compañía. Además, los compañeros abogados de Drew descubrieron que esta no había sido su única aventura. También se habían dado otros incidentes.

Bella se separó de Drew de inmediato. Sus hijos se quedaron con su madre y no querían saber nada de su papá. Bella estaba destruida en términos emocionales y apenas y lograba pasar de un día al otro.

Con el paso del tiempo, a través del apoyo de una fuerte comunidad de amistades y de miembros de la iglesia, y con la ayuda de algunos buenos profesionales, las cosas se fueron estabilizando para Bella. Estaba procesando todo lo sucedido y tratando de averiguar si cabía la posibilidad de platicar con Drew y solucionar las cosas, como él le rogaba que lo hicieran.

Destruido, acongojado y *arrepentido* eran las palabras que utilizó acerca de la manera en que Drew se estaba comunicando con ella, junto con sus ruegos de mantener a la familia unida e intentar reconstruir su vida. Lo que ella me dijo fue: «Detesto la idea de perder a nuestra familia, pero no tengo idea de cómo podría volver a confiar en él. No sé ni cómo funcionaría eso y ni siquiera sé si quiero intentar averiguarlo. Más que otra cosa, lo que siento es un terrible odio por él, al menos en este momento. ¿Cómo podría volver a confiar en él? ¿Cómo podría creer en cualquier cosa que pudiera decirme? Se lo di todo y no puedo hacerlo de nuevo».

La entendía totalmente. Dada la increíble capacidad que Drew había demostrado tener para la duplicidad y el engaño, podía advertir las razones por las que Bella decía: «Necesitaría una bola de cristal para poder ver el futuro antes de siquiera considerar la posibilidad de darle otra oportunidad».

Bella estaba dándole voz al punto de mayor importancia:

¿Una vez que confiaste, es posible volver a confiar y, si es el caso, cómo saberlo?

Volver a confiar, una vez que se ha perdido la confianza, es más que una simple decisión. Es un *dilema: una elección entre dos opciones igual de desfavorables*. Si Bella no vuelve a confiar, pierde todo lo que es bueno de su relación con Drew y su familia. Si vuelve a confiar en él de nuevo, siente que tiene que negar la realidad por la que acaba de pasar. La idea de volver a confiar en Drew la hace sentir que estaría colocando su corazón de manera deliberada en las manos de alguien que la va a lastimar. Se dice a sí misma que cometió un error al confiar en él una vez y que podría equivocarse de nuevo. A pesar del hecho de que Drew no deja de prometer que va a cambiar, ¿cómo podría saberlo Bella?

Volver a confiar, una vez que se ha perdido la confianza, es más que una simple decisión. Es un dilema: una elección entre dos opciones igual de desfavorables.

La confianza no siempre resulta como nos gustaría

Cuando nosotros brindamos nuestra confianza, a veces nos toman el pelo. Podemos vernos engañados por alguien que era tan bueno en su falsedad que no pudimos preverlo. De verdad que somos víctimas inocentes y, como lo saben todas las víctimas, no hicimos nada para causar el problema en la primera ocasión en que sucedió, de manera que podría volver a suceder. De nuevo, se dicen, se trataría de algo que estaría fuera de su control por completo. Debido a que la persona que los lastimó de manera tan abrumadora les hizo creer que era alguien confiable en una ocasión, se dan cuenta de que si vuelven a confiar en él o ella podría engañarlos de nuevo, por lo que sufrirían las mismas consecuencias.

En ocasiones había señales de que la persona no era digna de confianza. Espero que para estas alturas del libro ya estés obteniendo algunas maneras de detectar tales señales y, a medida que crecemos y aprendemos, la mayoría de nosotros podrá recordar algunas situaciones en las que, al mirar atrás, ahora podremos ver las señales que no supimos reconocer en el momento.

Por desgracia, hay otras ocasiones en que la gente tiene la sensación de que alguien no es confiable y, por alguna razón, decide confiar en él o ella de todas maneras. En los últimos dos capítulos del libro discutiremos algunas de las razones para esto y exploraremos las diversas causas por las que confiamos en diferentes personas cuando no deberíamos hacerlo. Situaciones como estas son así de difíciles porque no dejamos de decirnos: «Debí…». En esos momentos, la confianza vuelve a convertirse en algo confuso porque siguen estando presentes las mismas dinámicas o debilidades que nos hicieron ignorar o minimizar las señales la última vez. Es la situación perfecta para que el error se repita.

Y, además, está el mayor problema de todos; confiar en alguien porque trajo algunas cosas realmente buenas a tu vida, cosas que te agradaban o, incluso, que te fascinaban. Tenías buenas razones para seguir con ese novio o novia, con ese socio de negocios, con ese trato, iglesia o empresa. Veías valores tangibles y experimentaste diversos beneficios a causa de esa alianza, y ahora, si tan solo pudieras volver a confiar, podrías tener todo eso de regreso; todo lo bueno. En muchas instancias la razón por la que desearías volver a confiar es solo que amas a esa persona, empresa u organización. Quieres la relación y hay buenas razones para ello. La idea de perderla es casi intolerable.

Pero el dilema sigue presente. «Para volver a tener todo eso», te dices, «tengo que sobreponerme a este obstáculo de confianza de una manera u otra». Lo sientes como si se tratara de saltar al otro lado del Gran Cañón sin ningún tipo de preparación. Te preguntas: «¿Cómo podré superar la creencia, el temor, o ambos, de que me vuelva a traicionar?».

Buena pregunta.

Como dijo Bella, necesitarías una bola de cristal. Sin embargo, aunque no puedo darte una, la meta de la presente sección del libro es ofrecerte la versión más cercana de una bola de cristal que conozco: la forma de evaluar si es inteligente que vuelvas a confiar.

A medida que he trabajado con las personas que se enfrentan al dilema de si deberían volver a confiar o no, he visto que uno de los asuntos más difíciles a los que se enfrentan es sentir que de alguna manera u otra necesitan poder ver el futuro para discernir si la otra persona será o no confiable. Estudian cada pequeña conducta o suceso ambiguo. Entran en alerta máxima y todo lo leen entre líneas, preguntándose cómo interpretar las cosas para asegurarse de que no las vuelvan a engañar. La realidad es que nadie puede hacerlo. No eres clarividente. De modo que, a menos que cuentes con esa capacidad, necesitas otro método. No puedes pedirte ser ese tipo de juez y ver lo que no está visible. Te enloquecería por completo.

No obstante, lo que sí puedes hacer es estar al pendiente de algunos factores objetivos específicos. Cuando estos se encuentren presentes, será más probable que la persona o grupo de personas en cuestión sean merecedoras de que quieras reparar la confianza que tenías en ellas que si esos comportamientos no se encuentran presentes. En lugar de pasarte la vida buscando entre líneas en una situación con alguien que ya te lastimó en una ocasión, conocerás algunas acciones evidentes y específicas a las que debes prestar atención para ayudarte a determinar si los cambios van a ser reales o no, aparte de los cinco pilares de la confianza que discutimos con anterioridad.

De esta manera, volver a confiar no es un acto de fe a ciegas que se lleva a cabo «a pesar de» lo que la persona te hizo. Más bien se convierte en una decisión que tomas *a causa de* ciertos comportamientos específicos y objetivos que puedes observar. Nada de bolas de cristal, ni de lectura de mentes; solo observación clara que se combina con que les prestes atención a tus corazonadas, a tu alma y a tus realidades internas.

Los pasos para reparar la confianza perdida

El proceso de reparar la confianza perdida no tiene que ver con volver a confiar a ciegas y de manera estúpida en la persona que te traicionó por medio de un acto de fe que dice: «Fue horrible, pero amo mucho a esta persona (o necesito a esta persona) y de verdad lo siente, así que voy a perdonarla y a darle otra oportunidad». **Más bien, es confianza informada, con los ojos bien abiertos, que se basa en criterios adecuados y objetivos. Necesitas razones sólidas para volver a confiar.** *Solo vas a volver a confiar a causa de ciertos factores que deben estar presentes antes de que vuelvas a brindar tu confianza.* Sería de esperar que en esta sección del libro puedas llegar a un «momento crítico» en el que sepas que tienes argumentos razonables y convincentes para arriesgarte a confiar de nuevo; o para no hacerlo.

En mi experiencia, la cuestión de recuperar la confianza perdida tiene que ver con analizar si la persona está haciendo lo que hizo antes. La pregunta que debes plantearte es: «¿Esta persona está buscando encontrar un camino que la convertirá en alguien que no haría lo que hizo antes?». Necesitas saber si estás tratando con la misma persona de antes o con una persona nueva.

Equiparte para tomar esa determinación es un proceso que se desenvuelve a medida que sigues el modelo de seis pasos para reparar la confianza perdida:

Paso 1: Recupérate de lo que te sucedió

Paso 2: Ve más allá del enojo y de la venganza y considera el perdón

Paso 3: Piensa en lo que de veras quieres

Paso 4: Averigua si existe la posibilidad de reconciliación

Paso 5: Evalúa la confiabilidad

Paso 6: Busca evidencia de cambio verdadero

Los pasos uno a cuatro te ayudarán a prepararte y a equiparte para que puedas considerar si existe la posibilidad de volver a confiar. No te llevarán hasta el final del camino para recuperar la confianza una vez que se haya dañado o perdido, pero sí te ayudarán a saber si quieres recuperarla, y a decidir si tú y la otra persona pueden avanzar en esa dirección. Si decides que tienes la disposición para volver a confiar, y que la otra persona también, entonces los pasos cinco y seis te acercarán hacia esa realidad posterior, ya que te enseñarán qué hacer y cómo hacerlo a medida que empiezas el delicado e importante trabajo de recuperar la confianza perdida.

Aunque enlisté los pasos del modelo para recuperar la confianza perdida de manera lineal, hacerlo no es un proceso llano ni ordenado. Tendrás que ir de uno a otros de estos pasos en un proceso bastante desorganizado. Al mismo tiempo, es importante que, hasta cierto grado, no te saltes ningún paso.

En esta sección del libro es posible que notes que algunos de los capítulos, como el presente, serán algo cortos. Esto me permite dedicarle un capítulo entero a cada uno de los pasos del proceso y te da la oportunidad de revisar cada uno a profundidad. Estos son temas muy importantes y pueden cambiar tu vida de manera trascendental, así que tómate tu tiempo mientras avanzas por cada paso.

A lo largo del camino detente y piensa. Utiliza un marcador o subraya. Haz anotaciones en tu diario. Reza o medita. Habla acerca de lo que estás aprendiendo con un amigo cercano, orientador, *coach* o terapeuta. Lee y vuelve a leer. Tómate tu tiempo para procesar lo que vayas aprendiendo en cada paso del modelo antes de que pases al siguiente.

13

PASO 1: RECUPÉRATE
DE LO QUE TE SUCEDIÓ

El primer paso para prepararte y equiparte para recuperar la confianza perdida dentro de una relación tiene todo que ver contigo, no con la persona que te traicionó. Lo que debe suceder, antes que cualquier otra cosa, es que te recuperes; que sane tu corazón de lo que sea que haya sucedido para que perdieras la confianza en una persona, grupo u organización. Tiene que ver con llegar al punto en que estés preparado, a nivel emocional y cognitivo, para pensar en volver a confiar. No hay manera de que pueda predecir cuánto tomará esta recuperación o qué implicará. Tu situación es única; tu dolor es individual. Tu recuperación tomará el tiempo que se necesite (y te aliento a que no intentes apresurar el proceso) e implicará lo que sea necesario para traerte el alivio, restauración y sanación que necesitan tu corazón, tu mente y tu alma.

Primero que nada, tómate el tiempo para recuperarte

Uno de mis versículos favoritos de la Biblia dice: «... y haced sendas derechas para vuestros pies, para que *la pierna* coja no se descoyunte, sino que se sane» (Hebreos 13:13 LBLA). Otras versiones hablan de la parte del versículo que se relaciona con «la pierna coja» de la siguiente manera: «no se disloque», o «para que el cojo no sea desviado» (NVI; RVA-2015). La idea es que cuando estamos lastimados, debemos reponernos antes de que podamos estar listos para transitar los caminos difíciles en nuestro estado lesionado actual, algo que podría dañarnos aún más.

Después de mi cirugía de rodilla, durante las primeras semanas de terapia física, la meta era lograr que la rodilla se doblara en cada vez mayor medida. En la terapia física, cada grado de movimiento que se gana se paga con dolor intenso. El proceso es lento y doloroso. Cada que doblas la nueva rodilla un poco más de lo que lo hiciste antes, sientes que podrías morir a causa de la agonía. Además, debes tener mucho cuidado al caminar y elegir «sendas derechas para vuestros pies» o pagas el precio. Yo tuve el máximo cuidado con cada paso que di para evitar un dolor agonizante si me caía o flexionaba la articulación demasiado lejos y así evitar dañarla a medida que sanaba.

Un día, a las pocas semanas de la operación, en las primeras y frágiles etapas de volver a caminar, saqué a nuestra dóberman, Finley, a pasear para que orinara. Todavía se encontraba en los meses de entrenamiento y le tuve que poner una correa larga. Estábamos caminando hacia uno de los extremos de la alberca cuando vio una ardilla. Podrás imaginar lo que pasó a continuación. Al instante se abalanzó hacia la ardilla y corrió hasta el extremo contrario de la alberca. Yo no estaba prestando atención y cuando dio vuelta la correa se tensó y me jaló al agua (es una perra de buen tamaño). Me tomó por sorpresa y no me di cuenta de lo que estaba pasando. Ni siquiera tuve tiempo de prepararme para la caída en la alberca. Solo me jaló hacia el lado menos profundo y caí, los pies primero, con mi pierna operada adelante. Golpeé el fondo de la alberca, de apenas un metro de profundidad, con el pie de esa pierna. No hace falta decir que la pierna no me sostuvo y que la rodilla se dobló bastante más de lo que era capaz de hacer en ese momento de mi recuperación. El dolor fue insoportable. Entré en *shock*, quedé desorientado y casi perdí el conocimiento.

Por fortuna, logré dirigirme a la orilla de la alberca y agarrarme del borde, pero el dolor fue indescriptible. Fue el tipo de movimiento que solo debería hacerse bajo los efectos de anestesia general. Me llevó un buen tiempo reponerme, salir de la alberca y caminar con sumo cuidado de vuelta a la casa.

Ese día tenía programado ver a mi terapeuta física y logré llegar a la cita. Con solo verme, supo que la situación no era nada buena. Después, examinó la rodilla. Aunque estaba segura de que no me había zafado el implante (la buena noticia es que son dificilísimos de quitar), mi rodilla se sentía tiesa e inflamada. Básicamente, no podía moverla y pasó un buen tiempo antes de que se desinflamara y regresara al punto en el que había estado antes del incidente. Tuve una recaída significativa.

No te predispongas a una recaída

Eso es lo que está tratando de decir Hebreos 12:13, y la historia acerca de Finley, la ardilla y yo en la alberca ilustra todo el punto de este capítulo. Cuando estás lastimado, necesitas salirte del juego hasta que mejores o, de lo contrario, la rodilla lesionada (o el corazón o la mente lastimados) sufrirá todavía más daño. Si te lastimas de nuevo, tendrás un retroceso en tu recuperación y capacidades. Esa es la razón por la que es tan devastador que alguien se lastime durante el Super Bowl. Hay tanto en juego durante ese partido que existe la posibilidad de que uno de los miembros del equipo quiera irse a la banca durante un momento para regresar a jugar con más fuerza, a pesar de un dolor extremo. Sin embargo, no vale la pena arriesgarse a finalizar una carrera de manera prematura o de lesionar su cuerpo de forma permanente con tal de regresar al campo demasiado pronto. El jugador debe permanecer en la banca hasta que el equipo médico decida que está listo para volver a jugar.

Cuando te traicionan, necesitas darte tiempo y recuperarte.

Cuando te traicionan, necesitas darte tiempo y recuperarte. Una de las razones principales por las que necesitas esto es que ni siquiera puedes pensar de manera adecuada cuando estás así de lastimado. Tomarás decisiones erróneas. Cuando sientes dolor, es muy poderosa la necesidad de alejarte, de contraatacar o de tomar decisiones precipitadas, en especial si la traición es personal. Mientras más involucrado esté tu corazón, mayor será el dolor.

Cuando la traición no es personal, sino profesional, de todos modos hay daños. Además, se activan temores y ansiedades de seguridad. Una importante traición profesional perjudica muchos aspectos de nuestra persona. Puede afectar nuestro trabajo actual o las oportunidades de trabajo a futuro, puede tener un impacto en nuestros ingresos o finanzas, o puede generar otras ansiedades de negocios o de índole laboral. He visto traiciones profesionales que destruyen a las personas tanto como las traiciones matrimoniales o de otro tipo, en especial cuando suceden entre amigos o familiares.

Cuando se da una traición en un entorno empresarial, las personas pueden verse más que tentadas a dejarla atrás sin tomarse el tiempo para sanar. Es posible que lo hagan porque se dicen a sí mismas, o porque otros les dicen, que los negocios pueden ser implacables y que tienen que aprender a ser fuertes. También es posible que lo hagan porque hay algún dinero que se robó en medio de todo el desastre o porque se haya perdido una vía de ingresos a causa de la traición. La presión financiera es un poderoso motivador para regresar a trabajar sin tomarse el tiempo de sanar después de una situación dolorosa.

Sea que la confianza se haya perdido en una relación personal o en una situación profesional, cuando hay dolor se necesita de una recuperación. Tomarse el tiempo para hacerlo no solo es una buena idea. Es necesario si quieres poder volver a confiar o seguir adelante en cualquier área de tu vida.

Recuerda, «haced sendas derechas para vuestros pies» como aconseja Hebreos 12:13 (LBLA). Ya sea que se relacione con algo personal o profesional, el primer paso hacia la recuperación es este: **conéctate con personas con las que te sientas seguro y apoyado y deja que te ayuden.** No te aísles ni te alejes, ni pienses que puedes ser lo bastante fuerte como para recuperarte a solas. Incluso los agentes SEAL de la marina necesitan a sus compañeros durante una batalla. Las personas con las que te conectes pueden ser amigos cercanos, un terapeuta, un orientador matrimonial, un mentor o un grupo de oración. Si la traición es profesional, quizá también puedas comunicarte con la junta directiva o con los principales inversionistas del negocio, con consejeros en quienes confías o con tu equipo de trabajo (siempre que resulte apropiado). Otras personas aportarán recursos valiosos a tu situación, mismos que pueden ayudar a estabilizarte y a recuperarte. Necesitas que te apoyen y te cuiden, y también necesitas de su sabiduría y capacidad para ayudarte a determinar tus siguientes pasos. El apoyo y la sabiduría son esenciales.

Permitir que la gente te apoye y te cuide, y que comparta su sabiduría contigo a medida que te recuperas, te ayudará a pasar del pasmo, insensibilidad y negación iniciales y de los pensamientos catastróficos que interfieren con tu juicio para que puedas procesar el dolor. He visto a líderes empresariales de altos vuelos que se ven traicionados por socios importantes y que, en términos emocionales, tienen que transitar el mismo camino que un esposo o amante engañado. La confianza es un vínculo, un tipo de apego y, sin que importe si esa violación de la confianza sucede dentro de una relación personal o en un contexto laboral, puede lastimar el corazón de la misma manera. De modo que el dolor y la lesión requieren de un procesamiento y de tiempo para purgar las emociones. Esto te ayudará a fortalecerte lo suficiente para avanzar al siguiente paso.

Qué pasa cuando la gente no se recupera

Cuando las personas no se toman el tiempo suficiente para recuperarse, pueden llevar a cabo diversas acciones inadecuadas. Por ejemplo, en un estado de daño nada objetivo o defensivo, pueden tomar terribles decisiones y cometer errores. O bien es posible que se aprovechen de ellos de maneras importantes porque se encuentran vulnerables y en busca de alguna manera para seguir adelante.

¿Cuántas veces hemos oído de un marido que traiciona a su esposa y que dice: «No necesitas un abogado. Claro que me voy a hacer cargo de ti y de los niños»? No solo es frecuente que no se haga cargo de nadie más que de sí mismo, sino que ella necesita la protección de alguien que esté de su lado, y claro que ese no debería ser su marido. Sin embargo, en un estado de *shock*, de dolor y de confusión, la persona traicionada se encuentra muy vulnerable y necesita ayuda para saber a dónde dirigirse a continuación.

Cuando te lastiman es normal que no te sientas bien para tomar decisiones acertadas. Eso no es ninguna vergüenza, es un simple hecho. Lo más probable es que nunca hayas estado en esa situación antes y no tienes idea de cómo pensar acerca de lo que está sucediendo en esos momentos o de lo que necesita pasar a futuro. Necesitas sanar y tener consejeros asertivos que te ayuden a operar desde un sitio más ventajoso.

14

PASO 2: VE MÁS ALLÁ DEL ENOJO Y LA VENGANZA, Y CONSIDERA EL PERDÓN

«¿Estás bromeando? ¡Jamás podría perdonar a ese ★&%ç$# por lo que me hizo!». Si te pareces en algo a Bella, y si has sufrido una traición lo bastante significativa, es probable que te puedas identificar con estos sentimientos. Hay ocasiones en que el perdón se siente por completo imposible e injusto, e incluso incorrecto. Sin embargo, la siguiente es la mejor verdad que puedo compartirte al respecto:

Si quieres ser la mejor versión de ti, más sana y que tiene el óptimo desempeño, debes perdonar.

El perdón es la manera de liberarte de la traición. De lo contrario, ese sentimiento te atrapará y no te podrás librar de él por el resto de tu vida. Sin duda, el perdón es el regalo que le brindas a alguien que te lastimó. Cuando lo damos, les permitimos que dejen de castigarse por sus transgresiones y, en ocasiones (como veremos), abrimos la posibilidad a una relación futura libre de la mancha de los fracasos anteriores. Sin embargo, el perdón también es un regalo que te das a ti, y quiero que veas el valor que tiene, precisamente, *para ti*. Aferrarse a una injuria y albergar enojo y amargura es permitir que un cáncer crezca al interior de tu corazón, de tu mente y de tu alma. Te matará, tanto en sentido físico como en otros más. A continuación enlisto algunos sorprendentes hechos derivados de investigaciones científicas acerca de la manera en que nos alivia el perdón:

- Mejora la salud mental.
- Reduce pensamientos obsesivos de lamento y ensimismamiento.
- Aminora o elimina emociones dolorosas y dañinas, como resentimiento, amargura, odio, hostilidad, enojo residual tóxico, y deseos y motivación de venganza.
- Reduce la depresión.
- Disminuye la ansiedad.
- Ayuda a recuperarse de las adicciones.
- Contribuye en el proceso de sanación del TEPT.
- Aminora el estrés crónico.
- Mejora las tasas de mortalidad.
- Disminuye la presión arterial.
- Reduce los niveles de colesterol.
- Resuelve dificultades de relación continuas y alteraciones interpersonales crónicas.
- Mejora el funcionamiento del sistema inmunitario.
- Reduce las enfermedades cardiacas.
- Aumenta la agradabilidad y disminuye el neuroticismo.
- Rompe el vínculo entre el estrés crónico y la salud mental deficiente.
- Aminora el dolor.
- Aumenta la capacidad para juzgar a las personas de manera acertada.

Como indica el doctor Loren Toussaint a partir de sus investigaciones: «El perdón es un tema psicológico, social y biológico». Añade: «Es la verdadera conexión mente-cuerpo». Perdonar a las personas cuando te han herido, traicionado o hecho algún otro mal es muy importante para la totalidad de tu sistema. Cuando albergas una falta de perdón, tu mente, cuerpo y alma producen emociones, química, pensamientos y conductas cancerígenas y tóxicas de pelea o huida. Y cuando perdonas, la relación mente-cuerpo empieza a limpiarse, a despejarse y a sanar.

El perdón es la manera de liberarte de la traición.

Esta es la razón por la que las personas que de verdad comprenden el perdón se esfuerzan tanto con practicarlo dentro de su vida. Por ejemplo, hablemos del investigador del perdón, el doctor Bob Enright, psicólogo de la Universidad de Wisconsin en Madison. Pionero de la investigación del perdón que dice que el verdadero perdón puede llevarte a un espacio de mayor fuerza y virtud, se ha ganado el derecho a hacer afirmaciones tajantes acerca del poder del perdón. Tuvo que esforzarse por perdonar al hombre que asesinó a su madre durante un robo en su casa. Sabe lo difíciles y dolorosas que pueden ser algunas situaciones, pero también lo esencial que es el perdón. Sigue siendo un poderoso defensor del perdón, incluso en casos de males terribles.[1]

---

[1] Kirsten Weir, «Forgiveness Can Improve Mental and Physical Health», *American Psychological Association*, enero de 2017, https://www.apa.org/monitor/2017/01/ce-corner.

La falta de perdón no amerita el daño que ocasiona

La inclemencia puede convertirte en una persona amargada y vengativa. Hace que entregues aspectos de tu alma y vida a la persona que te traicionó. En tanto te aferres al mal que te hicieron, siguen siendo tus dueños. Como escuché que dijo alguien en una ocasión: «Cuando permaneces enojado, solo eres un personaje en la historia de alguien más». Cuando sueltas y perdonas, quedas libre para escribir tu propia historia. No tienes que preocuparte de saldar viejas cuentas.

Recuerdo que, en una ocasión, trabajé con una mujer cuyo marido la traicionó. Estuvo atorada en la modalidad de «Lo voy a castigar» por mucho tiempo. Me lamenté cuando vi lo paralizada que se encontraba, lo obsesionada con lo que él le había hecho y lo difícil que le resultaba seguir adelante. No quería elaborar su duelo y su incapacidad para perdonar. Estaba atorada dentro de su enojo.

Un día entró a mi consultorio con una mirada de júbilo en el rostro. Le pregunté qué la estaba haciendo tan feliz y me respondió:

—Su Mercedes estaba en el estacionamiento de este mismo edificio y cuando pasé junto a él usé mi llave para rayar todo el costado del coche. Adora a ese auto más que a la vida misma y espero que eso lo haga sufrir.

Por dentro, sentí que me hundía al pensar en lo lejos que había avanzado en su camino para sanar y lo miserablemente atorada que seguiría hasta que no pudiera liberarse de su enojo para dejarlo ir a él también. Hasta ese momento, no le esperaba más que miseria.

━━━━━━

No existe duda alguna. Si quieres salud y paz interna, tienes que perdonar. Punto.

━━━━━━

He visto a personas traicionadas en un negocio que toman esa misma postura contra quien violó su confianza. Un hombre cuyo socio comercial lo traicionó, pasó años urdiendo estratagemas y tratando de encontrar la manera de terminar por vencer a su enemigo haciéndose del negocio del otro hombre a través de una estrategia a largo plazo. Es de lo más triste que una parte tan importante de nuestra vida se vea dictada por las acciones de alguien más. Cuando las personas permiten que esto suceda, en el sentido más verdadero, se convierten en esclavos de aquellos que los lastimaron, aun cuando logran «ganar». Jamás han tenido una vida propia; quienquiera que los haya lastimado estuvo a cargo de la misma durante todo el tiempo que la persona injuriada se sintió obligada a desquitarse.

No existe duda alguna. Si quieres salud y paz interna, tienes que perdonar. Punto.

Siente tu enojo y exprésalo de manera apropiada

Podría escribir todo un libro acerca del perdón, pero el presente es acerca de la confianza y la sección tiene que ver con cómo recuperarla. El perdón es requisito indispensable para lograrlo. Sin él, la confianza se habrá perdido de manera indefinida.

Recuperar la confianza implica acercarse a la mesa con una agenda limpia con el fin de encontrar el mejor futuro posible. Si nos aferramos al deseo de castigar a alguien, es difícil encontrar un buen mañana. El perdón es la manera para lidiar con el pasado y dejarlo de lado para que así no arruine el futuro. No podemos trabajar en una relación con alguien a quien estamos castigando.

El problema es que perdonar a alguien no es rápido, ni ordenado, ni fácil. Seguirás teniendo sentimientos muy reales que debes reconocer hasta que desaparezcan. Cuando empiezas a trabajar en una relación con alguien, el enojo y el dolor volverán a surgir, cosa que discutiremos más adelante. Es ingenuo creer que el perdón será ordenado y que ocasionará que una situación dolorosa «se acabe» de un momento a otro. No es como accionar un interruptor; es un proceso.

Sin embargo, existe una enorme diferencia entre el enojo y el dolor que se expresan dentro del trabajo de reconciliación y el enojo y el dolor que se expresan de manera punitiva. Lo primero conduce a sanar y a la comprensión dentro de la relación, mientras que lo segundo lleva a una mayor enajenación. El perdón implica bajar la espada para ver qué es posible para el día de mañana, y eso significa renunciar a cualquier tipo de postura de enojo.

La resolución del enojo es uno de los aspectos más importantes del perdón. Es esencial para el proceso en ambas direcciones: *necesitas sentir enojo para poder mejorar y, en algún momento dado, necesitas renunciar a ese enojo para lograr eso mismo.* Al decir «sentir enojo» quiero decir que para que puedas perdonar a alguien tienes que ser franco en tu acusación. Son culpables. Punto. Te hicieron algo dañino o doloroso. No puedes negar lo que te hicieron y esperar que puedas perdonar de manera correcta. El perdón implica que se hizo un mal. De modo que reconócelo por lo que es y nómbralo. Sé franco al respecto y ten en mente que esto llevará a un periodo de enojo. Así que enfrenta el hecho de que sientes enojo al respecto. Estás en tu derecho. Te hicieron algo de verdad malo.

El enojo es una emoción que dice «algo está mal». Es una emoción de protesta, lo que significa que prepara al sistema para la acción de pelear contra algo que está mal. De modo que si existió una traición, sentirás enojo al respecto. Eso es correcto y está bien. El punto es cómo manejar tu enojo y qué hacer con él. Puede ser destructivo o puede utilizarse como una fuerza para el bien.

Uno de mis versículos favoritos es Efesios 4:26: Enójate, «pero no pequéis» (LBLA). Dios diseñó al sistema humano para protestar en contra de las injusticias de manera emocional. Permítete sentir y expresar tu enojo, pero no hagas nada destructivo en el proceso. No lo externes en acciones; habla acerca de él. «Nunca paguéis a nadie mal con mal», como dice Romanos 12:17 (LBLA). No lastimes a nadie en el proceso;

solo *saca* tu enojo, lo que significa *sácalo de tu alma*. Necesita expresarse y trabajarse. Necesita «purgarse».

El enojo es una emoción que dice «algo está mal». Es una emoción de protesta.

Las investigaciones han demostrado que las expresiones continuas de ira por un tiempo prolongado no le dan fin a esta. No es como si tuvieras una cubeta llena de enojo que necesitas vaciar hasta que se agote. Sin embargo, sí es necesario que te pongas en contacto con el enojo y lo expreses, porque hacerlo es una parte importante de validar lo que te sucedió. También te puede motivar a que tomes medidas para resolver el problema y para que no te puedan volver a herir. El enojo es importante. Es una emoción que nos dice que algo anda mal. Pero darle impulso para siempre, alimentarlo y creer que expresarlo de manera perenne es algo que te va a ayudar simplemente es incorrecto.

Cuando las personas alimentan y ventilan su enojo de manera continua, su «postura» de enojo y su oposición interna a la persona que las lastimó se vuelven fijas de cierta manera. Se convierten en parte de «quienes son», de manera que solo producen más encono. Si las expresiones prolongadas de enojo brindaran algún tipo de resolución, los terroristas y otros furiosos «profesionales» serían los modelos mismos de salud mental; pero como todos lo sabemos, este no es el caso (aun cuando muchos terapeutas no parezcan estar enterados del asunto). El enojo nos indica que hay un problema y, entonces, nuestra realidad y nuestros valores nos piden resolverlo. Necesitamos soltar el enojo por nuestro propio bien si esperamos que cualquier cosa buena pueda suceder. Al expresarse de manera adecuada, se da la sanación de la herida y se recupera el poder propio, a medida que el enojo disminuye.

Una vez que lidies con el enojo, perdona

Una vez que hayas lidiado con tu enojo o, dicho de manera más precisa, a medida que lidies con él al paso del tiempo, considera una postura distinta a la que está produciendo el enojo: la postura del perdón. Esto significa colocarte en un lugar distinto al que estabas en relación con la persona que te traicionó. En la postura de perdón, ya no estás en su contra. Esta postura te lleva a decir: «Voy a cancelar la deuda que tengo en tu contra. Ya no me debes nada por lo que me hiciste. Te perdono».

Si te cuesta trabajo aceptarlo porque sientes que de alguna manera te coloca en una posición en la que podrían herirte de nuevo a futuro, déjame que te lo recuerde:

El perdón tiene que ver con el pasado. La confianza tiene que ver con el futuro.

El perdón libera el pasado para que puedas evaluar lo que quieres hacer con el futuro. Solo porque perdonas a alguien no significa que confíes en él o ella. El perdón es gratuito. Es algo que le das a una persona sin que tenga nada que ver con ella. Lo haces por tu propio bien, para que puedas ir más allá del dolor que te ocasionó lo que te hizo.

Por otro lado, la confianza no es para nada gratuita. Debe ganarse y merecerse. No tienes que confiar en la gente. Si lo haces, debería ser solo porque se lo han ganado y cabría esperar que de las maneras que analizaremos más adelante en el libro. No obstante, sea o no que sigas adelante y tengas cualquier relación con la persona que te lastimó, el perdón es la clave para tu futuro. Y, a largo plazo, si quieres recuperar la confianza perdida, es por completo esencial.

**Solo porque perdonas a alguien no significa
que confíes en él o ella.**

Perdonar a personas que no lo merecen o que ni siquiera lo desean

Hay que hacer una anotación relacionada con perdonar a alguien que no lo merece o que ni siquiera lo desea: algo dentro de todos nosotros se horroriza ante la idea de otorgarle el perdón a alguien que no parece interesado en el mismo y que ni siquiera busca pedirlo. Lo que me ayudó a comprender esto se encuentra en las escrituras. Seas una persona de fe o no, creo que la manera en que la Biblia describe el perdón de Dios es un modelo excelente en términos de cómo tomar esta medida que puede salvar nuestra vida. Así que aunque no partas desde una perspectiva de fe, trata de seguir el recuento de la manera en que se desarrolla el proceso del perdón.

La Biblia dice que «cuando éramos enemigos fuimos reconciliados con Dios por la muerte de su Hijo» (Romanos 5:10 LBLA). Dios libremente le otorgó el perdón al mundo entero a través de la muerte de Jesús y nadie siquiera se lo había pedido. Nadie confesó que Lo habían traicionado al rechazarlo a Él y a Sus preceptos. Solo nos perdonó, por Su propia voluntad y eso lo resolvió todo ante Sus ojos. En adelante, acabó con el pasado y quedó libre del mismo.

Al momento exacto de su muerte, Jesús dijo: «Consumado es». En el lenguaje original, la palabra que Él utilizó para *consumado* significa «pagado en su totalidad, ejecutado o cumplido, llegado a su fin».[2]

---

[2] James Strong, *The New Strong's Expanded Exhaustive Concordance of the Bible* (Nashville, TN: Thomas Nelson, 2010).

Como lo explica la Biblia, Dios lidió con su enojo y canceló la deuda por completo; otorgó el perdón a todos.

Ahora, como ya dijimos, solo se necesita una persona para perdonar. Él lo hizo. Sin embargo, se necesitan dos personas para la reconciliación (cosa que veremos a detalle en el capítulo 16). Aunque Él les ofrece el perdón a todos, no todos están reconciliados en una relación con Él. Ese tipo de relación requiere de algo de parte de ellos; necesitan confesar que pecaron en contra de Él, decir que lo sienten y arrepentirse. Si lo hacen, la relación entre Él y ellos está reconciliada y restaurada. Eso no significa que de manera automática Dios le confiará a alguien alguna enorme responsabilidad, trabajo o misión solo por haberlos perdonado. La confianza, como dice Él mismo en diversas partes, llega cuando la persona es fiel con lo poco antes de que se le pueda confiar con más (Mateo 25:23).

De modo que el modelo de perdón que se presenta en el Nuevo Testamento es uno que resulta bueno para nosotros: perdona sin importar lo que haga el otro para que todo quede «consumado» en relación con la transgresión. Si la persona admite lo que hizo y te dice que lo siente, entonces puedes reconciliarte y regresar a un sitio seguro. De ahí, puedes ver si es capaz de ganarse tu confianza o no a futuro, como lo exploraremos.

15

PASO 3: PIENSA EN LO QUE
DE VERAS QUIERES

«Jamás quiero volver a ver a ese ⋆&%ç$#», exclamó Greg. «Si lo hago, me da miedo lo que podría hacerle».

Greg había iniciado una compañía, y unos años después entró en una relación con otra empresa que obtuvo un interés minoritario, pero importante, de su negocio. No le gustó que su junta directiva e inversionistas quisieran hacer el trato porque ya había tenido convenios anteriores con Rob, el director ejecutivo de la otra empresa, y no confiaba de lleno en él. Su desconfianza no provenía de ninguna experiencia en la que Rob le hubiera mentido o engañado, ni por ninguna falta de integridad, sino a partir de una impresión general y de algunas experiencias que le indicaban que Rob siempre veía por sí mismo. Pero el hecho es que cumplía con sus compromisos, con lo que hacía que los demás *pensaran* que era confiable. Sin embargo, Greg sentía que no podías confiar en que Rob te apoyara en los casos en que el contrato no lo obligara a hacerlo. Podías contar con que se cuidara a sí mismo, pero no con que se preocupara con lo que tú necesitaras.

Recuerda que parte de nuestra definición de traición es que una persona actúe solo en interés propio, sin considerar el bienestar de los demás. Sin embargo, a pesar de todo esto, la junta directiva de Greg confiaba en Rob y sintió que siempre y cuando tuvieran un contrato lo bastante rígido que le diera poca flexibilidad en relación con sus obligaciones legales, todo estaría bien.

Esto nos remonta a una de las lecciones que aprendimos al inicio de este libro: la confianza implica más de un solo factor. Una ausencia de mentiras o engaños no es suficiente para confiar en alguien. Hablamos acerca de los cinco pilares de la confianza, y el temor de Greg se basaba en uno de ellos: los motivos de Rob se enfocaban 100% en sí mismo. Todas sus intenciones giraban alrededor de sus propios intereses, *no* de los intereses de Greg y sus socios. Y eso es justo lo que sucedió.

Después de obtener un amplio interés minoritario en la empresa de Greg, Rob actuó a sus espaldas y le hizo una enorme oferta financiera a uno de los amigos cercanos y socios de Greg, alguien con quien inició la empresa. El socio le vendió su participación en la empresa a Rob y, de la nada, en lo que se convirtió en una adquisición hostil entre «amigos», Greg perdió el control de su proyecto ante Rob. Antes de esta estratagema, Greg y sus socios originales, todos amigos, tenían el control de la empresa con una propiedad conjunta de más de 50%; sin embargo, cuando uno de los amigos le vendió su participación a Rob, este se hizo del control de la empresa que Greg había iniciado, destruyendo la totalidad de su corazón y pasión.

Greg quedó devastado, herido y temeroso de lo que le sucedería a su compañía a continuación. Rob tenía una filosofía empresarial muy distinta a la de Greg. Estaba interesado en las ganancias por encima de cualquier otra cosa, mientras que Greg estaba enfocado en la misión de la compañía y en sus empleados antes que en las ganancias. Los dos hombres eran como agua y aceite. Lo más triste de todo fue que Greg supo que no podía confiar en Rob antes de que sucediera todo esto. No quería el trato desde un inicio, pero su junta directiva sí, por lo que había seguido adelante. Se sintió como un idiota por permitir que eso sucediera, pero había intentado ser un buen miembro del equipo al acceder a lo que todos los demás querían.

De manera que se encontró en una situación en la que solo quería salirse del negocio por completo o demandarlos a todos para perjudicar a Rob. Pelear o huir era básicamente lo único que podía sentir. Alejarse o ir tras ellos. Estaba enojado y destrozado. Además, como aprendimos en el capítulo acerca de sanar de lo que sucedió cuando se perdió la confianza, en ese estado mental pudo haber tomado decisiones equivocadas.

Por fortuna, la junta directiva de Greg y su otro socio tenían la cabeza más fría. No estaban tan lastimados como él, ya que este había sido su proyecto desde un inicio. Ni tampoco habían sido amigos tan cercanos con el socio que había traicionado a Greg, cosa que él percibía como la situación más dolorosa. Ellos estaban pensando de manera más estratégica que él. Greg quería venderlo todo o destruirlo. Ellos estaban planteando una pregunta diferente:

¿Cuál es el mejor resultado que podríamos imaginar?

Luego de unas semanas, recurrieron a un consultor y al miembro más sabio de la junta directiva. Por fortuna, el primer paso del modelo para recuperar la confianza perdida, lidiar con el enojo y considerar el perdón, había abarcado el tiempo suficiente como para hacer lo que se necesitaba en ese momento. Greg gritó, lloró, vociferó, habló y trabajó el proceso inicial para purgar su profunda herida. Llegó al punto en que las mentes más serenas lograron que empezara a preguntarse: «¿Qué es lo que de verdad queremos?». Todavía no estaba al 100%, pero contaba con la calma suficiente como para proseguir.

Empezaron a sopesar sus opciones. A nadie le gustaba que Rob tuviera el control de la empresa. No era la intención de nadie que eso sucediera y después de su jugada de hacerlo a espaldas de todos para arruinar al otro socio, todos se sentían traicionados. ¿Qué podían hacer ahora?

Podían venderle el resto de la empresa a alguien más, retirar su capital y seguir adelante. Así, no tendrían que lidiar con Rob. Pero eso casi sin duda conllevaría acuerdos de no competencia, por lo que no podrían seguir haciendo lo que amaban. Además, si elegían esa opción, el problema se haría público y revelaría importantes diferencias. Una gran pelea pública dañaría la confianza de sus clientes en ellos y en su marca también, y tenían una reputación sólida y ganada con arduo trabajo que proteger. Sabían que incluso cuando una de las partes es por completo inocente, alguien siempre encontraba alguna manera de colocarla en el papel del villano por medio de alguna narrativa diferente. No querían pelearse en los medios ni en el sector de la industria. Además, la empresa se vendería a múltiples niveles de ganancia y apenas estaban llegando a un punto de inflexión donde las cosas podían empezar a mejorar de manera importante. Este no era momento de vender porque el factor de multiplicación financiera a futuro sería mucho mayor, dado que entrarían las ganancias de las expansiones en las que habían invertido en los últimos años. Vender no era una opción atractiva.

Después empezaron a considerar cómo hallar alguna manera de trabajar con Rob a futuro y por buenas razones. Incluso con los aspectos que a Greg no le agradaban acerca de esta posibilidad, la entidad combinada sin duda sería más fuerte, ofrecería mayores oportunidades e implicaría un sinfín de beneficios adicionales. Greg simplemente tendría que tragarse muchas cosas de sabor amargo en el camino. Eso no era algo que pudiera soportar, de modo que se empezó a preguntar: «¿Cómo podemos hacer que esto funcione al tiempo que limitemos los aspectos que simplemente no puedo "tragar"?».

A largo plazo, eso fue justo lo que hicieron. Llegaron a la conclusión de que los beneficios de quedarse dentro de la empresa con la nueva entidad de socios combinados era la mejor opción, si tan solo podían reparar la relación a cierto nivel para limitar los aspectos más negativos. A través del proceso de recuperación de la confianza perdida que se especifica en este libro, lograron hacerlo, aunque se necesitó de mucho esfuerzo, trabajo, tiempo y dinero.

Para poder comprender este paso de «averigua lo que de verdad quieres», necesitamos ver que a veces realmente es necesario que

busquemos el tiempo y el espacio para pensar en escenarios alternati-
vos. En el caso de la empresa de Greg, ¿qué significaría vender? ¿Qué
indicaría pelearse y demandar? ¿Qué significaría quedarse y tratar de
trabajar con Rob? ¿Cómo es que las diferentes opciones afectarían a
todas las partes interesadas? ¿Cuáles eran los diferentes factores financieros y qué peso tendrían? Hubo muchas diferentes consideraciones
que valió la pena explorar.

¿Deberías irte o quedarte?

En cierto momento, dentro de algún contexto, es posible que necesites decidir si quedarte dentro de una situación y tratar de reparar la
relación, o si te convendría seguir adelante:

♦ ¿Quieres divorciarte o tratar de seguir con tu cónyuge después de una traición profunda una vez tomados en cuenta
los niños, los beneficios de la relación, la fe, el amor y más?
¿Es posible volver a confiar?

♦ ¿Quieres seguir trabajando en una empresa que sientes que te
traicionó después de considerar el impacto completo que
podría tener el que te marches sobre ti y tu familia o cuando
piensas en los efectos que quedarte podrían tener sobre tu
corazón, tu mente y tu alma? ¿Puedes resolver el dilema de
manera satisfactoria o no? ¿Seguir adelante amerita un completo cambio de trayectoria profesional?

♦ ¿Sigues dentro de tu iglesia después de que el liderazgo traicionó a los feligreses, incluyéndote a ti? ¿La comunidad que
tienes es demasiado fuerte como para deshacerte de ella incluso si no puedes coincidir con algunos de los líderes o con
lo que hicieron? ¿Hay niños involucrados y, en ese caso,
cómo se vería afectada su formación espiritual?

◆ ¿Tratas de reparar la relación con un amigo cercano o con un miembro de tu familia después de una traición importante? ¿Quién más está involucrado y qué otras relaciones se verían afectadas por tu decisión de quedarte o de seguir tu camino?

Existen muchos otros factores que tomar en cuenta cuando estás tratando de decidir si quieres o no volver a confiar. En este momento es posible que no sepas cuál es la mejor decisión. Tal vez mucho dependa de lo que haga la otra persona o parte, o de lo que desee. Sin embargo, en este punto definitivamente puedes empezar a evaluar la situación y preguntarte:

◆ ¿Qué es lo que me gustaría ver, dadas las circunstancias?

◆ ¿Existen buenas razones para perseguir la reconstrucción de esta relación?

◆ ¿Hay cosas por las que vale la pena luchar?

◆ ¿Al fin tengo los ojos abiertos y puedo ver que no hay nada que me mantenga aquí un día más?

◆ ¿Existe un «panorama más amplio» aparte de esta persona y lo que me hizo?

Tienes que reflexionar a profundidad para averiguar qué es lo que deseas en realidad, y recuerda: *este paso no es para que consideres si vas perdonar o no. Eso es algo que vas a hacer y le vas a ofrecer al otro la oportunidad de disculparse y de recibir ese perdón.* Esto se refiere a reflexionar acerca de «Una vez que ya lidié con lo que sucedió, ¿qué quiero que suceda de ahora en adelante?».

Siempre podrás decir: «Te perdono» y «Te deseo lo mejor», sin que tengas deseo alguno de continuar la relación o de seguir trabajando con esa persona u organización. Puedes decidir no volver a brindarles tu confianza. Como dice Eclesiastés 3:5, hay un «… tiempo de abrazar, y tiempo de rechazar el abrazo» (LBLA). Perdonas, pero ya no deseas ir a otro baile más o iniciar una sociedad comercial con esa persona. No quieres continuar dentro del matrimonio o seguir teniendo el mismo nivel de relación que tenías antes del engaño. A veces, después de una traición y de un profundo examen de conciencia, te das cuenta de que tu tiempo con alguien llegó a su fin y sigues tu camino.

No obstante, hay otras ocasiones en que hay mucho que salvar. Hay mucho que puede tenerse a futuro si las cosas pueden solucionarse. He visto horribles traiciones que se sanan y relaciones que se restauran. He sido testigo de parejas que disfrutan de sus mejores décadas de matrimonio *después* de una traición, años que son mejores que el tiempo juntos antes de perderse la confianza. En muchas ocasiones esto se debe al trabajo que se hace para recuperar la confianza. Es posible y sucede a diario. Solo tienes que determinar si es algo que en realidad quieres.

Una cosa más. Es muy frecuente que pensar en lo que de verdad quieres es un proceso gradual. Hay ocasiones en que no puedes saber lo que quieres hasta que llevas a cabo algunos de los pasos que analizaremos en capítulos posteriores porque no sabes de lleno si la otra persona está cambiando o no. No sabes con quién estás lidiando: con Jekyll, con Hyde, o (esperemos) con alguien nuevo. No sientas que tienes que saberlo todo en este momento, pero sí empieza el proceso de pensar en lo que de verdad quieres para que tengas algún tipo de dirección a futuro. Yo sé que lo que *de verdad* quieres ¡es que la traición jamás hubiera sucedido! Pero este paso implica desprenderte de ese deseo, ver la realidad y preguntarte: «¿Dado el punto en el que nos encontramos en este momento, qué quiero de ahora en adelante?».

Una vez que hayas empezado a reflexionar acerca de lo que esperas a futuro, examinaremos un poco más el aspecto que tiene la recuperación de la confianza.

16

PASO 4: AVERIGUA SI EXISTE POSIBILIDAD DE RECONCILIACIÓN

En el capítulo anterior abordamos el dilema de pensar acerca de confiar en alguien de nuevo después de una traición. Eso nos deja atrapados entre dos impulsos opuestos: el deseo de tener las cosas positivas que puede traernos la relación y el deseo de no volvernos a sentir heridos o dañados de alguna manera. La disyuntiva se presenta porque ambos impulsos son válidos. Hay cosas buenas que son deseables, pero también hay razón para sentirse con la guardia en alto. Entonces, ¿qué debes hacer a continuación?

Averiguar si existe posibilidad de reconciliación.

Eso no significa que se va a recuperar la confianza; es solo el siguiente paso en esa dirección y te ayudará a ver con quién estás lidiando.

La reconciliación es regresar una relación a una «buena posición». No incluye confiar en esa persona en adelante de manera automática, aunque puede evolucionar hasta ese punto. Es solo un perdón de tu parte, junto con que la otra persona se disculpe y acepte lo que hizo para que puedas regresar a un buen sitio repleto de perdón sin que importe lo que decidas hacer a futuro.

Antes de que continuemos, me gustaría darte algunas esperanzas relacionadas con personas que ya conoces. ¿Recuerdas la historia con la que empezamos acerca del director general y el presidente de la junta directiva? Este último estaba a punto de salir por la puerta y parecía que la relación había terminado. ¿Cuál fue el final? Recuperaron la confianza y el director ejecutivo tuvo una exitosa carrera de 15 años después de la escena que compartí contigo.

¿Y recuerdas a Bella? Su marido, Drew, la traicionó con su doble vida y su amorío, pero hoy, diez años después, están en el mejor matrimonio que jamás imaginaron y sobrepasa todo lo que alguna vez soñaron. Además, el bufete de abogados de Drew es todo un éxito.

¿Y te acuerdas de Greg del capítulo anterior?

Greg, Rob y el resto del equipo repararon su relación y ahora, veinte años después, trabajan juntos sin problema y disfrutan de su sociedad.

Por medio de estos desenlaces no quiero decir que cada historia de confianza perdida termina de manera positiva. No es así. Si recuerdas, Sean jamás pudo recuperarse. Así es como funciona la confianza. Siempre se necesita de dos para que funcione, de modo que no hay garantías.

Pero sí puedo decirte que el plan para recuperar la confianza funciona si trabajas con el mismo. Si dos personas o entidades siguen el modelo y participan de lleno en el proceso, no hay duda de que puede funcionar; **sin embargo, ambos deben participar** y estar dispuestos a que funcione de manera adecuada. Además de que, obviamente, las conductas no confiables deben terminar.

Determina con quién estás lidiando

El negocio de accesorios para el hogar de Olivia tuvo un inicio difícil, pero pronto se dio cuenta de que lo único que necesitaba para superar la curva de crecimiento inicial era encontrar a la persona correcta de desarrollo comercial. Tenía una excelente línea de muebles y estaba muy bien conectada dentro de su industria, pero ella se enfocaba en el diseño, el desarrollo de marca y la fabricación. Sabía que su empresa podía llegar al siguiente nivel si encontraba a la persona correcta que se encargara del desarrollo comercial para generar más ganancias.

Cuando encontró a Derek pareció como si se tratara del matrimonio empresarial perfecto. Derek era una máquina para hacer las cosas y le fascinaba romper barreras. Tenía una cantidad infinita de energía y motivación. Por un año entero, todo salió de maravilla. Había una enorme cantidad de entusiasmo y de sueños importantes para el futuro. Después de algunas fuertes ventas a minoristas destacados, parecía que no tendrían límite alguno.

Un día Olivia recibió una llamada de parte de su contador con algunas preguntas acerca de cargos inusuales a la tarjeta corporativa. Ella descargó el estado de cuenta en línea y quedó extrañada por algunos cargos en clubes de golf y en tiendas de alta gama de equipo deportivo y ropa para caballero. Las compras no le hacían el más mínimo sentido, de modo que le pidió al contador que averiguara un poco más. Lo que encontró la dejó atónita, pero lo que sucedió después fue devastador.

Derek había cargado decenas de miles de dólares en gastos personales a la tarjeta del negocio. Viajes con su esposa y su familia, vacaciones personales y compras que estaban ahí para quien quisiera verlas. Descubrir que Derek estaba usando el dinero de la empresa (y de Olivia) para sí sin decírselo a ella fue de lo más impactante, y fue un duro golpe. Sin embargo, ella confiaba plenamente en él, de modo que pensó: «Estoy segura de que habrá alguna buena explicación para todo esto. Solo se lo tengo que preguntar». Pero, cuando así lo hizo, sus respuestas le parecieron esquivas y poco satisfactorias. De hecho, parecía estar ocultando algo. Ese fue el momento en que me invitaron como consultor.

Fue después que pasó lo más terrible. Olivia, dos miembros de la junta directiva (que también eran inversionistas) y yo nos reunimos con Derek, quien negó cualquier anomalía de manera tajante. En

esencia, dio explicaciones para todo y dijo que las compras eran rega-
los para contratistas o clientes, gastos empresariales legítimos o bonos
que se había pagado a sí mismo por tratos que él había negociado de
manera personal en lugar de utilizar al equipo de ventas. «De hecho, le
ahorré dinero a la empresa», dijo. De alguna manera pensó que no
tenía nada de malo tomar decisiones financieras para beneficiarse a sí
mismo y pagarse cifras de dinero sin consultarlo con Olivia. Ante esto,
los miembros del consejo y los inversionistas palidecieron.

Sin embargo, existía un problema todavía mayor. A partir de des-
cubrimientos adicionales, Olivia supo que muchas de las explicaciones de Derek eran por completo falsas. Eran *mentiras* comprobadas y
evidentes. Y, aparte de los engaños acerca de los gastos y del dinero,
encontró que Derek le mintió en relación con otras partes del negocio
de las que también era responsable. Sus comentarios relacionados
apestaban a duplicidad y a secretos. Olivia siguió indagando y se enteró de que revocó muchas de sus responsabilidades fiduciarias dentro de
la compañía, dejándola abierta a riesgos potenciales. Los miembros del
consejo estaban preparados para tomar medidas.

No obstante, Olivia de verdad quería encontrar alguna manera de
seguir trabajando con Derek y tenía esperanzas de que las cosas salie-
ran mejor. Quería a Derek; eran amigos cercanos y confidentes. Sin
embargo, los miembros del consejo le prohibieron que continuara
cualquier tipo de relación laboral. El juicio del consejo no se encontraba comprometido por el cercano vínculo personal que Olivia com-
partía con Derek después de pasar tanto tiempo juntos en las buenas y
en las malas. Para ellos las cosas eran más que claras: Derek no estaba
asumiendo ninguna responsabilidad por hacer las cosas de manera in-
debida, ni sentía remordimiento alguno por la manera en que engañó
a Olivia y a los demás inversionistas. En lugar de ello, se justificó y dijo
que no tenía nada de qué disculparse.

Para ellos esa fue la gota que derramó el vaso. Pudieron haber
perdonado a Derek y tal vez habrían buscado alguna manera de seguir
adelante si tan solo hubiera aceptado sus acciones y acordado que

estaba mal y que lo que hizo fue dañino. Pero, al final, no le veía nada de malo a jugar con las finanzas de la empresa, traicionar su confianza y tomar dinero sin que ellos lo supieran. Peor aún, descubrieron que a través de su negligencia contravino varias leyes, incluyendo algunas que crearon problemas de impuestos considerables que le costaron mucho dinero a la compañía.

Después de diversas consultas que determinaron que Derek de verdad podría terminar yendo a la cárcel después de su repetida negativa a aceptar sus transgresiones, los miembros de la junta sintieron que los había traicionado de manera grave. Abusó de su confianza y estaban furiosos.

Sin embargo, Olivia estaba desolada. Quería que Derek se disculpara y todavía deseaba confiar en él. Se dijo que sus explicaciones eran más o menos creíbles; hasta que empezó a pensar acerca de la situación de manera objetiva, momento en que tuvo que enfrentarse a la verdad. Derek jamás pensó que estaba mal, nunca aceptó nada y nunca se disculpó. Su relación de trabajo realmente llegó a su fin.

¿Asumen su responsabilidad?

La historia de Olivia nos ayuda a comprender lo que debemos hacer cuando tratamos de averiguar si existe posibilidad de reconciliación después de que sucede una traición. Tenemos que determinar con quién estamos lidiando. Debemos comenzar el proceso planteando una serie de preguntas:

1. ¿Asume la responsabilidad de lo que hizo?

2. ¿Entiende las razones por las que estuvo mal lo que hizo?

3. ¿Reconoce las consecuencias de sus actos y comprende la manera en que te hirieron a ti o a otros?

4. ¿Está arrepentido, afligido y siente remordimiento?

5. ¿Se arrepiente y ofrece disculpas por sus acciones?

6. ¿Es transparente en cuanto a información y te da pleno acceso a la verdad?

7. ¿Está diciendo la verdad y contándote «toda la historia»?

Si alguien es honrado a cabalidad, se muestra arrepentido y quiere disculparse, y si le importa lo que te hizo y quiere resarcirse, tu perdón puede llegar al siguiente nivel: puedes *reconciliarte dentro de la relación*.

Por favor, observa que no dije que pudieras volver a confiar. No todavía. Todo lo que implica este paso es «disculpa aceptada» y «relaciones restauradas». Le estás dejando saber a la persona que ya no la culpas por sus transgresiones y que es algo que ya no interferirá entre ustedes dos. Pueden empezar a sentir que el problema está en el pasado y seguir adelante dentro de la relación que tú consideres apropiada. Por ejemplo, esta es la postura que toman muchos anteriores cónyuges en tareas de crianza conjunta.

Por lo general, eso es todo lo que se necesita para alcanzar el punto de reconciliación. Recuerda, *no me estoy refiriendo a volver a confiar. Solo estoy hablando acerca de sanar la relación a un punto adecuado de perdón.* Podrías o no volver a ser capaz de extender tu confianza. Eso dependerá de muchos otros factores que veremos más adelante. **La reconciliación es solo el primer paso.** Pero con el perdón de tu lado y la clara aceptación de la responsabilidad, junto con remordimiento y arrepentimiento de la otra parte, al menos pueden regresar a un punto en el que las cosas estén bien entre los dos.

Es posible que en este punto decidas no seguir la relación con la persona o quizá decidas tener una amistad con ella sin volver a confiar de la manera en que lo hacías. Incluso es posible que llegues a un punto de recuperación total. *Pero sin que importe dónde estés en relación con la otra persona, estar bien con él o ella requiere de su aceptación, disculpa, remordimiento y arrepentimiento. Un «lo siento» dicho de corazón sirve de mucho.*

La alternativa a aceptar y a disculparse de manera sincera por herir a alguien es un modo de decir: «No es mi culpa», de una manera u otra. Esto puede asumir la forma de varias defensas para evitar la responsabilidad:

- Negar

- Mentir

- Hacer que el otro dude de la realidad

- Culpar

- Excusarse

- Minimizar

- Racionalizar

- Invalidar

- Sentir que merecen que alguien más tome la responsabilidad del problema

- Proyección

Cualquiera de estos comportamientos dificulta el seguir adelante. La mejor opción se convierte en: «Pues tendremos que discrepar», cosa que no te llevará muy lejos en el contexto de una traición verdadera.

La psiquiatría, la psicología y, en cierto sentido, el sistema legal, hacen la distinción entre aceptar las malas conductas y no hacerlo. El sistema legal puede ofrecer condenas reducidas o libres de encarcelamiento, junto con otras ventajas, si alguien tan solo se disculpa y muestra verdadero arrepentimiento y remordimiento por sus transgresiones. Coloca a la persona en una categoría distinta a la de aquella que no asume su responsabilidad.

Hace años la psiquiatría y la psicología desarrollaron una distinción entre los trastornos neuróticos y los trastornos de personalidad. Algunos solían bromear que los trastornos neuróticos experimentan un «exceso de responsabilidad», mientras que los trastornos de personalidad experimentan una «deficiencia de responsabilidad». Esta distinción ilustra algunas cosas verdaderas. La gente «neurótica» tiende a sentir culpa y ansiedad acerca de cosas que *no* hizo, mientras que las personas que sufren de «trastornos de la personalidad» no se sienten ni mal, ni ansiosas por las cosas que *sí* hicieron.

Resulta interesante que la Biblia estaba mucho más adelantada a las investigaciones psicológicas en esta área, ya que deriva tres conclusiones acerca de las personas con base en su comportamiento. Puedes leer acerca de esto a detalle en mi libro *Cambios necesarios*, pero para nuestros propósitos presentes solo quiero señalarte cómo es que la Biblia caracteriza a las personas cuando se les corrige y cuando cometen errores, para que lo puedas tener en mente a medida que seguimos aprendiendo cómo recuperar la confianza. Los describe de tres maneras diferentes: sabios, tontos y malos.

Personas sabias

El primer grupo pertenece a los sabios. Entre otras características positivas, una persona sabia posee un rasgo esencial de la personalidad que es diferente a la inteligencia. Es la capacidad de **escuchar** una confrontación acerca de su propio comportamiento, de **aceptarla, disculparse, aprender** de ella y **comportarse de manera diferente** después de recibir la enmienda. Proverbios 15:31 (LBLA) dice:

> El oído que escucha las reprensiones de la vida,
> morará entre los sabios.

La Biblia también dice que en lugar de actuar con furia defensiva y voltearse en tu contra, una persona sabia te agradecerá que le hayas señalado sus errores o transgresiones:

Reprende al sabio, y te amará.

—Proverbios 9:8 lbla

Cuando lidias con personas sabias, la conversación se siente abierta, compasiva y «orientada al otro». Te *escuchan*. No excusan su comportamiento, ni culpan a alguien más por el mismo, ni tratan de evitar las consecuencias desviando la responsabilidad. La conversación es buena y termina bien. Implica escuchar y aprender, experimentar sentimientos de cariño y remordimiento, así como un cambio. Pueden darse momentos increíblemente profundos y emotivos en las conversaciones cuando alguien que cometió un error asume la responsabilidad por herir a alguien más y cuando se da una reconciliación. Esto solo sucede cuando uno lidia con una persona sabia. Por desgracia, no todo el mundo es sabio. Y esa es la razón por la que la Biblia también habla de los tontos o burlones.

Tontos o burlones

El segundo grupo de comportamientos dice pertenecer a los «tontos» o «burlones». Esto se refiere a acciones que son por completo distintas a aquellas de los sabios. Mientras que los sabios se comportan de la manera correcta cuando se les confronta o corrige, los tontos y burlones se ponen a la defensiva y responden de diversas maneras problemáticas. Proverbios 9:8-9 (lbla) nos enseña:

No reprendas al escarnecedor, para que no te aborrezca;
reprende al sabio, y te amará.
Da instrucción al sabio, y será aún más sabio.

Las personas que responden de manera tonta o burlesca **no se acercan a aceptar la responsabilidad** por lo que hicieron ni por **la manera en que te lastimaron**. De hecho, te culpan a ti o a alguien más por el problema. Cuando se les confronta o corrige, se muestran **defensivos** y **enojados** o, incluso, **te atacan**, como nos lo indica Proverbios 9:7 (LBLA):

> El que corrige al escarnecedor, atrae sobre sí deshonra,
> y el que reprende al impío recibe insultos.

Resulta evidente que no todas las personas son iguales. Están aquellas con las que puedes sostener una conversación constructiva que redime, y aquellas con las que esto no es posible. Cuando pienses acerca de recuperar la confianza, es esencial saber quién es la otra persona en este momento.

Me gustaría ofrecer una salvedad a la categoría de los «tontos» y se aplica a cada uno de nosotros. Hay momentos en que todos podemos ponernos a la defensiva. Es frecuente que esto suceda cuando alguien toca algunos de los puntos relacionados con áreas de daño que llevamos dentro de nosotros. Si presionas el moretón adecuado, cualquiera podría ponerse a la defensiva y resistirse. En estas situaciones, una cabeza fría y algo de empatía a menudo pueden regresar a la persona a la «cordura». Todas las parejas experimentan esto: alguien se exalta y se lastima y el otro es el que tiene los recursos para ofrecer algo de empatía y cariño, tras lo cual todo regresa a la normalidad. *Esto es normal, común y muy humano.*

Como indica proverbios 15:1: «La suave respuesta aparta el furor, mas la palabra hiriente hace subir la ira» (LBLA). A veces, cuando respondemos al enojo defensivo que se origina a causa de heridas, la palabra suave es de verdadera ayuda.

La categoría de «tontos» que estamos discutiendo aquí *no es un estado de reactividad momentánea. Es una postura en la que alguien, en un área significativa o durante la pérdida de confianza, se rehúsa a asumir la responsabilidad de un problema y niega que exista cualquier tipo de problema persistente.* Cuando esto sucede, dejarlo pasar es difícil hasta que las cosas cambian.

Pero también quiero decirte que cuando recibes una reacción tonta, defensiva o negativa de parte de alguien, **no es momento de abandonar las esperanzas de manera automática.** La psicología y la Biblia concuerdan con esto. Me fascina el camino que se describe en Mateo 18:15-18. Es justo el camino que han comprobado que es de utilidad los especialistas en adicciones y otros que trabajan con comportamientos difíciles. Empieza con una conversación uno a uno y dice que si alguien acepta lo que hizo, ya lo has ganado y el problema está resuelto (versículo 15). Pero, en caso de que *no* lo acepten, no sigas hablando acerca de ello. No te está escuchando. En ese momento trae a otro par de personas que te ayuden con la conversación (versículo 16). *No sigas hablando a solas con alguien que te esté culpando a ti y que esté a la defensiva.* Tanto la Biblia como cualquier buen psicólogo te recomendarán que invites a un tercero o a algunas cuantas personas para que hablen entre todos con el implicado. Es mucho más difícil que alguien se ponga a la defensiva y que siga evadiendo su responsabilidad en presencia de un buen terapeuta de pareja, árbitro, profesional de RH, pastor o algunos amigos de confianza dentro de la habitación, que cuando solo estás tú. A veces varias personas que hablan con una sola voz acerca de un problema pueden romper las barreras de la negación.

No sigas hablando a solas con alguien que te esté culpando a ti y que esté a la defensiva.

Si no funciona traer a alguien más a la conversación, a veces es de utilidad una intervención de mayor tamaño, como indica la primera parte de Mateo 18:17 y como pueden comprobarlo terapeutas en adicciones y otros profesionales.

El último paso en el proceso es la separación. Como te dirá Mateo 18:17 o cualquier otro profesional en intervenciones, si no hay aceptación después de las conversaciones uno a uno, de las charlas dentro de un grupo pequeño y, después, dentro de un grupo más grande, a menudo será momento de separarse de esa persona y de esperar que las consecuencias de perder su cercanía los lleve a un sitio de remordimiento.

Lo primordial en el caso de personas que actúan tontamente y que no asumen la responsabilidad por su comportamiento es dejar de tratar que lo vean por ti mismo. Invita a otros para que te ayuden, quizá en cifras cada vez mayores. Si nada sirve, es posible que tengas que implementar la consecuencia de una interrupción en el contacto hasta que la otra persona esté lista para escuchar. A veces cuando la otra persona experimenta una «pérdida» verdadera sirve como llamada de atención porque no querrán perder a todos y todo lo que les es importante.

Malos

Existe otra categoría de personas que menciona la Biblia y el sistema legal lidia con ellas de manera por completo diferente a la que delibera con los demás, y se refiere a aquellos que son «malos». Aunque no entraré en detalles en cuanto a las diversas perspectivas acerca del origen o incluso de la existencia del mal, hay algo que vale la pena mencionar. Sin importar cómo categorices algunas conductas y qué pienses acerca de la posible recuperación o cambio (y hay una infinidad de perspectivas), para los propósitos del presente libro es importante que te des cuenta de que existen algunas personas que no solo se ponen a la defensiva o que tratan de liberarse de su responsabilidad. *Hay personas cuya intención verdadera es hacerte daño.* Lastimarte, destruirte o incluso matarte. Esta es la realidad y lidiar con esta categoría de personas, como quieras describirlas, requiere de estrategias distintas, porque te encuentras en un verdadero peligro.

La Biblia dice que el «mal» se caracteriza por la intención de destrucción de la persona:

> No tengas envidia de los malvados,
> ni desees estar con ellos;
> porque su corazón trama violencia,
> y sus labios hablan de hacer mal.
>
> —PROVERBIOS 24:1-2 LBLA

Existe un tipo de persona que, al verse confrontada, «urde» actos violentos y trata de hacer algo que te lastime. Sea que suceda en ese preciso momento (piensa en el conductor que le toca el claxon a otra persona y que después le dispara, o en alguien que físicamente ataca a algún individuo dentro de una confrontación) o en un escenario en el que hay un plan a más largo plazo (como demandas legales virulentas diseñadas para acabar con una empresa o un individuo) o en otras estrategias dañinas de venganza, **algunas personas son peligrosas y de verdad quieren lastimar a la otra persona con la que tienen un conflicto.** Sucede a diario.

En el caso de conductas malévolas, debes entrar en modalidad de protección.

La estrategia para manejar a estos individuos es **no** involucrarte o interactuar con ellos ni colocarte en peligro y **no** intentar tener una discusión o confrontación lejos de cualquier nivel de protección que sea necesario. *En el caso de conductas malévolas, debes entrar en modalidad de protección.* Alguien está tratando de lastimarte y no es el momento de intentar una reconciliación por ti mismo. (Esa es la razón por la que las salas de los tribunales tienen guardias armados en la parte posterior de estas).

Aquí es donde se necesita decir: «Solo voy a hablar contigo a través de mi abogado. Llámalo a este número», y darle fin a la conversación. Esa es la razón por la que las personas tienen que hablar al 911 de vez en cuando o por la que las mujeres tienen que buscar un albergue y evitar confrontaciones de cualquier tipo. A veces la gente debe ponerse a salvo. Como indica Proverbios 27:12: «El hombre prudente ve el mal y se esconde, los simples siguen adelante y pagan las consecuencias» (LBLA).

Sé sabio

No puedo darle demasiada importancia a la determinación de la persona con la que estás lidiando mientras tratas de determinar si es posible la reconciliación dentro de una situación de confianza perdida. Esto requerirá de una conversación con la persona que te lastimó. Mientras haces el intento de tener estos acercamientos, sin que importe qué tipo de persona es la otra, tú sé sabio. La sabiduría puede hacer la diferencia entre saber si debes detenerte donde estás, si debes avanzar un poco, si debes seguir adelante y confiar o si debes huir para poner tu vida a salvo.

Un repaso

Antes de que prosigamos al siguiente capítulo, repasemos algunos puntos importantes:

♦ El perdón es algo que haces dentro de tu alma y no requiere nada de la otra persona.

♦ La reconciliación puede darse cuando alguien dice que lo lamenta, cuando acepta sus actos y cuando muestra arrepentimiento y remordimiento genuinos. Cuando eso sucede, puedes seguir adelante y mantener buenas relaciones con el otro. Es en este momento que la otra persona se apropia de tu perdón. Hay una reconciliación posterior al conflicto. En este punto, la confianza y tener «más» dentro de la relación todavía no están a discusión.

♦ *La reconciliación en una relación no significa que seguirás confiando en la persona a futuro.* Eso requiere de más que un «Lo siento». Esa confianza deberá ganarse.

♦ La reconciliación, la recuperación de la confianza, o ambas, solo pueden provenir de la determinación de quién es la persona que se está presentando frente a ti. ¿Va a ser confiable de las maneras importantes que ya aprendiste a partir de tu lectura?

¿Y qué hay de ti?

Hemos estado hablando de determinar quién es la persona con la que estás hablando. La suposición es que, de hecho, alguien te hizo algo incorrecto, que te vejó de alguna manera y que te decepcionó. De verdad hay algo que perdonar, que tratar de reconciliar y, quizá, que reparar a futuro.

Sin embargo, el hecho de que tú o yo fuimos los traicionados o decepcionados no nos hace personas totalmente inocentes, maduras o competentes de manera automática. A veces nosotros tenemos problemas que también debemos analizar.

Antes de que hablemos de eso te ruego que escuches lo que *no* te estoy diciendo. *No* te estoy diciendo que tú ocasionaste la traición o transgresión de la otra persona. Eso es justo lo que quiere que pienses el tonto que está a la defensiva, que te culpa y que te hace dudar de ti. La traición es un acto que realiza una sola persona, como también lo son los demás problemas personales que examina el modelo de confianza. Si te hirieron de alguna de esas maneras, no es tu culpa ni tu responsabilidad. Son otras las personas responsables y nadie está tratando de culpar a la víctima.

En esencia, de lo que estoy hablando es de tu propia salud, fuerza, equipamiento y madurez. Aunque examinaremos esto mucho más a fondo en un capítulo posterior, sí quiero mencionar el tema de la responsabilidad personal. Podemos aprender toda serie de lecciones benéficas a partir de nuestras experiencias de confianza perdida si estamos dispuestos a considerar la manera en que tal vez hayamos contribuido a las mismas. Para confiar de manera adecuada, también necesitamos vernos a nosotros mismos y examinar las capacidades que necesitamos con el fin de hacerlo.

Por ejemplo, es posible que aprendamos mucho acerca de nuestras fuerzas y debilidades, y que tomemos medidas para utilizar las fortalezas de mejor manera y para apuntalar nuestras debilidades. Podríamos darnos cuenta de que tenemos una tendencia a microgestionar a los demás y así aprender a delegar responsabilidades de manera más efectiva. Es posible que tengamos que admitir que vimos señales de alerta en el comportamiento de alguien más, pero que las ignoramos porque no nos gustan las confrontaciones. Quizá tengamos que trabajar con nuestras habilidades de resolución de conflictos o, al igual que Olivia, es posible que necesitemos creer en lo que averiguamos acerca de la falta de confiabilidad de alguien en la realidad, cuando se vio comprobado, para tomar medidas inmediatas, aunque no sea algo que nos agrade. Averiguar cómo es que debemos mejorar en situaciones de confianza perdida nos ayudará a abrirnos paso a través de estas situaciones y a fortalecernos de ahora en adelante. Siempre nos conviene ver nuestro lado de cada relación para poder ser las mejores personas que podemos ser.

Volvernos más fuertes, más sanos y más sabios nos ayudará a pedirles cuentas a las personas en el proceso de recuperación de la confianza, como ya lo veremos. Todos necesitamos poder confrontar de manera correcta, ser sabios con el fin de ver y de detectar engaños, dejar pasar nuestra amargura y tomar otros pasos importantes para poder crecer.

No es tu culpa que alguien más te haya hecho lo que te hizo, pero siempre es nuestra responsabilidad ser la mejor versión de nosotros mismos que podemos ser, incluso cuando lidiamos con personas difíciles.

Recuerda, no es tu culpa que alguien más te haya hecho lo que te hizo, pero siempre es nuestra responsabilidad ser la mejor versión de nosotros mismos que podemos ser, incluso cuando lidiamos con personas difíciles. Quiero que cuentes con la máxima fortaleza y equipamiento que puedas necesitar.

Ahora que te reconciliaste... o no

Para este momento ya te hiciste cargo de ti, lidiaste con el daño pasado, estás sanando tu alma, pensaste en lo que quieres a futuro y manejaste la relación que tienes con la persona que te decepcionó. Es posible que te encuentres en el punto en el que te alejaste de la persona a causa de su continua negación o a causa de las diferencias irreconciliables que se basan en su negativa a asumir su responsabilidad. O tal vez estés en el punto en que quieres pensar en seguir adelante, de modo que analicemos la situación donde ya determinaste que quieres evaluar la posibilidad de seguir adelante y de recuperar la confianza en la otra persona, y veamos cuáles son los pasos siguientes que debes tomar sobre ese camino.

17

PASO 5: EVALÚA LA CONFIABILIDAD PARA DETERMINAR SI CONFIAR ES UNA OPCIÓN. PARTE 1

Después de que tomes los primeros cuatro pasos en el proceso de la recuperación de la confianza, es momento de tomar el quinto paso y decidir si es viable la opción de recuperar la confianza en la persona que te traicionó. La manera de hacerlo es por medio del uso de los cinco pilares de la confianza como guía. Estos elementos de la confianza son de igual utilidad para saber si puedes confiar en alguien *de nuevo*, como lo son para determinar si puedes confiar en alguien de inicio. Son los mismos. Los elementos de la confiabilidad son los mismos tanto a futuro como al principio de una relación.

Antes de que echemos un vistazo a los cinco pilares de la confianza, en esta oportunidad dentro del contexto de la recuperación de la confianza, déjame contarte acerca de una conversación que tuve con Drew. ¿Te acuerdas de él? Era el esposo de Bella, el abogado que llevaba una doble vida y que traicionó a su esposa al tener un prolongado amorío con una compañera de trabajo, además de otras fechorías.

Drew: El modelo del modelo

Al revisar los capítulos anteriores del libro y al volver a ver los cinco pilares de la confianza, no pude dejar de pensar en Bella y Drew. Lograron mucho al recuperar la confianza perdida y al reconstruir un matrimonio que ya superó los diez años posteriores a una tremenda crisis, y que sigue floreciendo. Cuando repasé los cinco pilares, no dejaba de ver una imagen actual de Drew en mi mente:

1. Comprender lo que la otra persona necesita y cómo se siente.

2. Tener un motivo e intención «a favor» del bienestar de la otra persona.

3. Contar con las habilidades y capacidades para cumplir con lo que se promete.

4. Tener el carácter y la personalidad para satisfacer los requisitos de la confianza.

5. Establecer un historial que demuestre un patrón de confiabilidad.

Tuve que hablarle. Era el modelo del modelo. Trabajé con él y con Bella desde un principio y tuve la oportunidad de hacer un seguimiento de los dos a lo largo del proceso de recuperación de la confianza y de la reparación de su matrimonio y su familia, de su carrera profesional y de su vida. La manera en que participaron en el proceso fue increíble y solo quería decirle a Drew lo mucho que me inspiró lo que hizo a lo largo de los años, como se lo dije a Bella la última vez que la vi.

Cuando le expliqué todo esto a Drew, se mostró sorprendido y un poco avergonzado de que lo estuviera colocando en el papel de héroe.

Empezó a protestar y me recordó que todo el desastre había sucedido porque él había cometido un error... de proporciones épicas.

—Es cierto. Metiste la pata —le dije—. Pero hiciste todo lo necesario para reparar el daño y puedo decir, con absoluta franqueza, que estás entre los mejores modelos de ello que jamás he visto. Lo digo en serio y fue por eso que tuve que llamarte. Es algo que necesitas saber.

—Pues... eres muy amable al hablarme —respondió—. Tomaré lo que me dices como un aliento.

—Y te diré una cosa más. Mientras estaba escribiendo acerca del modelo de confianza del que hablamos tú, Bella y yo en incontables ocasiones, lo que más me conmovió fue recordar lo bien que te desempeñaste en el primer paso; al escucharla y comprender cómo fue que todo eso la afectó. De verdad la escuchaste y te mantuviste firme cuando compartió algunas cosas que para ti fueron muy difíciles de escuchar. Jamás te pusiste a la defensiva; solo la escuchaste y te mostraste interesado, sin decir nada para excusarte, ni para minimizar la situación, ni para culpar a nadie más. Solo la escuchaste. No pudo ser fácil aceptar todo el dolor y el enojo dirigidos hacia ti. Fue bastante difícil.

Él se quedó en silencio por un momento y después solo dijo:
—No fue fácil.

Los dos nos reímos al darnos cuenta de la profunda verdad y de la sutileza de sus palabras. *Claro* que no fue nada fácil, pero lo hizo.

Después de esa llamada con Drew, pensé que te sería de utilidad que te contara la siguiente parte de su historia para que puedas ver cómo sucedió el modelo de recuperación de la confianza en la realidad.

A medida que leas la manera en que Drew y Bella utilizaron el modelo para recuperar la confianza entre los dos, aplícalo a cualquiera que sea el contexto al que *tú* te estás enfrentando. Por ejemplo, su historia sucedió en las circunstancias de una relación matrimonial; sin embargo, los mismos pasos se aplicaron a la situación empresarial de Greg. Él tuvo que trabajar con sus socios *con esos mismos pasos*, como también lo necesita hacer cualquier persona que quiera recuperar la confianza perdida. Lo importante aquí son los pasos, no solo la manera específica en la que los aplicaron Bella y Drew.

Iniciar el camino a la recuperación de la confianza

Cuando Bella se enteró de la aventura de Drew, recordarás que quedó devastada. Estaba destruida y, por un tiempo, casi le era imposible pasar de un día al siguiente. Pasaba de momentos de insensibilidad, a ataques de llanto, a accesos de rabia en un ciclo interminable. Nuestro primer paso se limitó tan solo a tratar de lograr que sobreviviera al golpe inicial. Decidimos que la mejor manera de actuar era que se tomara un tiempo lejos del hogar y que se fuera a casa de su hermana en un pueblo vecino. Estaba lo bastante lejos como para darse el espacio necesario para caerse a pedazos, pero lo bastante cerca como para hacer lo que necesitaba hacer por sus hijos.

La hermana de Bella representó un enorme consuelo y la estabilidad de tener a su hermana y a su cuñado juntos le dio cierta sensación de seguridad. Con su apoyo, y con ayuda de su terapeuta individual, empezó a vivir un día a la vez. La alenté a que no pensara acerca de tomar ninguna decisión, sino que se limitara a vivir cada día. «Ya llegará el momento para que tomes tus decisiones», le aseguré.

Después de ese momento inicial nos reunimos a lo largo de varias sesiones para determinar los pasos siguientes. En breve, salió a relucir que Drew sufría de lo que ahora denominamos adicción al sexo. Yo sentí que necesitaba límites muy definidos, consecuencias, una confrontación, una estructura muy rígida y un enfoque terapéutico y espiritual para ayudarlo a sanar y a rehabilitarse como debía. Un enfoque estructurado de equipo en un centro de tratamiento podía proporcionarle todo lo anterior, de modo que acudió al mismo.

Una importante razón por la que funcionó nuestro plan fue que Bella se mantuvo de lo más firme en cuanto a las consecuencias de su separación y que, en ese momento, se rehusó a hacer cualquier tipo de compromiso relacionado con el futuro. Primero, ella necesitaba sanar. Después, tenía que pensar acerca de lo que podría hacer a futuro, en lugar de aceptar las disculpas de Drew de manera instantánea cuando él le rogaba que regresara a la relación y a la vida que habían tenido juntos.

Al igual que en el caso de muchas personas a las que «pescan», Drew *de verdad* lo sentía, pero su remordimiento parecía ser una mezcla de «lo lamento» y de «lamento que me hayan pescado». No podía entender de lleno el dolor que ocasionó, ni se sentía de verdad destrozado por lo mismo. Simplemente *no* quería perder su vida entera, como la conocía, a pesar de que la amenaza de lo mismo no resultó ser algo por completo negativo. Lo ayudó a tocar fondo y a darse cuenta de que tenía una ardua labor por delante. Estaba asustado y era correcto que lo estuviera.

Estuvo en el centro de tratamiento por un mes y se esforzó de verdad. Me sorprendió la conexión tan poderosa que hizo con el modelo de adicción. Lo ayudó a admitir que de verdad no tenía forma ni posibilidad de mejorar sin ayuda. Años de conductas de alto riesgo se lo demostraban y tener a otros que comprendieran esta absoluta falta de control fue algo que de verdad lo ayudó. En las palabras del ambiente de las adicciones, empezó a «trabajar el programa».

Su tratamiento incluía sesiones de terapia matrimonial e individual, junto con experiencias y enseñanzas a nivel grupal. Esto les dio a Drew y a Bella un espacio para empezar a procesar lo que sucedió.

Sin detallar todo lo que aconteció, baste decir que a partir de ahí, Bella y Drew trabajaron con los diferentes pasos iniciales para recuperar la confianza que se perdió. Durante lo que resta del capítulo analizaremos cómo se desenvolvió este proceso para ellos.

Paso 1: Recupérate de lo que sucedió

Recuerda que recuperarte de lo que te sucedió incluye alcanzar un punto donde tienes lo que necesitas para seguir adelante en términos emocionales y cognitivos. Bella hizo esto último yéndose a casa de su hermana y permaneciendo en contacto con su pequeño grupo de la iglesia; mujeres con las que se había llevado bien por años. Ese grupo incluía a dos mujeres con las que tenía especial cercanía, y las tres tomaban una larga caminata cada mañana. También acudió con una terapeuta que la ayudó a trabajar con mucho del dolor inicial. Compartió todo de manera muy abierta; cosa que la ayudó enormemente.

Drew se dedicó a su propia versión de recuperación, aunque él fue el perpetrador de las transgresiones. Se integró a un grupo de rehabilitación y, después, cuando regresó a casa, empezó a acudir a un grupo de adictos al sexo. También tomó terapia individual y se empezó a reunir con su pastor cada semana. Además, estableció relación con dos nuevos amigos que también estaban en recuperación y que le ofrecieron su ayuda y su apoyo.

Paso 2: Ve más allá del enojo y la venganza, y considera el perdón

Bella necesitaba trabajar con su enojo y pasar al perdón. Por supuesto, esto tomó un tiempo. Sobre todo lo hizo a través de su terapia individual y de su grupo de amigas. Ambas le dieron el espacio para procesar todo lo que le había pasado. No la juzgaban por cómo se sentía; tan solo la acompañaron en sus sentimientos. Aunque todas sabían que tenía que pasar más allá de su enojo antes de que pudiera suceder algo bueno, no le dijeron lo que «debía» hacer al respecto. La ayudaron a pasar por ello a su propio ritmo. Poco a poco, al paso del tiempo, logró cierta aceptación de la situación, aunque todavía tardó un poco más para que se neutralizara. Este es un proceso difícil en todas las ocasiones.

Paso 3: Piensa en lo que de veras quieres

Bella quería ambos extremos desde el primer día: quería jamás tener que confiar en Drew de nuevo y quería salvar su matrimonio y su familia. Procesar estos deseos contrarios le llevó mucho tiempo. Al final, decidió enfrentarse a la posibilidad de que su matrimonio volviera a funcionar y empezó el proceso de transitar en esa dirección. Esto no le resultó nada fácil, ni estuvo libre de una confrontación plena de la realidad. Ella sabía que resultaría arduo. Tenía que realmente aceptar el hecho de que sería difícil y, al mismo tiempo, aceptar la realidad de que no quería perder todo lo que ella y Drew tenían juntos si existía alguna posibilidad de conservarlo. Ese deseo la impulsó hacia adelante. Mantener junta a su familia merecía lidiar con el dolor y con el riesgo que eso implicaba.

Paso 4: Averigua si existe posibilidad de reconciliación

Recuerda, la reconciliación no significa que se recupere la confianza de manera automática. Solo significa llegar a un punto de perdón y de estar bien con la persona que te lastimó. Ya antes discutimos que la reconciliación necesita que averigües dónde se encuentra la otra persona y que determines si siente arrepentimiento, remordimiento y si te pide perdón. Para Bella, darse cuenta de que Drew de verdad lamentaba lo sucedido y que estaba arrepentido no fue difícil para nada. Era más que evidente que había tocado fondo. Bella también vio cómo escuchaba y participaba en el programa de recuperación para adictos al sexo. Cumplió con todo lo que le pidieron y mostró su arrepentimiento y se confesó ante Bella. No se puso a la defensiva ni la culpó a ella.

Aunque este paso fue relativamente sencillo para Bella, hay otras situaciones en que resulta difícil y confuso. Las excusas, la culpabilización y la falta de verdadero arrepentimiento son enormes barreras para la reconciliación, y es necesario tratar con ellas hasta que todos los que sean cercanos a la situación sientan que la persona de verdad lo lamenta y que acepta lo que hizo. Siempre y cuando sigan culpando y excusándose no están del todo listos y la reconciliación se dificulta. El arrepentimiento se da cuando no se culpa a la otra parte de ninguna manera. Más tarde, habrá tiempo suficiente para trabajar en problemas mutuos dentro de la relación y para esforzarse en mejorarlas.

Paso 5: Evalúa la confiabilidad para determinar si confiar es una opción

Recuerda que determinar si la confianza es una opción después de una reconciliación requiere que se vuelva a trabajar con los cinco pilares de la confianza. Si vas a confiar en alguien de nuevo, debe hacerse de la manera en que se hace con todas las relaciones de confianza: los pilares deben estar presentes. Quiero que veas la manera en que lo hicieron Bella y Drew:

Comprensión

Drew empezó al escuchar el dolor y daño que le ocasionó a Bella, y solo escuchó, al menos en un principio. Hizo todo lo que pudo no solo para comprender lo que ella atravesó a partir de su traición, sino que también empezó a hacer un esfuerzo concertado por comprender sus necesidades verdaderas dentro de la totalidad de su relación. Ella necesitaba sentirse segura respecto a las respuestas a las siguientes preguntas:

- ¿Comprende qué es lo que me resulta importante?
- ¿Asume lo que necesito de él?
- ¿De verdad entiende lo que me hace sentir abierta y despreocupada con él y lo que hará que me acerque a él de manera

confiada? ¿Puede mostrarme su capacidad para de veras escuchar mis sentimientos?

♦ ¿Me comprende a mí, a mi realidad y a mis deseos dentro de nuestra relación?

Al inicio de su proceso, más que otra cosa, Bella necesitaba que Drew oyera lo que le había hecho y cómo la había afectado; que estuviera al tanto del dolor que provocó. Esto fue de lo *más* difícil. De manera natural, nadie quiere escuchar las diversas formas en que hirieron o decepcionaron a alguien más. Es difícil escuchar nuestros fracasos y oír acerca del dolor que le ocasionamos a alguien, y recibir su enojo y su dolor. Para cualquier persona resulta difícil quedarse ahí y escuchar todo eso sin excusarse o sin decir: «Es que lo hice porque tú no estabas satisfaciendo todas mis necesidades», o sin dar alguna otra excusa. Sin embargo, siempre es necesario quedarse en silencio y escucharlo todo.

Quien haya causado la ofensa debe iniciar el proceso de escuchar de verdad la infinidad de maneras en que lastimaron a la otra persona y en que la decepcionaron sin defenderse ni minimizar las cosas.

Ese primer paso para la recuperación les resulta dificilísimo a muchas personas. Hay tanta culpa y tanta vergüenza que se quieren defender, pero lo mejor es que se queden en silencio y empaticen. Me gustaría que me pagaran un dólar por todas las veces en que le he dicho al ofensor, en situaciones como la de Drew y Bella: «Solo quédate en silencio y escucha».

Más allá de escuchar a Bella, Drew tenía que empezar a comprender que, por mucho tiempo, *ella necesitaba poder decirle que estaba lastimada o que no satisfizo sus necesidades y que él la escuchara sin tomarlo como crítica.* Drew tenía que comprender que el que ella le hablara acerca de estos problemas no significaba que estuviera «contra» él, sino que lo necesitaba. Necesitaba que comprendiera que quería poder compartir cosas con él sin que se pusiera a la defensiva.

Bella también requería que Drew comprendiera que ver por ella en términos materiales no era la única manera en que ella se sentía amada. Él consideraba que cuidaba bien de su familia y de sus necesidades porque trabajaba mucho, pero Bella también necesitaba atención emocional, estar con él. Drew tenía que aprender a escuchar todo eso por primera vez y demostrar que lo entendía.

Como práctica continua que duró mucho tiempo, Drew tuvo que escuchar a Bella cada que se desencadenaban sus sentimientos relacionados con la traición. Cuando seguían emergiendo sentimientos acerca de cómo seguía afectándola, él tuvo que volver a escuchar las cosas que ella sentía y que ya había oído muchas veces antes (cosa cierta) y comprender que *expresar su dolor una sola vez no la sanaría del mismo*. A menudo el dolor tiene que «extraerse» a través de múltiples expresiones al paso del tiempo. No obstante, mientras Drew más escuchaba y comprendía, más era capaz Bella de expresar su dolor... y lo disminuía. Fue necesario que Drew comprendiera esta paradoja: la expresión conlleva una menor expresión. Escucha y el dolor expresado disminuirá al paso del tiempo mientras la comprensión lo sana.

En general, Drew le demostró a Bella que su postura sería siempre comprender lo que ella necesitaba de él y escucharla con más atención en términos generales.

Motivo

Drew le tuvo que comprobar a Bella que sus motivos e intenciones eran para su bien y para el bien de su relación. Bella siempre batalló con sentir que tanto su propio bien como el de la relación no eran los motivos más importantes de Drew. Aunque sabía que estaba más que comprometido con la relación de cierta forma, sentía que ella estaba en segundo o tercer lugar en cuanto a sus motivos reales, *que siempre tenían que ver consigo mismo*. Al pensarlo, se dio cuenta de que utilizaban la mayor cantidad de su tiempo y recursos para complacerlo a él. Drew hacía algunas cosas que le importaban a ella, *pero cuando entraban en conflicto con sus propios deseos, ella no parecía ser su primera prioridad*. Eso era algo que tenía que cambiar para que se recuperara la confianza.

Sin embargo, Drew aprendió e hizo un excelente trabajo de demostrarle a Bella que estaría motivado en primer lugar por el bien de ella y por el bien de la relación, antes que por sus propios intereses. Bella necesitaba sentir que su matrimonio era prioritario por encima de su trabajo y de cualquier otra cosa.

Drew aprendió a preguntarse, antes de hacer cualquier cosa: «¿Cómo es que Bella se sentiría respecto a esto?» y «¿De qué manera la afectaría?». Esto fue muy importante dentro de su proceso de recuperación de la confianza. Por ejemplo, Drew empezó a incluirla en sus decisiones acerca de si tomar ciertos viajes de negocios o tomar un caso que requiriera un mayor tiempo alejado de la familia. Dejó de limitarse a informarle que planeaba jugar golf o perseguir otros intereses personales, y empezó a incluirla en las decisiones acerca de cómo pasar su tiempo. Si su trabajo le pedía que asistiera a juntas, eventos o relaciones que la incomodaran, o no participaba en ellos o encontraba alguna manera de hacerla sentir mejor al respecto. Por ejemplo, empezó a incluir a otras personas en juntas y reuniones para no verse en situaciones comprometedoras. El comportamiento más importante en todo esto fue el siguiente: **aprendió a cuestionarse a sí mismo antes de hacer cualquier cosa, preguntándose: «¿Cómo se sentiría respecto a esto?» y «¿Cómo es que esto la afectaría?».**

Un aspecto muy importante para demostrar sus «intenciones» se daba antes de hacer cualquier cosa que pudiera hacerla sentir incómoda en términos de sus viajes o de su tiempo lejos de ella. También tomó pasos adicionales para demostrarle que sus intenciones no eran solo mantenerse fiel, sino ayudar a Bella a saber la manera en que lo estaba haciendo. Planeaba viajes con ella y le daba pleno acceso a sus comunicaciones, con software de rastreo para que verificara sus mensajes de texto, llamadas y ubicación si así lo deseaba. Su intención era vivir su vida de manera por completo abierta; ser absolutamente transparente con ella, por lo que demostró sus intenciones de manera cabal.

Drew también le demostró que, en relación con su adicción al sexo, *sus intenciones eran recuperarse*. Se entregó de lleno a su recuperación, a su terapia y a su terapia de pareja. Leía libros, escuchaba materiales de audio, asistía a juntas, hablaba con su benefactor y hacía todo lo que estaba en su poder para demostrarle que su intención era estar y seguir bien. ***Bella no tuvo que adivinar si lo estaba tomando en serio.*** Siempre que existía algún conflicto entre su labor con su sobriedad y su trabajo, si era posible, alteraba su obligación profesional, con lo que revelaba que su crecimiento y su compromiso hacia su matrimonio y su fidelidad eran su máxima prioridad. Todo esto contribuyó a que Bella confiara en que Drew estaba pensando en ella y en su matrimonio. Empezó a creer que estaba «a favor» de ella y no solo de sí mismo.

Capacidad

Bella necesitaba ver que Drew estaba desarrollando algunas nuevas capacidades esenciales para que ella volviera a confiar en él. Estas capacidades caían dentro de dos categorías: capacidades de relación y la capacidad personal de autocontrol sexual. Estas eran las dos áreas en las que se había perdido la confianza.

En términos de la relación, Drew se esmeró en trabajar en su terapia de pareja para aprender las habilidades de comunicación y resolución de conflicto que eran esenciales para que Bella se sintiera cercana a él. Durante el conflicto, Drew siempre se había comunicado de manera defensiva y dominante al tratar de convencerla de que él tenía la razón, en lugar de escucharla para comprender lo que ella estaba sintiendo. Para él fue necesario aprender algunas nuevas habilidades al respecto para hacerla sentir cercana. También tuvo que aprender a validar lo que Bella estaba sintiendo antes de tratar de convencerla de lo contrario; en esencia, dejar de hacerla dudar de sí misma. Además, tuvo que aprender a no desentenderse de ella cuando él se sentía herido o alterado. En lugar de desconectarse de un conflicto por medio de levantar los ojos al cielo e irse, para después «medicarse» con alguna aventura sexual, tuvo que aprender a voltear *hacia* la relación, en lugar de poner distancia de por medio con ella cuando las cosas no marchaban bien. Aprendió a moverse *hacia* Bella durante los conflictos en lugar de *alejarse* de ella o de *ir en su contra*.

En cuanto a mantenerse fiel, Drew tuvo que aprender las habilidades de recuperación, sobriedad sexual y fidelidad. Verlo hacer esto de manera diligente a través de llamadas a su benefactor, de reuniones constantes con su grupo y de buscar un crecimiento espiritual ayudó notablemente a Bella. Lo vio convertirse en un «experto» acerca de la manera en que funcionaban su adicción y sus problemas, así como experto en el manejo de su vida. Estas eran capacidades nuevas para él y se esforzó de manera diligente para cultivarlas. Sus esfuerzos le recordaron a Bella su enfoque hacia su vida profesional: Drew estaba «decidido a triunfar». Sin embargo, en esta ocasión estaba dedicándose a su vida y a su relación.

Drew sabía que la capacidad de mantenerse conectado con su grupo de recuperación era vital y cada lunes por la mañana, además de todo lo que estaba haciendo, dedicaba noventa minutos a una conferencia telefónica con ellos. Demostró que estaba desarrollando su *capacidad de sobriedad* y eso fue de lo más importante para Bella. Sin importar lo que estuviera haciendo él o lo que hicieran los dos, no se perdía de esa llamada por ninguna razón evitable, ni tampoco se perdía de cualquiera de sus demás actividades de crecimiento.

Carácter

Hubo algunas áreas en las que Drew realmente le tuvo que mostrar a Bella que estaba desarrollando su carácter. Una fue la de *honradez y transparencia*. Siempre había sido algo desconectado de una manera u otra. Mantenía cierto grado de privacidad, llamémoslo «secretismo», en relación con sus finanzas, horarios, ubicación y actividades. Respuestas

tales como: «Ah, solo fui a una junta», ya no se consideraban apropia-
das. No compartir información financiera completa con Bella ya no
era aceptable. *Tuvo que desarrollar una mayor franqueza, un sentido de honradez y transparencia cabales que no dieran oportunidad de duplicidad.* Le dio
a Bella pleno acceso a su agenda, a su teléfono y a su computadora,
junto con todas sus demás finanzas. Cuando ella empezó a sentir que
estaba viendo todo lo que había que ver, la confianza se volvió cada
vez más posible y, al paso del tiempo, incluso fácil.

Otra área en la que Drew creció fue en relación con su capacidad
para estar emocionalmente presente para Bella. Antes, su falta de paciencia y aparente incapacidad para vivir en el momento eran enormes
barreras para que ella se sintiera de verdad conectada con él. A medida
que aumentó su capacidad para estar presente y conectado, ella pudo
depender más para sentirse segura y amada por él. Ya no sentía que
tenía que perseguirlo de manera constante, sin nunca terminar de al-
canzarlo, y ahora podían sentarse y simplemente «estar». La seguridad
requiere de una conexión y esta se construye a través de la presencia.
Por ejemplo, Drew dejó de utilizar dispositivos electrónicos durante
las comidas.

Por último, Bella observó que Drew desarrolló una actitud de humildad relacionada con su rendición de cuentas. Antes, siempre había
guardado silencio sin responder ante nadie. Eso la hacía sentir nerviosa
y, más tarde, descubrió que había tenido razón al respecto. Sin embargo,
ahora, al tener que responder ante sus benefactores, su grupo, sus terapeutas e incluso los socios de su bufete, eso estaba cambiando. Se estaba sometiendo a los demás y recibiendo sus comentarios dentro de
relaciones sanas de rendición de cuentas.

Historial

Drew resultó impactante en cuanto a la creación de un nuevo historial. Le prestó atención a todo con lo que se comprometió; con todas

sus juntas de recuperación y todas las sesiones de terapia individual y de pareja. No se perdía de «una que otra sesión», cosa que se convierte en un patrón casi de manera invariable. Los historiales son las piedras angulares de toda confianza.

Drew también creó un nuevo historial en su relación con Bella, ya que empezaron a tener cada vez más conversaciones donde le *probó* que se estaba comportando de manera poco defensiva y abierta, donde se conectaba y estaba presente. Bella pudo sentir ese cambio al paso del tiempo. El historial estaba haciendo su trabajo, convenciéndola poco a poco de que las cosas buenas que estaban sucediendo eran reales.

Por supuesto que Drew tuvo algunos «errores» en el camino a medida que llevó a cabo el proceso de cambio para recuperar la confianza. Eso pasa en la vida, pero lo que es importante es que sus patrones eran sólidos y que iban en la dirección correcta: Drew estaba cambiando y estaba comprometido con ese cambio. Si se hubiera hecho una gráfica de su progreso, podría verse de manera directa: ascendente y hacia la derecha.

18

PASO 5: EVALÚA LA CONFIABILIDAD PARA DETERMINAR SI CONFIAR ES UNA OPCIÓN. PARTE 2

¿Recuerdas la canción de Foreigner que se llamó «Feels Like the First Time» («Se siente como la primera vez», en español)? Mencionar una canción de amor de los setenta parecerá de lo más cursi, pero en cierto sentido las palabras del título de esa canción son justo de lo que estamos hablando. Cuando intentas recuperar la confianza es evidente que no estás confiando en la persona por primera vez, porque ya habías confiado en él o ella antes; sin embargo, en un sentido real, sí estás confiando en esa persona por primera vez de manera diferente, porque en esta oportunidad tu confianza se va a basar en los cinco pilares. Y eso puede sentirse muy distinto; como si fuera *real* por primera vez.

Cuando se pierde la confianza, un chequeo de la relación suele demostrar que los pilares jamás estuvieron del todo presentes. Uno o más de ellos estaban fallando o era demasiado débil. Y a causa de eso es frecuente que la confianza recuperada sea *la «primera vez» en que los cinco pilares estén funcionando dentro de la relación.*

A menudo cuando las personas miran hacia atrás dentro de una situación en la que se perdió la confianza, como lo hizo Bella, *ven enormes huecos dentro de la relación, al paso del tiempo, en uno o más de los pilares:* **comprensión, motivo, capacidad, carácter e historial.** Sin embargo, esos huecos pasaron desapercibidos o no se les dio el peso necesario. En muchos casos era demasiado atemorizante hablar de los mismos.

No obstante, cuando esos pilares al fin se encuentran presentes durante la temporada de recuperación, sientes que abriste una puerta (como dice la canción de Foreigner) a la verdadera confianza. Es frecuente que, de verdad, esta sea la primera vez. La clave para lograrlo es asegurarse de que, en esta oportunidad, los cinco pilares se encuentren presentes y que sientas confianza en cada uno de ellos. Esa es la razón por la que es tan frecuente que, dentro de una relación reparada, escuchemos: «ahora tenemos algo que nunca tuvimos antes».

En el capítulo anterior vimos algunas maneras específicas en las que Bella y Drew empezaron a reparar su matrimonio después de una crisis de confianza, basándose en los cinco pilares. En otros contextos, como el empresarial, el camino hacia la recuperación es el mismo. Seguirás dependiendo de los cinco pilares que has llegado a conocer a lo largo del libro, estarás pendiente de ellos y podrás verlos a cada paso del camino.

Si pensamos en la historia de Greg, cuando Rob terminó por controlar la empresa que él creó y que amaba, porque uno de sus socios le vendió su participación a Rob, había muchas maneras en que su relación de negocios carecía de los mismos cinco pilares con los que tuvieron que trabajar Bella y Drew. El socio que traicionó a Greg jamás comprendió qué tanto más importante le era la misión de la empresa que las ganancias. Greg estaba por completo centrado en la misión, mientras que los demás socios querían que se preocupara más por las finanzas, como lo hacían ellos. Y Greg tampoco podía comprender sus necesidades de forma completa.

No obstante, Greg y las personas a su alrededor entraron en la modalidad de «recuperación de la confianza» después de que se dieron cuenta de que querían hacer el intento por mantener unida a la compañía. Y tuvieron que pasar por el mismo proceso que siguieron Bella y Drew dentro del ámbito matrimonial. *Tuvieron que escucharse los unos a los otros para realmente **comprender** lo que le era importante a cada parte; misión, relaciones, cultura y finanzas, por nombrar algunas.* Tuvieron que alinear sus **motivos** con una meta y visión transparentes que llevara a ambas partes a un sitio superior a sí mismos y a sus propios intereses, y necesitaban estar «a favor» de lo que requerían los demás, no solo de lo que necesitaban ellos mismos. En términos de **capacidades** cada parte tuvo que desarrollar habilidades y capacidades nuevas para satisfacer los roles actuales que se les confiaron. También tuvieron que ceder algunas de las áreas en las que no contaban con las capacidades que requería la parte contraria. En otras palabras, tuvieron que percatarse de que no podían pedir confianza en formas que no estaban dotados para darla. Por ejemplo, Greg no contaba con algunas de las capacidades operativas con las que contaban sus nuevos socios, de modo que tuvo que ceder algunas de esas responsabilidades para que ellos, por su parte, pudieran confiar en sus propias áreas fuertes y no sentirse decepcionados cuando no lograra desempeñarse de manera óptima en aquellas cosas en las que carecía de capacidad para llevarlas a cabo.

En los ámbitos de **carácter** y personalidad, todos los involucrados tuvieron que esforzarse por ser absolutamente abiertos y por completo transparentes entre sí. Eso significó dejar de protegerse de lo que hacía alguno de los departamentos o socios a causa de sus propios intereses o pasiones sin conocimiento de la otra parte. También significó absoluta transparencia en toda acción financiera. Al verse cuestionados, todo recelo, culpas y suspicacias tuvieron que quedar atrás. Las finanzas de todos tenían que ser transparentes. Acceso total, en todo momento.

A medida que fue pasando el tiempo siguieron trabajando con el proceso mientras yo estructuraba su trabajo en estas áreas para que establecieran un nuevo **historial**. En cada conversación lograron basarse en la anterior y las cosas empezaron a marchar bien. Después pudieron confiar en que la siguiente conversación también marcharía bien.

Durante las muchas sesiones que tuve con ellos hubo ocasiones en que pensé que todo podría venirse abajo. Habían pasado demasiadas cosas y se percibía una atmósfera general de desconfianza. No obstante, mientras más se centraron en los cinco pilares para de verdad trabajar con ellos, más pudieron recuperar la confianza. Al final siguieron trabajando juntos por mucho tiempo y de manera muy exitosa. Sin embargo, esto no hubiera sido posible de no haber lidiado con los elementos específicos a medida que recuperaban la confianza. Esos cinco pilares del modelo fueron cruciales para el éxito de su trabajo conjunto a largo plazo.

Recuerda que cuando se hace *el trabajo real de reparación*, la primera tarea es colocar los cinco pilares de la confianza a plena vista dentro de la relación a medida que las personas involucradas ven a futuro. Para empezar, *revisen la relación y vean dónde puede estar faltando cualquiera de los cinco pilares de la confianza para que ambas partes estén al tanto de dónde es posible que se haya perdido dicha confianza:*

- ♦ ¿Dónde hubo una «falta de comprensión»? ¿Dónde se encontraba lo que la persona que traicionó la confianza no comprendió que necesitaba la otra parte involucrada en la relación? ¿Qué no se comprendió, validó y atendió?

- ♦ ¿En qué momento actuó con «motivos» e «intenciones» que los demás percibieron como egocéntricos? ¿Cómo es que no tomaron en cuenta a la otra parte involucrada? Recuerda, la definición básica de traición es que una parte actúe en sus propios intereses sin pensar en lo que necesita la otra parte. ¿Dónde sucedió esto?

- ♦ ¿Qué capacidades se supusieron sin que estuvieran presentes en la persona que traicionó a la otra? ¿Cómo es que eso llevó a una decepción, daño o lesión? ¿Pueden desarrollarse las capacidades o es necesario reasignar algunos de los papeles o áreas de confianza?

♦ ¿Qué asuntos relacionados con el carácter, que ahora deben manejarse, son los que dañaron la relación? ¿Cómo es que esos asuntos afectaron a la otra persona o a la otra parte? ¿Ya lograron comprenderse tales cuestiones? ¿La persona los está aceptando y centrándose en ellos mientras se discute lo que salió mal?

♦ ¿Cuál es el verdadero historial en términos de confianza perdida, decepción o fracaso?

Cuando todas las partes logran explorar y entender lo anterior, deben hacerse las siguientes preguntas:

¿Existe la opción de que se recupere la confianza de aquí en adelante? ¿Todos los involucrados están dispuestos a comportarse de maneras específicas dentro de estas cinco áreas esenciales?

♦ Comprensión

♦ Motivo

♦ Capacidad

♦ Carácter

♦ Historial

Las partes deben ser muy concretas en cuanto a la manera en que tales pilares se integrarán dentro de la relación de aquí en adelante. ¿Qué es lo que necesita cada elemento y cuáles son las expectativas relacionadas?

Consigue ayuda

Mientras llevas a cabo el trabajo de recuperación de la confianza, te sugiero de manera muy enfática que averigües, desde un principio, *¿quién puede ayudarte en el proceso?* Para poder trabajar con los cinco pilares, la mayoría de las travesías de reparación que resultan exitosas obtienen la ayuda correcta del exterior; es decir, de fuera de la relación. De hecho, necesitas tener a algunas personas que te ayuden a recorrer el camino.

Existen millones de posibilidades de ayuda y todas son válidas: orientadores, mentores, *coaches*, terapeutas, consultores, entrenamientos, vías de desarrollo del desempeño, intervenciones de la junta directiva, personas sabias dentro de tu iglesia o comunidad y muchos otros.

Cuando lo piensas, incluso los buenos padres utilizan los cinco pilares de la confianza de manera continua mientras crían a sus hijos, de modo que no existe una sola forma para convertirte en una persona confiable. Los elementos siempre son los mismos, pero sea cual sea el camino que elijas tomar para manejarlos, debes asegurarte de que el proceso tenga la estructura suficiente y que cuentes con ayuda externa para estar seguro de que los lleves a cabo. Lo que estoy tratando de decir es esto: *las dos partes directamente involucradas en la pérdida de la confianza no suelen poder recuperarla a solas.* Necesitan partes externas que se presenten y que traigan los siguientes tres ingredientes al proceso de recuperación:

1. *Apoyo externo*

El camino hacia la recuperación de la confianza será espinoso. Habrá sentimientos heridos, conflictos y desaliento. Es necesario que haya personas externas que puedan ofrecerles apoyo a ambas partes cuando sientan que el trabajo es «demasiado difícil». Drew necesitó a su benefactor, a su terapeuta, a su grupo y a mí para ayudarlo a superar los sentimientos de que su fracaso era demasiado enorme y que jamás podría hacer lo suficiente. Hubo veces que

Bella necesitó de aliento en cuanto a que de verdad era posible que Drew mejorara y que los pequeños reveses en el camino no significaban el final. Greg necesitó a su mesa directiva y a mí, a otro consultor y a sus socios para ir más allá de su dolor para ver la imagen más amplia y seguir avanzando.

De nuevo, recuperar la confianza puede ser muy difícil en ocasiones. Del mismo modo en que los miembros de un equipo de SEAL de la marina tienen que ayudarse a lo largo de cualquier misión, o que un terapeuta físico tiene que presionar a alguien a que vaya más allá de su dolor para fortalecerse de nuevo, las personas necesitan de fuerzas diferentes de apoyo para sus relaciones rotas con el fin de superar los pequeños obstáculos de dolor, temor y falta de energía en el camino hacia la recuperación de la confianza.

2. Inteligencia externa

Se presentarán muchas interrogantes en el camino hacia la recuperación de la confianza. Drew no tenía idea alguna de cómo recuperar la confianza y Bella no sabía cómo explicárselo para convencerlo de que participara en el proceso. Se necesitó de la sabiduría, conocimiento y experiencia de orientadores dedicados a las adicciones, de un terapeuta de pareja, de otras personas y de mí para ayudarlos a saber qué hacer y para que aprendieran habilidades nuevas. Fue necesario que averiguaran qué cosas eran normales en el proceso, cuáles eran algunas dificultades esperadas, y qué constituía una terrible violación que merecía que todo el mundo pusiera el grito en el cielo. Los dos necesitaron que se les enseñara y corrigiera a lo largo del camino para saber lo que estaba bien y lo que no.

Para que mejore cualquier relación, se requieren nuevas habilidades y nuevas formas de ser. Aunque la pérdida de la confianza siempre es responsabilidad de aquel que la traicionó, ambas partes necesitan crecer en cuanto a ciertas maneras de ser dentro de la relación. De nuevo, esto no tiene nada que ver con culpar a la víctima, ni con decir que su comportamiento es lo que «causó» la mala conducta del otro. *Sin embargo, la meta general es que ambas partes tengan una relación que sea diferente y mejor a la que tenían antes. Sin duda, ninguna de las partes es perfecta, y las dos pueden aprender a ayudarse entre sí mientras trabajan de manera conjunta.* Esto requiere de cierto aprendizaje, por lo que se necesita de una inteligencia externa. Incluso la víctima necesita aprender nuevas maneras de empoderarse para intervenir o para buscar ayuda si algo no parece estar bien con el fin de que jamás salga herida de nuevo.

Sea cual sea tu contexto —matrimonio y familia, negocios o alguna otra área de la vida—, invita a que participen otras personas que te puedan ayudar, ya sea que se encuentren en roles profesionales, como orientadores, *coaches* o consultores, o en roles personales, como mentores y amigos sabios. Por lo general se necesitan ambos, pero lo esencial es que se requiere atraer nuevas maneras, nuevas sabidurías y nuevas formas de inteligencia a la situación. Como diría Albert Einstein: «La manera de pensar que nos trajo a donde estamos, no es la manera de pensar que nos llevará a donde queremos estar».[1] Reúne a algunas personas que tengan «nuevas maneras de pensar».

3. Un camino estructurado

La recuperación de la confianza no sucede de manera espontánea, cuando es conveniente o cuando la gente tiene tiempo libre en su vida. El proceso requiere de estructura. En esencia, darle *estructura*

---

[1] Albert Einstein, AZQuotes.com, Wind and Fly LTD, s.f., https://www.azquotes.com/quote/823642.

significa incluir un marco de referencia acerca de la manera en que algo va a suceder, de quién va a representar qué rol dentro del proceso, de dónde y cuándo es que van a suceder las cosas y de qué actividades se van a llevar a cabo. La palabra *estructurar* significa «la acción de construir»[2] (piensa en un edificio como una «estructura»), y el proceso que estamos discutiendo implica la reconstrucción de la confianza. Es algo que no va a suceder sin que exista el andamiaje adecuado, por decirlo de alguna manera, en el sitio en que se está reconstruyendo la confianza. Para que una enredadera crezca de la manera más adecuada necesitas un entramado.

Por ejemplo, dentro de mi trabajo de consultoría una de las primeras cosas que discuto con mis clientes se refiere a la estructura que se utilizará. ¿Con qué frecuencia nos reuniremos? ¿Quiénes participarán? ¿Solo será el presidente ejecutivo (o cualquiera que sea el líder bajo escrutinio), o las juntas incluirán a su equipo, a más partes de la empresa o, quizá, a la empresa completa? ¿Participará la junta directiva? ¿Qué papel representará cada persona? ¿Qué necesitaremos que haga cada parte para que esto funcione? ¿Cómo evaluaremos el progreso que tengamos? A medida que respondemos a estas preguntas erigimos la estructura necesaria para la reconstrucción de la confianza. Todo eso proporciona las vías para que el tren siga su camino.

Piensa en lo siguiente: si Drew y Bella o Greg no hubieran contado con un proceso estructurado, todos ellos habrían fracasado. De no darse una reunión pactada a cierta hora a la que Drew necesitaba asistir, la decepción o la falta de valor le hubieran impedido que tuviera el ánimo necesario para hablar con alguien que lo ayudara ese día en particular. ¿Qué hubiera sucedido si él y Bella no hubieran contado con una cita con el terapeuta de pareja a la que Drew tenía que asistir sabiendo que estar en presencia de

---

[2] «Structure», Merriam-Webster, actualizado el 5 de noviembre de 2022, https://www. merriam-webster.com/dictionary/structure.

Bella implicaría mucho dolor y enojo dirigidos hacia él? Cancelar la conversación hubiera resultado fácil de no haber sido una cita real ya programada y requerida. ¿Qué habría pasado si otros no hubieran estado atentos a su historial y no le hubieran pedido que rindiera cuentas de su participación en el proceso de recuperación de la confianza? Es posible que la desilusión se apoderara de él, de Bella o de ambos a lo largo del camino.

La estructura importa. No dejes que el niño decida a qué hora debe irse a la cama o dónde debe dormir. Debes de tener una hora y un sitio donde duerma o jamás serás testigo de su madurez y sus cambios. Atletas de la NFL, cirujanos en capacitación y adictos en recuperación, todos deben presentarse a las sesiones de práctica programadas. Todos necesitamos de la estructura en nuestra vida para llegar al siguiente lugar al que debemos ir.

Mientras tratas de recuperar la confianza a nivel personal o profesional, no solo deben enfatizarse los cinco pilares, sino que se debe de hacer de manera estructurada y en un sinfín de formas pequeñas. Por ejemplo, cuando se trabaja con equipos ejecutivos, al final de cada sesión, les pido que se apoyen en una estructura para preguntarse qué tan bien acataron los valores conductuales que prometieron cumplir. Les pido que construyan una base de revisión al final de cada reunión para que se califiquen, aunque sea durante algunos minutos. Las pequeñas estructuras construyen formas nuevas de ser, y las grandes estructuras ofrecen un camino que lleva a las personas a donde necesitan llegar.

El mapa de los cinco pilares para tu situación

Antes mencioné que las personas que buscan recuperar la confianza necesitan ver los cinco pilares a través de un retrovisor, es decir, hacia atrás, para tener una mejor comprensión de cómo fue que se violaron esos pilares de la confianza. Ambas partes necesitan ver dónde es que se vinieron abajo la comprensión, el motivo, la capacidad, el carácter y el historial. Una vez que eso sucede, *empieza el trabajo verdadero, la labor de hacer las cosas de manera diferente a futuro. El espejo retrovisor nos muestra lo que salió mal, pero un mapa hacia el futuro nos muestra cómo llegar a donde queremos estar.*

Es momento de que dibujes tu propio mapa hacia el futuro de tu matrimonio, de tus relaciones familiares, de tu negocio o de cualquier otra área de tu vida que haya sufrido a causa de una pérdida de confianza. Junto con la ayuda externa, empieza a definir cada área de tu relación o sociedad por medio de los cinco pilares de la confianza. A medida que respondas las preguntas dentro de cada categoría, podrás definir lo que necesitas para recuperar y conservar la confianza:

Comprensión

♦ ¿Qué te resulta esencial que la otra parte de verdad escuche y entienda para que sientas que puedes colocar tu corazón, o tu cartera, en sus manos una vez más? ¿Qué necesidades esenciales tuyas necesitan comprenderse y satisfacerse para que puedas volver a confiar? ¿Dónde es que de verdad necesitas que la otra persona o parte te escuche y qué es lo que necesitas que entienda?

♦ ¿Qué comportamientos específicos necesitas ver para empezar a sentirte seguro en cuanto a que te están escuchando y comprendiendo?

♦ ¿Qué conductas específicas necesitas *no* ver porque destruirían la sensación de que la otra persona te está escuchando y comprendiendo? Por ejemplo, ¿no ponerse en contacto? ¿Invalidarte? ¿Tratar de convencerte de que no te sientas de cierta manera en lugar de comprenderte? ¿Minimizar las cosas? ¿Desconectarse de las conversaciones? ¿Juzgar o criticar tus necesidades?

Motivo

- ◆ ¿Qué necesitas ver de la otra persona para que te pruebe que sus intenciones toman en cuenta tu bienestar? ¿Qué te mostraría que está al pendiente de tus intereses además de los suyos? ¿Cuál de esos intereses es el que más te importa? ¿Qué te hace sentir que está «a tu favor» y que desea lo mejor para ti?

- ◆ ¿Qué conductas específicas necesitarás ver para que te demuestren cuáles son los motivos de la otra persona?

- ◆ ¿Qué conductas específicas necesitas *no* ver?

Capacidad

- ◆ ¿En qué competencias necesitas depender dentro de esta relación? ¿Ya se encuentran presentes o pueden construirse? ¿Has considerado las capacidades personales y profesionales que son necesarias para que esto funcione (como habilidades de comunicación, por ejemplo)?

- ◆ ¿Es necesario que reasignes ciertos papeles para evitar que se pierda la confianza? Por ejemplo, es posible que una persona sea pésima para manejar el dinero, pero que otra sea buena para hacerlo, por lo que debería manejar las finanzas. O, dentro de una relación de negocios, es posible que los socios o el equipo puedan no necesitar depender de que cierta persona asuma una responsabilidad particular porque no sobresale en dicha área, pero podría dependerse de ella en algo más porque es excelente en esa otra área.

♦ ¿Qué habilidades y capacidades de relación o inteligencia emocional son absolutamente indispensables para que la relación funcione de manera adecuada? ¿Cómo pueden abordarse?

♦ ¿Cómo va a definirse el éxito en estas áreas? ¿Qué resultados o comportamientos intentarás identificar?

Carácter

♦ ¿Qué aspectos de la personalidad necesitas experimentar para poder confiar en la otra persona? ¿Control de impulsos? ¿Paciencia? ¿Perseverancia? ¿Amabilidad? ¿Una actitud no defensiva? ¿Compasión?

♦ ¿La persona cuenta con esos rasgos? Si no en cantidad suficiente, ¿cómo abordarás el proceso de crecimiento a medida que desarrolla tales cualidades?

♦ ¿Cómo manejarás los fracasos a lo largo del camino? Por ejemplo, si estás reconstruyendo la confianza financiera y alguien hace gastos excesivos en un mes, ¿qué sucederá? ¿Qué va a pasar si un socio o ejecutivo impulsivo se enamora de un nuevo trato de negocios que descarrilaría el plan con el que todos los miembros del equipo estuvieron de acuerdo?

♦ ¿Qué conductas quieres ver en el área de carácter y personalidad?

♦ ¿Qué comportamientos *no* quieres ver?

Historial

♦ ¿Cómo se supervisará el proceso de recuperación de la confianza? ¿Qué ritmo o tiempos se esperan en adelante?

♦ ¿Quién debe determinar el ritmo en el que se avanzará? ¿Las dos partes? ¿La ayuda externa? ¿El equipo?

Mientras vayas siguiendo el mapa hacia un futuro mejor, es importante que el progreso se monitoree *¡y se celebre!* No queda duda alguna de que la falta de un buen historial es importante, dado que indica que existe un problema. Sin embargo, apuntalar la confianza tiene todo que ver con establecer un buen historial y la persona que debe brindar esa confianza debe reconocer, en algún momento dado, que la otra persona o parte está cambiando para lograr que las cosas avancen en la dirección correcta. A veces a la persona traicionada le resulta difícil reconocer la realidad del cambio, pero es algo esencial. De lo contrario, puede hacer que la persona que está tratando de cambiar se sienta muy desilusionada.

A lo largo de los últimos capítulos hemos visto a detalle cómo recuperar la confianza. Te preparaste para hacerlo al sanar de lo que te sucedió, al trabajar con el enojo y optar por el perdón y al pensar en lo que de verdad quieres. Determinaste dónde se encontraba la otra persona y decidiste si existía posibilidad de reconciliación. También revisaste dónde fue que se dañaron los cinco pilares de la confianza en el pasado y definiste cómo deben vivirse a futuro. *Y empiezas a mantenerte alerta de que estos elementos se muestren de nuevo.*

Para este momento ambas partes saben cómo es que se perdió la confianza y ya definieron específicamente lo que se necesita para recuperarla. Ahora todo se reduce a hacer el trabajo y a colocar el último elemento que se necesita para ayudar con el temor de la incertidumbre:

¿Cómo sabes si puedes confiar en que el proceso de cambio sea real e íntegro?

De eso hablaremos en el siguiente capítulo.

19

PASO 6: BUSCA EVIDENCIA
DE UN CAMBIO VERDADERO

*L*a pregunta más importante y la que más perturba a las personas durante el proceso de recuperación de la confianza es esta: «¿Debería seguir adelante?». Tan solo quieren saber si de verdad pueden confiar en el proceso de cambio en el que está participando el otro y si rendirá frutos. No quieren que se les lastime o traicione de nuevo.

Hay algo que debes saber: nadie puede predecir el futuro. No hay garantías de que la otra persona será confiable para siempre. El único que puede garantizar la confiabilidad a futuro es aquel que violó la confianza en el pasado. Así es; la persona que perdió tu confianza decide si se va a ganar tu confianza de nuevo o no de aquí en adelante. Su comportamiento es lo que lo determinará. Lo único que tú necesitas hacer es observarla y verla desde las gradas, por decirlo de alguna manera. No necesitas tener poderes de adivinación; te tienes que convertir en observador de su comportamiento.

Once indicadores de cambio verdadero

Existen diversas maneras de buscar el cambio verdadero en una persona. En el presente capítulo nos enfocaremos en 11 criterios objetivos e identificables a los que prestar atención mientras determinas si alguien de verdad fue sincero en sus promesas de cambio. Si la persona es sincera, verás evidencia de su sinceridad mientras trabajan en el camino del cambio, como lo evidencian los indicadores. Claro que los cinco pilares de la confianza son *los cambios conductuales a los que debes atender para volver a confiar.* Sin embargo, los 11 indicadores de participación en el proceso de cambio acerca de los que leerás en el presente capítulo te ayudarán a verificar qué tan sincero o sincera es en su esfuerzo por mejorar en relación con los cinco pilares. Te mostrarán cómo monitorear los intentos de cambio de una persona para que veas qué tan en serio está tomando el proceso de cambio o no.

Entonces, para aclarar: la confianza depende de los cinco pilares. El esfuerzo real que se está llevando a cabo para mejorar puede verse a través de la observación de los siguientes 11 indicadores de participación verdadera.

1. Admisión de necesidad

Cuando alguien de verdad se da cuenta de que tiene problemas que necesita resolver, lo admite y se abre a la posibilidad de recibir ayuda. Dice: «Necesito mejorar en _____, y requiero ayuda para hacerlo». Claro que necesita ayuda o no hubieras tenido un problema de confianza con él o ella de inicio, ¿no crees? Sin embargo, el que *tú* estés al tanto de esto y que *él o ella* esté al tanto de lo mismo son dos cosas por completo diferentes. Cuando lo expresa, indica una postura abierta, ansiosa de cambio y dispuesta a escuchar y a aprender.

Siempre es alentador escuchar que alguien diga: «Necesito ayuda porque simplemente no sirvo para eso», o «A veces me cuesta trabajo decir la verdad. No sé por qué, pero necesito que alguien me ayude a averiguarlo» o «Necesito ayuda con la manera en que bebo. No puedo controlarla. Lo admito». O incluso dentro del terreno de las habilidades: «Necesito orientación o entrenamiento para mejorar en esa área. Puedo ver que les fallé a todos y entiendo por qué están tan enojados conmigo».

En este primer indicador de cambio verdadero lo que estás buscando, en esencia, es que la persona admita que tiene un problema y que necesita ayuda. Esperar que alguien cambie por su cuenta no es razonable. Si el problema fue lo bastante importante como para haber causado que se perdiera tu confianza, lo más razonable es que la persona necesite ayuda para cambiar. Cuando escuches que acepta que tiene un problema y que reconoce que necesita algún tipo de ayuda, es cuestión de humildad, y la humildad es la base para cualquier cambio. Sin ella no puede darse crecimiento alguno porque la arrogancia y la falta de necesidad evitan que suceda cualquier tipo de cambio. Esa es la razón por la que Jesús dijo: «Bienaventurados los pobres en espíritu, pues de ellos es el reino de los cielos» (Mateo 5:3 LBLA). Cuando nos damos cuenta de que somos pobres y que estamos necesitados, se nos pueden dar cosas muy buenas. De hecho, si no necesitamos nada, jamás cambiaremos.

Si alguien se muestra abierto a obtener apoyo, es una buena señal. Habrá veces en que ni siquiera sepan que existe ayuda disponible, y eso debe señalárseles. Pero cuando la haya estarán abiertos a recibirla porque saben que necesitan mejorar y porque tienen el deseo de hacerlo. «Bienaventurados los que tienen hambre y sed de justicia, pues ellos serán saciados» (Mateo 5:6 LBLA).

**Cuando las personas empiezan a cambiar,
existe un proceso que lo lleva a cabo,
muy aparte de su fuerza de voluntad.**

---

2. Participación verificable en un proceso comprobado de cambio

Cuando las personas empiezan a cambiar, existe un proceso que lo lleva a cabo, muy aparte de su fuerza de voluntad. Están involucradas en algún camino de cambio que, casi con toda seguridad, no inventaron por sí mismas y que se ha visto comprobado una y otra vez. Si un alcohólico te dice: «Ah, por cierto, Bob, el de la iglesia, me dijo que se va a reunir conmigo y que va a ser mi padrino de rendición de cuentas para que deje de beber tanto», golpea el botón de ALTO. El «Programa milagroso de recuperación de Bob» no cuenta con un historial, ni con experiencia comprobada para ayudar a las personas a mantenerse sobrias. Si alguien es financieramente irresponsable, pedirles que compren un cuaderno de trabajo para hacer un presupuesto no es algo que vaya a funcionar. Si una persona tiene el historial de ser un miembro de equipo difícil y solo te dice que va a «mejorar», yo no sentiría muchas esperanzas, a decir verdad.

Sin embargo, si en lugar del «Programa de Bob» el alcohólico te informa que tiene un padrino y que va a trabajar el programa de AA o que va a ingresar a un centro de tratamiento de buena reputación, esos son procesos comprobados de cambio. Si una persona te dice que va a acudir con un orientador financiero, o que se va a unir a un programa grupal de Dave Ramsey, es algo de lo que emocionarnos en cuanto a sentir esperanzas relacionadas con sus finanzas. Si el miembro difícil contrata a un *coach* ejecutivo que tiene una excelente reputación y un largo historial comprobado, entonces podremos pensar que algún tipo de cambio es posible.

Lo que quieres saber cuando la persona toma medidas para realizar un cambio es: ¿este proceso es conocido? ¿Tiene un historial de ayuda en la manera en que esta persona necesita cambiar? Si la persona en cuestión está trabajando con algún individuo, como un orientador o mentor, averigua algo acerca de sus credenciales. Pregunta si está empleando una metodología basada en evidencias y no con algo que haya inventado a título personal. Infórmate acerca del historial del orientador o mentor.

Resulta sorprendente la cantidad de «ayuda» que terminan por encontrar las personas bienintencionadas y que equivale poco menos que a una bola de cristal. Y dado que estamos hablando de confianza, pregúntate: «¿Confío en el proceso que esta persona está utilizando para volverse más confiable?».

Es frecuente que las personas quieran diseñar sus propios caminos para mejorar. En muchas ocasiones quieren estar a cargo del proceso ellos mismos, sin someterse a los requisitos de alguna vía profesional que los lleve a un cambio. Los individuos con personalidades narcisistas o que se sienten merecedores con frecuencia piensan que saben más que los profesionales. Sin embargo, la disposición a someterse a las demandas de un programa probado a menudo indica si es razonable tener esperanzas de un buen resultado. Eso no significa que no puedas ser flexible. Habrá ocasiones en que el programa comprobado elegido no sea correcto para la persona y que se necesite cambiar a otro orientador o programa; sin embargo, debe ser un cambio creíble.

3. Un enfoque estructurado

Por lo general, obrar cambios significativos reales en el comportamiento o en el enfoque que uno tiene hacia una relación o negocio suele requerir de un punto de vista *estructurado*. Esa estructura podría incluir presentarse a citas, asistir a grupos, recibir capacitación, hacer tareas o llevar a cabo otras actividades que ayudan al proceso del cambio. Y es un excelente indicador de la seriedad que tiene la persona. *Como dije antes, la estructura guía la adquisición y desarrollo de habilidades nuevas que aún no son autónomas.* Piensa en esto como si se tratara de alguna protección para un arbusto, del andamiaje para un edificio que se está construyendo, o de las rueditas de entrenamiento para alguien que esté tratando de aprender a andar en bicicleta. O quizá como el entrenamiento básico que se le da a un nuevo soldado para que adquiera las habilidades y disciplina que necesita o las prácticas de «dos al día» para equipos de futbol americano durante el verano. Además, un excelente indicador de la seriedad con la que la persona está tomando el proceso es que se someta a la estructura que dicho proceso requiera al presentarse a las citas, a los grupos, a la capacitación, etcétera.

Cuando yo trabajaba en centros de tratamiento, requeríamos que los adictos asistieran a «90 reuniones en 90 días» o alguna estructura similar. La estructura es de lo más importante para garantizar que se establezcan los patrones adecuados y para que se implementen las protecciones que se necesitan con el fin de evitar retrocesos y recaídas. De la misma manera en que un dispositivo ortopédico mantiene la pierna rota en su lugar mientras se fortalece y adquiere la capacidad para sostenerse por sí misma, la estructura permite que las personas desarrollen nuevas habilidades, patrones y capacidades. Incluso en el mundo de los negocios, alguien que recibe capacitación debe contar con una estructura de tiempos, lugares y actividades específicas a las que someterse.

Recuerda, la estructura implica tiempos, lugares, personas, roles, actividades, monitoreo, disciplina, consecuencias y demás; requisitos *externos* que guíen el proceso del cambio. Si una persona no accede a hacer lo que se supone que debe, es muy probable que tengas un problema.

La estructura no tiene que ser inflexible o inmodificable. Las cosas pasan. Sin embargo, aquí el principio es lo que Jesús nos enseñó cuando sanó a alguien durante el *Sabbat*. El *Sabbat* era un día, una estructura, en la que no debía hacerse trabajo con el fin de tener una buena vida. Se cumplía de manera habitual. Sin embargo, alguien necesitaba que lo sanaran y Jesús lo hizo durante ese día, con lo que violó la estructura. Cuando Se le criticó por ello, Su respuesta fue de lo más profunda: «El día de reposo se hizo para el hombre, y no el hombre para el día de reposo» (Marcos 2:27 LBLA). Esto nos enseña mucho acerca de la estructura. Existe para nosotros. La necesitamos *para convertirnos en aquello que debemos ser*. Está ahí a nuestro servicio. Si no está funcionando o se le necesita alterar por algo, no tiene nada de malo hacerlo por alguna buena razón. De todas maneras, recuerda que es de enorme importancia y que está ahí para beneficio de la persona que la necesita.

No asumas que alguien cambiará sin algún tipo de estructura que lo auxilie. Cuando alguien necesita construir nuevas conductas y capacidades, se requiere de una estructura que lo ayude y conviene que estés al tanto de su existencia y de la adherencia a la misma desde las gradas.

4. Ayuda calificada

Aunque «ayuda calificada» pueda parecerse un poco al «proceso comprobado de cambio», va un poco más allá. A veces dentro de un proceso comprobado, como el de un centro de tratamiento o un programa de desarrollo de liderazgo, están presentes las habilidades particulares que necesita la persona, pero no puedes suponer que son lo único que la persona necesita o que son lo correcto para él o ella. Un programa podrá estar comprobado, y sin embargo es posible que no tenga algo importante para esta persona.

Algunos programas estructurados pueden utilizar un enfoque prefabricado que no ofrece la pericia específica que se necesita para alguna situación particular. Es bueno saber si el programa y el personal ofrecerán la pericia y enfoque específicos que la persona necesita.

Es frecuente que algún director ejecutivo, empresa o familia me pidan que entreviste a cierta agencia para determinar si tiene las habilidades necesarias y que evalúe el tratamiento antes de que ingresen al mismo. Entre otras cosas, busco las áreas de pericia, la personalidad de los orientadores y si el centro es mejor para ofrecer ciertos tipos de ayuda que otros. A veces tienes que hurgar a fondo para determinar los aspectos específicos de algún orientador particular. Cualquier cirujano podrá intervenir una rodilla, ¿pero qué sucede si esta persona necesita una intervención robótica, mínimamente invasiva o viceversa? Ambas son técnicas comprobadas, pero no necesariamente las correctas para un caso en particular. El orientador o capacitador ejecutivo podrán ofrecer terapia de pareja o entrenamiento para directores ejecutivos, pero ¿tienen la pericia suficiente para manejar a un narcisista especialmente agresivo? El cliente o familia y yo solo queremos saber que se encuentren presentes las habilidades que se requieren para un cierto problema y que *la ayuda que se necesita estará presente*.

Esto no solo se aplica a los profesionales de la salud mental. En la mayoría de las situaciones de transformación hay otras personas que forman parte de la imagen general: jefes, profesionales de RH, pastores, mentores, amistades y más. Sin embargo, cuando alguien se encuentra dentro de una crisis específica, como en el caso de una traición de confianza, asegúrate de que cada persona implicada tenga capacidades reales que aportar al caso. Tener un cuerpo presente no basta. En este tipo de travesía es bueno tener personas con algún tipo de experiencia, talento, sabiduría o pericia, además de los profesionales, con el fin de que ofrezcan otros tipos de información y ayuda. ¿Quiénes están invitados a apoyar y qué están aportando?

5. *Nuevas experiencias y habilidades*

Es obvio que en un proceso de cambio se necesitan nuevas habilidades. Las anteriores habilidades personales e interpersonales del implicado no están funcionando y parte del proceso de cambio es que desarrollen algunas nuevas habilidades y competencias. La persona dirá que está aprendiendo algunas habilidades nuevas en las diversas áreas en que las necesitan. Algunos ejemplos podrían ser: escuchar, comunicación, resolución de conflictos, administración de tiempo, sobriedad, construcción de comunidades, desarrollo de equipos, delegación, sumisión a la autoridad, manejo de la ansiedad y del estrés, manejo de vida, regulación emocional, conciencia plena, asertividad, capacitación en empatía o cualquier otro tema que pueda aplicarse. Estas y otras competencias podrían necesitarse para que la persona funcione de nuevas maneras.

Como resulta evidente, todos necesitamos mejorar en cuanto a varias de esas categorías, de modo que no estamos buscando que la persona se vuelva experta en cada habilidad de vida o laboral posible. *Lo que estamos buscando es un énfasis en las habilidades concretas que la persona está desarrollando y que se conectan de manera directa con la pérdida de confianza en la que estuvieron implicados.* Queremos algún tipo de crecimiento personal e interpersonal al que señalar para decir: «¡Vaya! Es excelente que aprenda esto. Qué gusto me da que se esté enfocando en tal aspecto. Le será de gran ayuda».

6. *Motivación autónoma*

No puedo decir demasiado acerca de este indicador del cambio verdadero. Si alguien (incluyéndote a ti) necesita instar insistentemente a la persona para que vaya a ver a su orientador o capacitador, para que acuda a sus sesiones o a cualquier otra cosa y no lo hacen sin que insistas en ello, es frecuente que se trate de una muy mala señal. Como dijo Jesús: «Bienaventurados los que tienen hambre y sed de justicia, pues ellos serán saciados» (Mateo 5:6 LBLA). Si la persona va a cambiar en algún momento, es probable que sea porque *ellos* quieren hacerlo y porque están vigorosamente buscando el cambio a través de sus esfuerzos. Es verdad que las circunstancias obligan a muchas personas a cambiar y también es frecuente que nosotros tengamos que presionar con insistencia para que se empiece a dar el cambio. No obstante, para que el proceso de cambio sea sostenido, es necesario que el origen de la presión se modifique de los que rodean a la persona que necesita el cambio, a una presión impuesta por la persona misma. Debe convertirse en algo automotivado.

Si alguien de verdad quiere cambiar, va en busca de ello. Nadie tiene que convencerlos una y otra vez. Esto no significa que alguien no requiera de mucho aliento al principio o de algo de apoyo para seguir involucrado cuando se vea en situaciones difíciles a lo largo de su camino. Es frecuente que las personas necesiten de ayuda al inicio y de apoyo para continuar y consolidarse. Muchos quieren darse por vencidos. Algunos incluso abandonan el esfuerzo y es necesario que se les rescate y se les impulse para que retomen su camino. Sin embargo, un patrón continuo y duradero de tener que impulsar el proceso de cambio de alguien más suele ser una muy mala señal. A fuerza, ni los zapatos…

A lo largo de mis años como director ejecutivo y *coach* de desempeño he aprendido una lección bastante sorprendente. Cuando empecé a dedicarme a este tipo de trabajo pensé que las personas que peor se desempeñaban y que más batallaban serían las que más ayuda necesitaran. Esperaba que la mayoría de las llamadas entre una sesión y otra provinieran de ellos, no de quienes tenían un mucho mejor desempeño. *Pero a lo largo de las décadas, siempre sucedió lo contrario.* Quienes tienen un desempeño estelar de clase mundial son los que tienden a hablarme más. *Quieren* información. *Quieren* que les des retroalimentación acerca de su desempeño. *Quieren* opiniones relacionadas con personas y situaciones antes de actuar. *Ansían* que se les proporcione ayuda y la buscan por sí mismos. Son ejemplos de la persona sabia de la que hablamos antes. Son humildes y hambrientos de conocimientos y, como lo dijimos antes, mejoran continuamente; pero nadie tiene que presionarlos. Lo hacen ellos mismos.

7. La presencia de apoyo

Ya mencioné la necesidad de tipos específicos de ayuda en capacitación, orientación, mentorías y otros entornos que ayudan a las personas a cambiar. No cabe duda de que ofrecen una cantidad importante de apoyo. Sin embargo, las personas que están intentando hacer cambios significativos también necesitan el clásico y tradicional apoyo de personas que se limitan a estar ahí para ellos como amistades y porristas. La gente necesita aliento, así como saber que alguien está de su lado.

Asegúrate de que la persona a quien estés observando durante su proceso de cambio cuente con algunos confidentes cercanos que estén al tanto de lo que está sucediendo y que simplemente puedan estar ahí para apoyar, escuchar, alentar y servir de red de seguridad para el interesado. El cambio no sucede en aislamiento. Las personas que mejor se desempeñan en el proceso de cambio son aquellas que cuentan con una «tribu» o «pueblo» que les ofrezca apoyo en el camino. Tratar de hacer las cosas a solas es muy difícil.

Me fascina ver clientes que tienen un fuerte sistema de apoyo porque sé que este ayuda a mantener a las personas encausadas y que incluso acelera el proceso. Por lo general, todo el apoyo necesario no provendrá de la «parte traicionada» porque está lidiando con su propio dolor. Se necesita del exterior.

El cambio es un proceso y toma tiempo.

---

8. Alguna evidencia de cambio

Nada mejora de un día para otro. El cambio es un proceso y toma tiempo. Sin embargo, sí querrás ver algo de movimiento, aunque la perfección siga estando distante. Esto ni siquiera quiere decir que alguien «mejore» pronto. Incluso podría parecer que está peor que antes por verse en mayor dolor o porque tocó fondo, por ejemplo. Pero lo que importa es que *suceda algo al paso del tiempo*. Queremos ver un cambio en alguna dirección, una alteración de las cosas, una formación de patrones nuevos u otros aspectos del desarrollo. Queremos escuchar a la persona hablar acerca de lo que esté aprendiendo o de que está experimentando algo *nuevo*. Si lo único que vemos es más de lo mismo después de un periodo significativo, deberíamos cuestionar si algo está sucediendo o no.

9. Sistemas de monitoreo

Es más que evidente que mucho en lo que está trabajando la persona a medida que crece y que cambia es confidencial. La confidencialidad es un importante mecanismo de seguridad que se incluye en las terapias, en las capacitaciones y en otras partes del proceso de cambio. De modo que no podemos monitorear todo lo que *sucede dentro del proceso*. Sin embargo, sí es necesario que sepamos si la persona está *participando en el proceso*. ¿Está presentándose y cooperando? ¿Está haciendo el intento? ¿Está comprometida con el proceso? ¿Está construyendo un historial de acatamiento dentro del programa? Las respuestas a estas preguntas son esenciales para que sepas si te están traicionando o no.

A menudo se necesita que alguien supervise el proceso para asegurarse de que haya un acatamiento constante. Podría ser cualquier persona apropiada, pero alguien debería estar en el asiento del conductor para verificar que la persona está participando en el proceso y que pueda decir: «Sí, se está presentando y está participando». Con frecuencia, eso es todo lo que necesitamos oír. A veces ofrece mayor permiso para divulgar información confidencial, y eso puede ser excelente para los otros que estén ayudando de alguna manera u otra; sin embargo, como mínimo, necesitamos alguna manera de saber que la persona está participando en los procesos de los que estamos dependiendo para que cambie.

10. En caso de aplicarse, transparencia total

Esta es la necesidad de que «no haya secretos». En muchos casos el engaño fue el núcleo que sostuvo la traición. Duplicidad, secretismo, mentiras, engaños, ocultamientos, encubrimientos y otras conductas similares hicieron que funcionara el engaño. Para que una relación alcance el éxito futuro la persona que está tratando de cambiar suele tener que renunciar a cualquier tipo de secreto para ser por completo transparente. Esto puede incluir transparencia financiera, de ubicación (incluso mediante otorgar permisos para que se pueda verificar dónde se encuentra el celular), permisos de transparencia en cuanto a comunicaciones (correos de voz, correos electrónicos, mensajes de texto, redes sociales) y transparencia en cuanto a reuniones; en especial en el caso de traiciones matrimoniales. La completa transparencia es la única manera de saber lo que está pasando con alguien y suele ser esencial para que la otra parte considere la posibilidad de volver a confiar. Si alguien no está dispuesto a esta transparencia total, la única pregunta que resta plantearse es: «¿Por qué?».

Habrá algunas ocasiones en que la transparencia no pueda ser total, pero tendría que haber una excelente razón para ello. Tendría que ser para beneficio de alguna otra parte, no para quien llevó a cabo la traición. Por ejemplo, es posible que su profesión implique confidencialidad pero, incluso en esos casos, deberías poder averiguar dónde estuvo la persona y qué estuvo haciendo, siempre que la otra parte involucrada permanezca protegida. Jamás olvidaré una sesión en la que, después de un tiempo sostenido de transparencia total, oí que Drew le decía a Bella: «No estoy del todo seguro de mis horarios de mañana, pero si necesitas encontrarme, revisa el rastreador de ubicación», a lo que ella respondió: «Ah… ni siquiera lo uso ahora. Confío en ti». Fue un momento increíble porque significó que había probado ser leal a través de su transparencia al paso del tiempo.

11. *Disposición a verse cuestionado*

De manera más que natural, una pérdida de confianza hace que las personas sospechen, y es posible que sus sospechas sean infundadas, pero también es comprensible. La persona afectada detecta traiciones a la vuelta de cada esquina. Esto necesita de tiempo para que se resuelva y se requiere hacer preguntas para lograrlo. A veces hay cosas que no parecen adecuadas a primera vista y que necesitan cuestionarse. Por ejemplo: «Dijiste que llegarías antes de las ocho de la noche y no llegaste. ¿Qué estabas haciendo?» o «¿Qué estuviste haciendo anoche?», son preguntas normales.

Cuando una persona responde a las preguntas normales *de manera defensiva, puede ser una mala señal, ya que la persona podría no estarse sometiéndose al proceso de lleno.* Esta actitud defensiva debe confrontarse, no facilitarse. Si alguien desea recuperar la confianza perdida, debe ser abierto y no sentirse ofendido cuando la otra persona le hace cuestionamientos acerca de algo que no le parece del todo bien. Quien haya cometido la traición debe convertirse en socio de esa curiosidad, no en alguien que pelea contra la inquietud del otro al preguntarse qué sucedió. Las personas que están tratando de volverse confiables deberían *darles la bienvenida* a los cuestionamientos y considerarlos como las bases para construir la confianza y para demostrar que no tienen nada que ocultar. Si, en vez de ello, responden con la clásica respuesta adolescente encolerizada de: «¡Es que no confías en mí!», la respuesta debería ser: «Tienes toda la razón. Lo siento. Todavía no confío en ti por completo. Pero *estoy tratando de aprender a hacerlo y necesito que tú me ayudes con una buena disposición a responder cualquier cosa que te pregunte para ayudarme a dejar de lado mis dudas y temores».*

He escuchado la siguiente respuesta enojada o molesta en miles de ocasiones en situaciones de consultoría empresarial y siempre siento que me explota la cabeza: «Entonces… ¿estás cuestionando mi integridad?».

Por lo general, respondo: «Pues, sí tengo algunas preguntas, si a eso te refieres. ¿O crees que deberías estar exento a que se te hagan preguntas?». Después suelo continuar de la siguiente manera: «No creo que ninguno de nosotros esté exento de que se nos cuestione cuando algo no parece estar bien. Todos deberíamos estar abiertos a que se nos cuestione y deberíamos mostrarnos dispuestos y serviciales al proporcionar respuestas. Entonces, ¿podemos continuar?».

Todos queremos que confíen en nosotros, pero en situaciones de traición las cosas que no parecen estar bien deberían cuestionarse. En escenarios positivos, este tipo de cuestionamiento se acepta y se ve como un enorme activo para la persona que llevó a cabo la traición. De hecho, suelo decirles a las personas que están intentando cambiar que mostrarse abiertas a cualquier interrogante en cualquier momento y que responder a toda pregunta servirá de mucho para que recuperen la confianza y les demuestren a los demás que no tienen nada que temer.

Hitos

Estos 11 puntos son señales de monitoreo en el proceso de observación de alguien que empieza a volverse confiable. Son señales de que su participación en el proceso de cambio es real, que de verdad está haciendo el intento y que hay razones para tener esperanzas. ¡Está haciendo su mejor esfuerzo!

De nuevo, no estamos en busca de la perfección, pero si ves que la persona que está tratando de cambiar muestra la mayoría de los pilares anteriores en cierta medida, y si la persona se está desempeñando de manera correcta, es una excelente señal. Eso *es* lo que veremos en las personas que de verdad quieren cambiar. Si no encuentras los 11 indicadores de la participación, tendrás razones válidas para cuestionar a la persona. Y cuestionar es más que adecuado porque habrá ocasiones en que existan razones válidas para lo que estás viendo, pero las preguntas podrán encontrar las respuestas adecuadas a lo que está pasando. Ve el juego desde las gradas y deja que las conductas e indicadores te muestren si es probable que puedas creer en el proceso o no. Todos estos indicadores son fáciles de identificar y son objetivos, de modo que deja que la persona que está tratando de cambiar te muestre que está en busca de ese cambio sin que te obligue a adivinarlo.

Sin duda, debes remitirte a las pruebas. La pregunta verdadera es: «¿Esta persona está mejorando en cuanto a los *cinco pilares de la confianza?*», pero también estamos buscando la participación en el proceso y estructuras de crecimiento que las ayudarán a mejorar en relación con esos cinco pilares. Desde las gradas, puedes utilizar los indicadores del presente capítulo para informarte en cuanto a si la persona de verdad se está esforzando por cambiar quien es. En mi experiencia, son excelentes medidas de evaluación. Cuando se encuentran presentes, siento que puedo tener esperanzas. Pero cuando no lo están, se presenta un asunto que debe tratarse, porque lo más probable es que hay algo que no está marchando bien. Además, otro excelente beneficio es el siguiente: si de veras *está* muestra compromiso y no está sucediendo ningún tipo de cambio, lo que se necesita evaluar es el proceso que se está usando. Es posible que se esté esforzando por lograrlo, pero que se necesite de algo más. Si no está trabajando con el proceso, es algo que se puede discutir; pero si lo está haciendo y las cosas no están funcionando, es posible que se necesiten distintos tipos de ayuda o más apoyo del que tiene. Una cosa es que la persona no esté tomando antibióticos y que no mejore; pero otra muy distinta es que los esté tomando al pie de la letra y que no esté presentando mejoría alguna. Quizá sea momento de cambiar de medicamento o de dosis.

Gatea, camina, corre... y dale tiempo

Si quisiéramos añadir un séptimo paso en el proceso de la recuperación de la confianza, tendría que ser «Gatea, camina, corre». Si todo lo que vimos en los capítulos anteriores está marchando bien dentro de la relación, es momento de empezar a moverse de manera lenta e incremental.

Si te encuentras en un punto en el que todo está bien, es muy tentador regresar a la relación al momento en que se encontraba antes. Créeme que cuando las cosas marchan de mejor manera, resulta tan increíble que a veces terminan siendo mucho mejores de lo que jamás fueron antes.

Cuando empieces a confiar, da pasitos pequeños.

Cuando a alguien le está yendo bien, es posible que sientas la tentación de retomar la relación por completo y pensar que ya se hizo todo el trabajo necesario. Es probable que así sea, pero eso es algo que todavía no sabes del todo. Así que, cuando empieces a confiar, da pasitos pequeños. Pasos diminutos. Cuando alguien cumple con los cinco pilares en cada uno de esos pasos, en especial a medida que construye un historial, podrás pasar al paso siguiente y confiar en él o ella un poco más. A nivel personal, esto quizá quiera decir aumentar el contacto y el acceso dentro de la relación, terminar una separación, o algo más. En el caso de los negocios, quizá signifique aumentos graduales hasta que la persona llegue al nivel anterior de responsabilidad, control y confianza. Sea cual sea el entorno, no vayas de nada a todo, o de cero a cien, de un día para otro. Hazlo de manera gradual a medida que se va comprobando la confianza. Confía y verifica. No desalientes a la persona que está tratando de cambiar, pero admite que la recuperación de la confianza será un camino que recorrer. Déjale saber que tu deseo es ofrecerla de nuevo tan pronto como se sienta adecuado hacerlo y que su trabajo es aceptar que eso se dará paso a paso.

Si todo eso sucede, mis deseos para ti son que hayas abordado la pérdida de la confianza de manera correcta, que hayas trabajado con cada problema, que valides el progreso y la recuperación y que disfrutes de los resultados de vivir en un sitio mejor que el que jamás habitaste.

SECCIÓN 5

SIGUE ADELANTE

20

CÓMO NO COMETER EL MISMO ERROR DE NUEVO. PARTE 1

Ahora que sabes a qué prestar atención mientras determinas si la persona en tu vida que necesites que cambie de verdad está cambiando, toca que nos centremos en ti. La persona que violó tu confianza sin duda tiene la responsabilidad de lo que hizo, es necesario que consideres que quizá tú también hayas cometido algunos errores, como lo mencioné al final del capítulo 16. Quizá cuentes con algunas vulnerabilidades que te hicieron susceptible a confiar en alguien en quien no debiste. No te estoy culpando en lo más mínimo por lo que te sucedió; de hecho, estoy tratando de ayudarte a que no pase de nuevo. Esa es la razón por la que resulta importante explorar algunas de las razones por las que brindamos nuestra confianza de manera errada, que es de lo que tratan este capítulo y el siguiente.

Piensa por un momento acerca del sistema inmunitario del cuerpo humano, porque podemos aprender algunas lecciones acerca de la confianza cuando consideramos la manera en que funciona. Es un mecanismo altamente desarrollado y complejo, pero en los términos más esenciales nos protege y nos mantiene sanos. Cuando funciona de manera adecuada, o evita que contraigamos enfermedades o infecciones, o lucha contra los gérmenes que ingresaron a nuestro organismo. Una parte de nuestra inmunidad es innata; es el equipo que viene con cada ser humano: la piel, las enzimas en las lágrimas y secreciones, el ácido gástrico y otros mecanismos que luchan contra las infecciones. Se comporta de la misma manera frente a cualquier bacteria, virus y sustancia, y actúa con velocidad cuando cualquiera de ellas intenta ingresar a nuestro cuerpo. La otra parte de nuestro sistema inmunitario es adaptativa o especializada. Esta es la parte que aprende a reconocer y a responder a gérmenes específicos y que tiene la capacidad para recordarlos y para luchar en su contra la siguiente vez que intentan entrar en nuestro cuerpo.

Podemos aprender mucho acerca de la confianza a partir del sistema inmunitario, en especial de la confianza inmerecida, que es el enfoque de los siguientes dos capítulos. Si ya brindaste tu confianza de manera equivocada en el pasado y sufriste las consecuencias de ello, no querrás volverlo a hacer. El presente capítulo y el siguiente están diseñados para ayudarte a no repetir los errores de confianza que hayas cometido en el pasado y a evitar aquellos que pudieras cometer a futuro mediante el fortalecimiento de tu «inmunidad de confianza».

La confianza inmerecida afecta nuestro corazón, mente y alma, de la misma manera en que las infecciones afectan nuestro cuerpo.

La confianza inmerecida afecta nuestro corazón, mente y alma, de la misma manera en que las infecciones afectan nuestro cuerpo. O no contamos con los «sistemas» adecuados dentro de nuestro corazón, mente y alma para protegernos de las personas indignas de confianza desde un principio, o nuestra inmunidad se encuentra comprometida de alguna manera, o no aprendimos de las «infecciones de confianza» pasadas para desarrollar la habilidad de reconocerlas y luchar contra ellas cuando regresan.

Creo que podemos decir, sin temor a equivocarnos, que a todos nos gustaría ser inmunes contra las personas indignas de confianza o poder reconocerlas y resistirnos a ellas con la misma precisión con la que el sistema inmunitario reconoce y lucha contra una bacteria o un virus. Nos gustaría poder enfrentarlas de la misma manera rápida y decisiva con la que nuestro cuerpo lucha contra los gérmenes que ingresan a él a través de algún rasguño en nuestro meñique.

Pero eso no sucede. Es casi seguro que cada uno de nosotros tenga memoria de algún momento en que colocamos nuestra confianza en la persona, grupo o institución inadecuada y quizá el recuerdo siga siendo doloroso. ¿Quién de nosotros ha estado libre de experimentar alguna traición para después preguntarnos: «¿Cómo sucedió? ¿Qué fue lo que no vi? ¿Por qué confié en esa persona desde un inicio?». Juzgar nuestras propias acciones y mirar atrás a los «deberías» puede resultar confuso y contraproducente. En otras ocasiones, simplemente *no hubo* manera de saberlo porque algunos traicioneros y engañifas son así de buenos. Piensa en Bernie Madoff. Pocas personas pudieron ver el desastre que se avecinaba. En todo caso, podemos aprender algunas lecciones acerca de nosotros mismos que aumentarán nuestra inmunidad a la confianza inmerecida a futuro, al menos al grado al que sea posible. Aunque podría escribir un libro entero acerca de las razones por las que depositamos nuestra confianza de manera errada, para propósitos de brevedad solo hablaré acerca de las cinco razones más comunes por las que las personas caen víctimas de las «toxinas» de personas indignas de confianza, con el sistema inmunitario como nuestro modelo. En este capítulo analizaremos las primeras dos razones, y haremos lo propio con las restantes en el siguiente.

**Podemos aprender algunas lecciones acerca
de nosotros mismos que aumentarán nuestra
inmunidad a la confianza inmerecida a futuro.**

---

1. Nunca se instaló el equipo

Gran parte de la fortaleza del sistema inmunitario está presente desde el primer día de vida. Desde el inicio de su desarrollo, el feto viene equipado con lo que necesita para defenderse de una variedad de infecciones. Parte de esta capacidad proviene de la madre y, después, a medida que el niño se desarrolla, los padres y otras personas le ofrecen mayor inmunidad a través de añadidos de crianza que apuntalan su sistema inmunitario; una nutrición adecuada, amor y apoyo, ejercicio, buenos hábitos de sueño, vacunas, exposición al sol y otras cosas. Además, el bebé recoge en su memoria las cosas que su madre experimentó y *aprendió* dentro de su propia inmunidad. Toda esta experiencia queda cargada al interior del bebé.

De igual manera, los padres les enseñan a sus hijos, desde un principio, el tipo de personas que son seguras o no, en quiénes confiar y en quiénes no. El componente de sabiduría de los padres (y de las demás personas que los guían) les enseña a los niños cosas relacionadas con el carácter, con los valores espirituales, con valores y competencias vitales o con el tipo de amigos con los que relacionarse, y funciona de manera similar al sistema inmunitario. Reconoce si es correcto o no que algo entre a su vida o a su alma. Así entonces, esta sabiduría sabrá cómo lidiar con cualquier tipo de problema.

La crianza infantil les da a los niños las habilidades que se necesitan para lidiar con mentirosos, acosadores, personas que quieren usarlos o humillarlos, o personas que podrían traicionarlos de alguna otra manera. También les enseña a construir amistades con gente buena. Estas influencias y habilidades positivas ayudan al niño a construir una defensa en contra de las personas «tóxicas» o a lidiar con ellas cuando se aparecen. Por ejemplo:

- «No hables con gente desconocida».

- «No aceptes dulces de personas que no conoces».

- «No salgas a una cita ni hables con alguien en línea si esa persona no llega a tu vida a través de amigos o de círculos seguros».

- «No te juntes con personas que usen drogas».

- «No creas en alguna persona si ya te mintió en el pasado».

- «Si alguien te acosa o molesta, aléjate de él o ella».

Instrucciones como estas recargan el sistema inmunitario emocional y relacional. Enseñarles límites a los niños pequeños, a decir «no» para protegerse, a tener conversaciones difíciles y a manejar conflictos, y a elegir amistades saludables; en el interior de los niños, todas estas indicaciones construyen un poderoso sistema inmunitario que los protegerá a futuro. Es como instalar un volante en un coche antes de que salga de la fábrica.

No obstante, es frecuente que *este proceso de equipo de fábrica no se instale durante el desarrollo de algunas personas*. Por una infinidad de razones, hay ocasiones en que las personas no reciben el apoyo que necesitaban de sus padres, familia o comunidad para ayudarlas a evitar a las personas peligrosas. A causa de esto, hay personas poco dignas de confianza que terminan lastimándolas.

Peor aún, algunos niños no solo se ven privados de la instrucción que necesitan para reconocer a las personas que son indignas de confianza, sino que se les trata de maneras abusivas, con lo que llega a parecerles como «normal» que se les traicione y lastime. Se ven utilizados por algún padre o madre narcisista y egocéntrico que viola la totalidad de los cinco pilares de la confianza. Esto los prepara para que se vean utilizados en relaciones posteriores. En parte, esto sucede porque la dinámica de una relación poco sana les parece de lo más conocida. También se da a causa de una desesperada necesidad de amor. Cualquiera que llega a su vida les puede dar una esperanza de amor y, de inmediato, se le entregan a dicha persona. La ausencia de los nutrientes intangibles que tanto necesitan ha dejado que su corazón sea vulnerable a cualquiera que les preste atención o que les prometa algo «bueno». Justo de la misma manera en que lo hacen los niños, las personas que jamás recibieron el equipo relacional que necesitaban, a menudo forman «apegos» y brindan su confianza con demasiada rapidez. Simplemente confían en las personas incorrectas.

Las personas provenientes de ambientes abusivos o de privaciones no solo dejan que personas malas entren en su vida con mucha frecuencia, sino que también son incapaces de reconocer que existe un problema una vez que se infiltró la persona traicionera. Recuerda la manera en la que funciona el sistema inmunitario: una vez que ingresa alguna toxina, la reconoce como tal y lidia con ella con el fin de protegerse. Pero piensa en las personas que reciben algún tipo de abuso, que lo reconocen como doloroso, lo cual las hace llorar, y que se enfrentan a algún padre o madre que les responde: «Mejor cállate la boca o te daré algo por lo que llorar de veras». ¿O qué sucede con el niño o niña que crecen bajo el cuidado de un padre o madre excesivamente demandantes que tienen expectativas poco razonables y que siempre lo hacen sentir que no es lo bastante bueno? Esto lo prepara a la perfección para que después tenga problemas con jefes demandantes y tóxicos mientras hace su mejor esfuerzo en el trabajo al tiempo que se siente traicionado y menospreciado. Las duras palabras de sus padres minaron su respuesta inmune que, por naturaleza, diría: «Esto no puede ser bueno para mí; tengo que encontrar algo mejor». En lugar de ello, se culpan a sí mismos y siguen aguantando malos tratos. Es frecuente

que las víctimas de abuso se culpen por las acciones del que, en realidad, es el «malo» de la historia. Su sistema inmunitario no está logran-
do identificar la toxina, que para nada tiene que ver con ellos.

**Las personas que provienen de entornos de abuso
a menudo se ven dispuestas a confiar en personas
abusivas dentro de patrones que les son familiares.**

En pocas palabras, es triste darse cuenta de que las personas que provienen de entornos de abuso a menudo se ven dispuestas a confiar en
personas abusivas dentro de patrones que les son familiares. Las cosas
sucedieron de la manera incorrecta durante su infancia, en la «fábrica»
donde se construye todo el mundo, y esos errores persisten hasta que
sanan y se ven reparados.

El mismo principio se aplica a las relaciones personales en las que
se ha hecho dudar tanto de su propia cordura a alguien (cuando se le
convence de que lo que ve no está sucediendo) que ya no confía en lo
que siente cuando está en presencia de personas abusadoras, controladoras o manipuladoras que no asumen la responsabilidad de la manera
en que las hirieron. La parte del reconocimiento del sistema inmunitario es lo que no está sucediendo. Simplemente no pueden ver que se
les está victimizando y, a menudo, se culpan a sí mismas.

Por las diferentes razones que las personas no obtengan las habilidades que necesitan para reconocer toxinas, es algo que sucede. Incluso se da con personas de lo más competentes que jamás pensaríamos
que pudieran ser ingenuas. Sin embargo, dentro de la situación o
contexto adecuados, pueden verse engañadas, igual el resto del mundo. Esto sucede a menudo dentro de entornos empresariales, donde

negociantes embaucadores seducen a mesas directivas, a socios o a inversionistas que no son capaces de reconocer que algo está muy mal. El mecanismo de reconocimiento de patrones de sus sistemas inmunitarios está dañado.

En alguna ocasión ayudé a una junta directiva a seleccionar al nuevo director ejecutivo de una empresa y llegamos al punto de hacer la entrevista final con el último candidato elegido por el comité de selección. Ya con anterioridad se había presentado frente a los altos mandos y ante la junta directiva, y dejó a todos pasmados con su intelecto y encanto. Y vaya que era excelente. Todo acerca de él parecía pulido, brillante e impresionante. Y de verdad que lo era. Estaban listos para contratarlo tan pronto como finalizara esta última entrevista general, misma a la que me invitaron.

Los miembros de la junta hicieron diversas preguntas. El candidato dio respuestas perspicaces en cuanto al negocio, su futuro, su visión y su plan. Fue de verdad impresionante. Dio una lista de sus éxitos anteriores y nos contó acerca de cómo había hecho esto o aquello en situaciones similares y cómo era que sabría lidiar con esta otra. Era simplemente excelente.

Sin embargo, a mi parecer, era *demasiado bueno*. Simplemente era demasiado perfecto; demasiado confiado en un sentido grandilocuente y narcisista, si sabías a qué prestar atención. No es que yo haya sido más inteligente que los demás ejecutivos dentro de la sala, pero sí cuento con *mucha* experiencia personal con trastornos de personalidad y con narcisistas de alto rendimiento. No tenía la más mínima duda que me encontraba frente a uno de ellos. Mis «células de reconocimiento del sistema inmunitario» me estaban gritando: «¡Tóxico, tóxico, tóxico!». Mientras más tenía que seguir escuchando a este modelo de soberbia y de todo lo maravilloso que era, más sentía que tendría que vomitar, y me dio lástima la manera en que estas personas, por demás inteligentes, se estaban enamorando de él. Ya me lo habían dicho antes de la junta: «¡No te puedes imaginar lo que es este tipo! ¡Es brillante! ¡Sería el líder perfecto!». Al principio no podía esperar para conocerlo, pero una vez que lo experimenté no podía esperar para ayudar a los miembros de la junta a ver que era por completo indigno de su confianza.

Cuando llegó mi turno para hacer preguntas, solo tuve una: «Bueno, puedo ver que muchas de tus fortalezas y experiencias podrían beneficiar al negocio de manera importante, pero me gustaría preguntarte acerca de tus debilidades. ¿Cómo crees que podrían afectar tu puesto y cómo planeas lidiar con las cosas con las que quizá tengas dificultades o problemas?», le pregunté.

Jamás olvidaré su reacción: no tuvo ninguna. Los grillos empezaron a cantar en el fondo. Simplemente se me quedó viendo, en absoluto silencio, durante lo que pareció una eternidad, con una mirada un poco confusa, como si yo no tuviera idea de lo que estaba diciendo.

Me limité a regresarle la mirada sin decir palabra.

Al fin, respondió.

—Bueno, supongo que mi máxima debilidad es que soy un impulsor al que le fascina hacer que las cosas sucedan. Eso significa que a veces dejo atrás a otras personas, así que tendría que asegurarme de no dejar a nadie demasiado atrás de mí.

—Perdón —respondí—, pero ser un gran impulsor me suena más a una fortaleza. Yo me estoy refiriendo a alguna debilidad, a alguna falta de capacidad. —Y, de nuevo, me le quedé viendo en absoluto silencio.

Después, respondió algo similar a: «Bueno, sí, es una fortaleza, pero la gente que no va a mi ritmo podría sentirse relegada».

—Entonces, te planteo la misma pregunta. Cuéntame acerca de alguna de tus debilidades —insistí.

Jamás pudo responderme. Simplemente descartó la pregunta de alguna manera encantadora que les pareció de lo más graciosa a los encaprichados del grupo y después se le pidió que se marchara para que discutiéramos el asunto.

De manera unánime, la junta estaba más que lista para contratar a este hombre. Era tan inteligente, talentoso y encantador que estaban enamorados de él.

—Por favor, necesito que se asiente en las minutas de la junta que yo insistí en que no debían contratar a este candidato —dije—. Quiero estar seguro de que mis objeciones queden documentadas.

—Pero ¿de qué estás hablando? —me preguntó alguien—. Es talentoso y excelente. Hará un trabajo maravilloso. ¿Cómo podrías decir que no es el adecuado?

—Porque, dentro de su mente, jamás ha perdido y no ha tenido un solo fracaso y, les aseguro, si ustedes no son su primer fracaso, serán el siguiente —respondí.

Seguimos discutiendo la situación un poco más, pero no quisieron creer lo que les estaba diciendo y lo contrataron de todas maneras. Después de menos de un año, le ocasionó a la empresa un sinfín de desastres y pérdidas, y les llevó otro año más poder deshacerse de él. Tras de sí, dejó una estela de problemas de cultura, de equipo y de finanzas, junto con una enorme cantidad de inversionistas desilusionados. Sin embargo, la junta confió en él. ¿Por qué?

Por la razón que haya sido, la junta no contaba con un mecanismo de reconocimiento de patrones para este tipo de personalidad. Para colocar la situación dentro del contexto de la manera en que las privaciones disponen a las personas a tomar malas decisiones en cuanto a confianza, esta empresa se encontraba demasiado necesitada. Requería que la rescataran de la pérdida del liderazgo anterior y se enfrentaba a muchas situaciones desafiantes en el área de negocios. Al igual que un niño lastimado, se encontraba vulnerable a idealizar al primer héroe que se presentara a rescatarlos y eso hicieron. Sus sistemas de reconocimiento inmunitario no estaban activos por encontrarse en este estado de necesidad, de modo que esta vulnerabilidad los dejó en una posición, pues… vulnerable.

Repito: no estoy diciendo que yo fui más inteligente que los miembros del consejo, ya que este contaba con algunas personas muy capaces. Sin embargo, yo no «necesitaba» a un candidato con la misma intensidad que ellos, de modo que no me encontraba en una posición de «ver lo que quería ver». Además, cuento con una enorme experiencia en relación con los narcisistas. He aprendido que no se puede confiar en ellos, ya que siempre fracasarán en relación con varios de los cinco pilares de la confianza.

De modo que podemos ver cómo es que durante la infancia, e incluso más tarde en la vida, el abuso y el vernos privados del equipo que se necesita para formar relaciones sanas puede colocar a las personas en un estado vulnerable frente a personas que no son dignas de confianza.

2. No aprendemos de nuestras experiencias

Como recordarás, dentro del cuerpo humano, el sistema inmunitario se equipa dentro de la fábrica, por decirlo de alguna manera, para que sea capaz de luchar contra toxinas y cuenta no solo con inmunidad innata, sino también con tipos adaptativos de esta. En otras palabras, *aprende a partir de la experiencia*. Una vez que interactúa con un virus, bacteria o enfermedad en particular, el sistema sabe el aspecto que tiene ese agente externo, lo marca y lo reconoce a futuro, porque ya desarrolló la respuesta inmune y los anticuerpos para destruirlo. En un sentido metafórico, eso es lo que estaba sucediendo en la junta con la mesa directiva cuando contrataron al tipo incorrecto. Yo ya había estado dentro de demasiadas situaciones con ese tipo de líder o persona tóxica como para no reconocer el patrón. Había aprendido demasiadas lecciones durante una larga práctica clínica y de consultoría en liderazgo. (Además de algunas traiciones personales, si he de ser honesto).

De la misma manera en que el sistema inmunitario adaptativo aprende a partir de cada exposición a una infección o toxina, nosotros aprendemos a través de nuestras experiencias relacionales. A lo largo del camino es necesario que aprendamos a ver los patrones y a evitarlos. Necesitamos sentir algo similar a lo que dijo el filósofo Nietzsche: «No me molesta que me hayas mentido; lo que me molesta es que, de ahora en adelante, no podré creerte de nuevo».

Recuerdo un grupo de tratamiento al que dirigí hace años, donde una mujer exclamó: «¡Al fin lo entiendo! He estado casada con nueve hombres que han abusado de mí, ¡y no lo volveré a hacer!».

Alguien más del grupo le respondió: «¡Déjate de tonterías, Mary! No has estado casada con nueve hombres que abusaron de ti; has estado casada con el mismo hombre abusivo con nueve nombres distintos». ¡Vaya! ¡Qué sabiduría en cuanto al reconocimiento de patrones!

Cada experiencia que tenemos con alguna persona nos debería enseñar cuáles son sus patrones, pero también cuáles son los *nuestros*. Deberíamos preguntarnos: «¿Qué patrón tengo *yo* que me deja vulnerable a no ver lo que ven los demás en esta persona? ¿De qué manera está dañado mi sistema de reconocimiento que me hace confiar en personas que no son confiables? ¿Por qué puedo terminar lastimado más de una sola vez por la misma persona y por qué sigo confiando en esa persona una y otra vez?». Todas estas son preguntas excelentes e importantes, y las respuestas pueden ser diversas:

- ◆ Los patrones de tu familia de origen que no fuiste capaz de reconocer en tu infancia, y que se convirtieron en normales para ti, te dispusieron a cierta vulnerabilidad. Tuviste un padre o madre poco confiables, o alguna otra relación significativa del mismo tipo, donde aprendiste que la disfunción o el abuso eran «normales» o que tú eras culpable de estos.

- ◆ A veces esto no sucede dentro de la familia de origen, sino dentro de una relación adulta que destruye tus capacidades de reconocimiento. Esto se parece al síndrome de Estocolmo, en el que existe una relación de abuso que conlleva un desequilibrio de poder, y donde se crea un vínculo entre el abusador y su víctima dentro de la relación, por lo que la víctima empieza a confiar en el abusador o en la persona que la tiene psicológicamente cautiva.

♦ Tienes un historial de que se te convenza de no creer en tus percepciones, sentimientos o realidades. En inglés, esto se denomina «*gaslighting*»* y las personas que terminan por caer víctimas de este proceso, en el que dudan de su propia razón, percepciones o juicios, a menudo no pueden otorgarles ningún valor a sus propias realidades. Así, cuando llega otra persona más que las convence de que no están sintiendo lo que sienten o viendo lo que ven dentro de la relación, vuelven a dudar de sí mismas y permanecen dentro de esta. Uno de mis versículos favoritos de la Biblia es Hebreos 5:14: «Pero el alimento sólido es para los adultos, los cuales por la práctica tienen los sentidos ejercitados para discernir el bien y el mal» (LBLA). Esto se refiere al sistema de reconocimiento inmunitario; sin embargo, si alguien te convenció a través de *gaslighting* para que dudes de tus sentidos, dicha capacidad no funcionará de manera adecuada.

♦ Jamás te has permitido ver lo «malo» de uno de tus padres o de alguna persona con la que tuviste una relación formativa importante. Por ejemplo, algunas personas ven a uno de sus progenitores, o a ambos, como «absolutamente buenos». No pueden ver los defectos de estas personas, por lo que no pueden ver deficiencias cuando se cruzan con personalidades parecidas. Por ejemplo, si idealizaron a su padre o a su madre y los veían como «todo bondad» sin reconocer sus debilidades o admitir cómo dicho padre pudo haberlos lastimado o decepcionado, verán a algunos hombres o mujeres posteriores de la misma manera. Esto nos ciega a las deficiencias de esas personas. Poder ver a las personas de nuestro

---

* En español no existe una traducción «oficial» para esta palabra. En algunos lugares se dice «hacerle gas a alguien», o se utiliza el término original en inglés, pero no es muy común. Es más frecuente que se utilice la descripción y que se diga «hacer dudar del propio juicio». [N. de la t.]

pasado con claridad de manera resuelta y con perdón es la clave para aprender qué es dañino y qué no.

♦ En ocasiones no nos hemos visto a nosotros mismos de manera precisa, por lo que no aprendimos a ver a los demás con claridad. Si tenemos ciertos defectos y, como dijo Jesús, no hemos quitado «la viga de nuestro propio ojo», no podremos juzgar con claridad lo que aqueja a los demás. Por ejemplo, si alguien es pasivo y no ha enfrentado su propia pasividad, es posible que no pueda detectar lo agresivo y abusivo que es alguien más. De hecho, es probable que se sienta atraído a dicha persona porque posee la «asertividad» de la que él o ella carecen.

De manera similar, si alguien tiene dificultades de autoimagen o tendencias narcisistas y quiere verse a sí mismo como «ideal» es posible que le atraigan personas narcisistas que son *mucho* peores de lo que es él y verse traicionado de manera grave. O si alguien se siente solo y necesitado, tenderá a idealizar a otras personas y a pensar que son justo lo que necesita al considerar que tal persona es «ideal». Eso es lo que le sucedió a la junta que necesitaba un director ejecutivo para su empresa. Mientras más necesidades insatisfechas tenemos, más vulnerables somos a confiar en personas que no son dignas de confianza. Como indica Proverbios 27:7: «El hombre saciado aborrece la miel, pero para el hombre hambriento todo lo amargo es dulce» (LBLA). Cuando tenemos necesidades imperiosas, podemos ver a personas indignas de confianza en una luz más positiva. Nuestras necesidades hacen que veamos lo que necesitamos en ellas. Si somos algo controladores o dominantes, o si demandamos mucho de los demás, puede que las personas más pasivas nos digan que no o sean francas con nosotros. Después, cuando al fin se harten, nos traicionarán y reaccionarán hacia nosotros con enojo.

Existen muchas razones por las que nuestro sistema inmunitario no logra aprender a partir de la experiencia. Tales razones son demasiado numerosas como para mencionarlas aquí, pero baste decir que lo que sea que se encuentre dañado o poco desarrollado dentro de nosotros nos hace vulnerables a no ver con la claridad lo que necesitamos. Esa es la razón por la que nos conviene analizar nuestros propios problemas y experiencias con otras personas; para que nuestro «ojo pueda ver con claridad» al evaluar a los demás. Mientras más sanos nos volvamos, mejor podremos ver lo que quizá esté justo frente a nosotros.

Como dije antes, esto no tiene intención alguna de culpar a la víctima. *Quien traiciona la confianza de alguien más es el responsable de dicha traición y punto.* Aquí lo único que estoy tratando de decir es que podemos ampliar nuestras capacidades para detectar a los traicioneros cuando se presenten en nuestro camino y para que sea menos probable que nos engañen. No será del todo cierto en cada caso, pero sí es posible que desarrollemos una visión más certera.

21

CÓMO NO COMETER EL MISMO ERROR
DE NUEVO. PARTE 2

Espero que el capítulo anterior te haya sido de ayuda para tomar mejores decisiones de confianza a futuro. En el presente capítulo seguiremos explorando algunas razones adicionales por las que las personas brindan su confianza de manera errónea. Mientras mejor las comprendas, mejor podrás protegerte de ellas o trabajar para superarlas.

3. Falta de límites y de habilidades para establecerlos

Uno de los aspectos más importantes del sistema inmunitario es la capacidad de enfrentarse a las toxinas y garantizar que no nos infecten más. El sistema inmunitario cuenta con una enorme cantidad de herramientas, de menor a mayor intensidad, para proteger al cuerpo.

En primera instancia, utilizará algo de bajo nivel, como saliva o ácidos gástricos, para destruir la toxina. Las lágrimas, el moco e incluso nuestra piel, llevan a cabo funciones inmunitarias y atrapan antígenos antes de que puedan ingresar a nuestro cuerpo. Cuando llevan a cabo su trabajo, la gente jamás se da cuenta, a nivel consciente, de que algo haya sucedido.

En muchos sentidos, el sistema inmunitario es a nuestro cuerpo lo que los límites son a nuestro corazón y mente. Necesitamos habilidades de bajo nivel en las relaciones personales; formas de protegernos en contra de cualquier transgresión. Una de estas habilidades sería la capacidad para poder ver un problema con facilidad y hablar acerca del mismo con alguien más. «Eso no se sintió bien. Me gustaría hablar contigo al respecto». O bien: «Esto no me parece correcto. ¿Podrías explicarme por qué depositaste el dinero en esa cuenta en lugar de utilizar la cuenta habitual?». Sin duda podrás entenderme. El uso de la conversación básica, directa y asertiva (no agresiva) para lidiar con un problema sería una respuesta inmunitaria de bajo nivel. Es de lo más normal. Como vimos antes, si la otra persona acepta lo que hizo, el problema estará resuelto. El sistema inmunitario está funcionando. La confianza queda a salvo.

El sistema inmunitario es a nuestro cuerpo lo que los límites son a nuestro corazón y mente.

Poder hablar acerca de algo que nos molesta, de manera inmediata, evita que el problema crezca y nos protege en contra de confiar en personas indignas de nuestra confianza. Muchas traiciones tendrían que haberse cortado de raíz, pero la persona traicionada ignoró cosas pequeñas o, incluso, las permitió con tal de evitar un conflicto. No existieron los límites que le hubieran permitido decir: «Esto no puede seguir así». Todos necesitamos desarrollar las habilidades para lidiar con los conflictos antes de que se conviertan en un absoluto desastre.

Recuerdo que hace mucho tiempo contraté a una persona. La chica en cuestión se estaba mudando a un nuevo departamento y la persona que aprobó su solicitud para el mismo me habló para validar su información financiera. La cifra salarial que proporcionó era falsa y le informé que no la confirmaría. Se molestó un poco y no pudo entender por qué me había mostrado así de «rígido» con algo «tan pequeño». Entonces, esta versión más joven e inexperta de mí cometió un error. Aunque le hice ver el problema, no vi la enorme señal de advertencia de confianza a tiempo. Debí correrla en ese instante, pero no lo hice. Más tarde averigüé las razones por las que debí hacerlo. Mi sistema inmunitario aprendió una lección. Pude haber evitado un problema posterior de mayor magnitud. Este es un ejemplo de una intervención de bajo nivel tipo saliva; una simple conversación, *seguida de tomar medidas*, me hubiera salvado de los problemas que tuve con ella después.

Dentro de nuestro cuerpo, cuando las intervenciones de bajo nivel no bastan, el sistema inmunitario no tarda en enviar a otras células a ayudar a luchar contra la infección. Así también, cuando una simple conversación y el establecimiento de límites no solucionan el problema, se necesitan límites y estrategias de protección a mayor nivel. Es momento de *apoyarse en otros y responder con acciones más contundentes para detener la infección*. Rodéate de personas sabias, hábiles y confiables, especifica el problema y deja que te ayuden con el mismo si no puedes hacerlo a solas. Esta es una «intervención» a un siguiente nivel. Cuando estamos en el punto en el que necesitamos invitar a otras personas para lidiar con estas «toxinas» más potentes, las conversaciones se hacen más difíciles. Sin embargo, la respuesta inmune avanzada de enfrentar el problema a este siguiente nivel de confrontación con otros ayudará a contener el problema. Estos son límites más poderosos.

Poder hablar acerca de algo que nos molesta, de manera inmediata, evita que el problema crezca y nos protege en contra de confiar en personas indignas de nuestra confianza.

De modo que, recuerda, a este nivel, el sistema inmunitario se asegura de *nombrar la toxina con claridad, a plena luz del día y a la vista de las personas que nos ayudarán.* Esta es la habilidad de la que hablé antes en el libro, cuando escribí acerca de la necesidad de «culpar» a la persona de manera llana y precisa, de darle nombre a la infracción y de no permitirle escabullirse de ella. Además, recuerda que, tanto en las reconciliaciones como en la recuperación de la confianza, es necesario que se articule con claridad la manera en que se violaron los cinco pilares de la confianza y que cuentes con personas que te auxilien en ayudar a quien te traicionó que se dé cuenta de ello con el fin de evitar que las cosas continúen o empeoren. Cuando la persona que te traicionó acepte lo que hizo, entonces podrás avanzar hacia una resolución del conflicto. En caso de que no lo haga, deberás referir las consecuencias que sean necesarias.

Identificar un problema y protegerte del mismo a este nivel requiere de la capacidad para nombrarlo y responsabilizarlo, así como para recurrir a otras personas que puedan ofrecerte su ayuda. Sin embargo, si alguien creció sin aprender a confrontar los problemas de los demás o si los lastimaron cuando sí lo hicieron, estará ausente la capacidad básica para abordar temas difíciles como estos. No contarán con los límites ni con las habilidades o capacidades de confrontación que necesitan, tampoco con la comunidad que los ayude, ni con los límites para reforzar su respuesta inmunitaria. De modo que es posible que se presente una situación de confianza mal ofrecida o, incluso, que esta crezca. Esta es la razón por la que son tan importantes los límites y las habilidades para establecerlos, como también lo es la capacidad para pedirles a otros que participen cuando tus intentos individuales no basten.

Hace muchos años tuve que pasar por la ciudad en la que vivían un amigo y su esposa. Quise verlos, de modo que les hablé y me invitaron a comer con su familia. Era una excelente familia con una dinámica muy sana. Tenían cuatro hijos, los cuales eran un verdadero encanto.

Durante la comida me preguntaron cómo se encontraba una amistad en común. La verdad es que había tenido un amorío que había arruinado su vida. Me sentí algo incómodo al discutir la realidad de la situación enfrente de los niños, de entre 5 y 13 años de edad. De modo que traté de describir la situación en términos de lo más vagos, sin ser directo y por medio de varias palabras sofisticadas, en un esfuerzo por hablar con los adultos de una manera en que los niños no lograran comprender lo que estaba diciendo. Jamás olvidaré lo que me dijo su hija de 9 años de edad. Me interrumpió y, con una mirada de absoluta confusión, me preguntó: «¿En qué idioma estás hablando?».

Casi me fui de espaldas. Su pregunta fue de lo *más discerniente y precisa. Recuerdo que pensé: «Esta niña jamás va a creer en las patrañas de nadie. Tiene un sistema de monitoreo interno que le permite verlas, nombrarlas y confrontarlas. Dudo que tenga muchos problemas relacionados con la confianza».*

En relación con lo que a nosotros nos interesa, el hecho es que creció con padres que se trataban de manera respetuosa entre sí y que eran abiertos y francos el uno con el otro. Además, estaban construyendo esas mismas habilidades en sus hijos. De la misma manera en que capacitan a los cajeros de los bancos para detectar billetes falsos de inmediato por medio del manejo de dinero genuino, esta niña había crecido alrededor de relaciones verdaderas, por lo que podía abordar y confrontar algo que no era normal.

No obstante, muchas personas no tuvieron la oportunidad de observar y desarrollar la habilidad para detectar un problema, para nombrarlo, confrontarlo y protegerse del mismo. Se requiere de habilidades para hacerlo y la gente necesita contar con un entorno en el que aprender cómo tener límites adecuados y habilidades de confrontación y contención. Aquellos que no cuentan con lo anterior se cruzarán con personas traicioneras que no tendrán dificultad alguna en sacar ventaja de ellos.

Para mayor información acerca de límites e instrucciones de cómo establecerlos, escribí todo un libro, en colaboración con el doctor John Townsend, llamado *Límites*, que explora el tema a profundidad. Pero por ahora déjame decirte que abordar los temas que pudieran surgir con espontaneidad y tener los límites necesarios para decir: «No permito que se me trate de esta manera, así que hasta que no tratemos el tema y lo aclaremos no podemos seguir adelante», es esencial en el terreno de la confianza. Sin la posibilidad de establecer y hacer cumplir tus límites, y en ocasiones de recurrir a otras personas para que te ayuden, el virus de la confianza erróneamente brindada puede infectar toda una relación. No obstante, los límites adecuados son como un poderoso sistema inmunitario; evitarán que la falta de confianza avance demasiado.

4. Carencia de anticuerpos iniciales

¿Alguna vez has conocido a alguien que simplemente no haya podido creer que cierta persona traicionara su confianza? Quedan pasmados ante la posibilidad misma de que tal cosa haya sucedido. Y cuando esa persona vuelve a violar su confianza, están igual de sorprendidos que la primera vez. Es frecuente que veamos esta dinámica cuando personas que a menudo son amorosas y responsables se ven engañadas por un individuo poco confiable. Quedan sorprendidas una y otra vez cuando la misma persona resulta ser indigna de confianza porque su forma de entender la realidad no incluye personas que engañen y lastimen a otros. De modo que cuando se acerca a ellas ese tipo de persona, no pueden reconocerla, ni comprender lo que está sucediendo. Piensan que pueden amar a la persona lo suficiente como para cambiarla. Dicho en términos sencillos, no están equipadas para lidiar con algo así. Son de lo más ingenuas, en el sentido más inocente de la palabra, que el *Oxford English Dictionary* define como una persona «que muestra una falta de experiencia, sabiduría o juicio». En otras palabras, jamás experimentaron que se les mintiera, engañara o embaucara. No saben que existen personas que tratan mal a otras.

Piensa de nuevo en el sistema inmunitario y recuerda que una de las partes más increíbles de su fortaleza proviene de aprender a lidiar con diferentes virus, bacterias, bichos y sustancias ajenas *por haber lidiado con ellas en el pasado. Enfermarse de algo le ofrece al sistema inmunitario la capacidad para poder luchar en su contra en la siguiente oportunidad. Aprende y dice: «¡Ja! ¡Ya te conozco y no vas a lograr dañarme en esta ocasión!»*. Esa es la razón por la que las investigaciones muestran que los padres que no les permiten a sus hijos tener interacciones normales con la naturaleza, la mugre y el mundo evitan que el sistema inmunitario de sus hijos aprenda, desde el inicio, a lidiar con toda serie de antígenos. Esos niños tienden a enfermarse mucho conforme van creciendo. Son «ingenuos» en términos inmunitarios por jamás haberse enfrentado con muchos gérmenes y, por ende, no saben cómo lidiar con estos.

Cuando yo era niño mi mamá me hacía pasar la noche con los amigos que pescaran alguna enfermedad infantil para que me diera a mí también. Me decía: «Es mucho mejor que esto te dé siendo niño que de adulto, así que vete para allá, pesca lo que tiene tu amiguito y terminemos con el asunto». En muchos sentidos, tenía toda la razón del mundo. (No es una buena idea para todo tipo de enfermedades, pero sin duda entiendes lo que estoy diciéndote). También recuerdo cuando empecé a viajar por aire de manera frecuente para el trabajo, alrededor de 242 000 kilómetros por año. Solía infectarme de toda serie de pequeños bichos y gérmenes. Pasó año con año, hasta que dejó de suceder. Después de cierto número de años, simplemente dejó de pasar. ¡Tengo que suponer que me dio todo lo que me podía dar! Mi sistema dejó de ser ingenuo. Ahora, gracias a Dios, rara vez me enfermo de algo y no podría atribuirlo a ningún excelente plan de salud que esté llevando a cabo fuera del cuidado normal de mi salud. La razón tiene que ser que, al igual que cualquier pediatra, me he visto expuesto a la mayoría de los bichos que hay allá afuera.

Algunas de las personas que se ven más afectadas por alguna traición son las más agradables, amorosas y responsables que podrías conocer jamás. ¿Por qué? Porque piensan que todo el mundo es igual a ellas. Piensan que todo el mundo es bueno y digno de confianza. Cuando resulta que no es posible confiar en alguien, estas maravillosas personas no dejan de mostrarse sorprendidas, de modo que las traicionan una y otra vez. Incluso después de confrontar el problema, de obtener una disculpa o de tener una conversación «convincente», vuelven a sorprenderse cuando pasa de nuevo. Simplemente no pueden creerlo; de verdad que no pueden.

Quizá tú seas una persona así. Existe la posibilidad de que, anteriormente, tu sistema inmunitario jamás se haya visto expuesto al engaño, a la irresponsabilidad, al egoísmo, a la incompetencia o a otros rasgos parecidos, lo cual te deja en un estado de vulnerabilidad. La solución a este problema es compleja e incluye la experiencia, pero lo que de veras necesitas es uno que otro «aliado», otro conjunto de ojos que te ayuden a tomar decisiones importantes. Y además, será momento de que te enfrentes a la realidad: no todo el mundo es igual de honrado o confiable que tú.

Aprender a no volver a cometer errores al brindar nuestra confianza tiene que ver con aprender de la experiencia. A eso se le llama sabiduría.

Aprender a no volver a cometer errores al brindar nuestra confianza tiene que ver con *aprender de la experiencia. A eso se le llama sabiduría.* Obtenemos sabiduría a partir de la experiencia, pero tus propias experiencias no son la única fuente de sabiduría. También puedes alcanzarla a través de las experiencias de otras personas y a través del estudio de la literatura relacionada con ella, como Proverbios, o por medio de la lectura de otros materiales que hablen acerca del funcionamiento del carácter y acerca de en quién confiar y en quién no (como el presente libro ☺). También puedes alcanzar la sabiduría por medio de otros entornos de aprendizaje, como en grupos de personas que están pasando por situaciones semejantes a la tuya. Piensa en Al-Anon, DivorceCare, grupos de liderazgo con otros ejecutivos que lidian con asuntos entre personas o una adecuada capacitación en RH. Como mencioné al inicio de este libro, la confianza es la fuerza que impulsa la totalidad de la vida, de modo que es indispensable que aprendamos acerca de las personas y que comprendamos los patrones que las hacen indignas de confianza.

Una de las habilidades de vida más importantes que podemos desarrollar es la capacidad para juzgar el carácter.

Uno de mis manuales favoritos para evitar la confianza mal brindada es el Salmo 101. En el mismo, David dice, en esencia: «Hay personas en las que no voy a confiar y de las que me voy a mantener alejado. Pero también existen otras a las que me acercaré porque son buenas personas». A continuación, los rasgos y tipos de personas que nos enseña a evitar:

♦ «Los que se desvían»; personas que no se atienen a sus compromisos (v. 3).

♦ Perversidad, que significa «algo torcido», como aquellas personas que «tuercen» el amor para hacerlo enfermizo o que utilizan la manipulación u otro tipo de falta de pureza de acción. «Distorsionan» las cosas para que se conviertan en algo que no deberían ser (v. 4).

♦ Cualquier tipo de maldad (v. 4).

♦ Personas que «en secreto calumnian a su prójimo», lo que se refiere a los chismes o a hablar mal de los demás a sus espaldas (v. 5).

♦ Ojos altaneros y corazón arrogante que, en esencia, se refieren al narcisismo (v. 5) o a la crítica destructiva.

♦ Engaños o mentiras de cualquier tipo (v. 7).

Más adelante, David dice que se rodeará y se verá cuidado por personas fieles y por aquellos que «andan en el camino de la integridad», lo que significa que no tienen culpa alguna (v. 6). Los elegirá bien porque sabe a qué prestar atención.

Si tienes antecedentes ingenuos, aprende el aspecto que tienen las malas personas y qué es lo que hacen. No te veas sorprendido por ellas cuando se aparezcan en tu vida y desarrolla una poderosa inmunidad a ellos.

5. Falta de una tribu, de marcadores, de sustentadores y de luchadores

Uno de los hechos que sabemos a ciencia cierta acerca del sistema inmunitario es que jamás envía a una célula por sí sola. Las células trabajan de manera conjunta. Lo mismo sucede cuando las personas se encuentran vulnerables a brindar una confianza inmerecida. Necesitamos de otros a cada paso del camino.

Necesitamos la capacidad de ver las toxinas, de nombrarlas y de marcarlas, de la misma manera en que lo hace el sistema inmunitario. Todos hemos tenido la experiencia de tener a un amigo o amiga solteros que han estado en busca de una relación por mucho tiempo y que, un día, nos dice: «¡Encontré a la persona correcta! ¡Es maravillosa! ¡Tienes que conocerla! ¿Podrías ir a la casa a cenar este viernes?».

Accedes y te presentas a cenar. Más tarde, cuando la pareja maravillosa se marcha y tú y tu cónyuge u otros amigos se encuentran a solas con tu emocionado amigo, tienes que voltear a verlo y decirle: «Pero ¿en qué estás *pensando?*».

Lo que quieres decir es que eligió a alguien que le falta un tornillo, pero que no lo puede ver. El amor no le permite ver con claridad, pero esa persona se convertirá en un verdadero problema si la relación continúa. No quiero parecer crítico, pero simplemente hay algunas personas a las que se puede diagnosticar sin necesidad de tener un doctorado. Simple y sencillamente no están hechas para tener una relación significativa. Sin embargo, el que piensa que son una maravilla, por su estado de necesidad, de negación o de idealización de la única característica positiva del otro, no puede ver las demás desventajas. Y *necesitan tus ojos.* Justo de la misma manera en que el sistema inmunitario coloca una variedad de ojos sobre una toxina para poder verla y nombrarla para protegerte de ella, necesitas amistades y otros conjuntos de ojos para que te ayuden a cuidar de ti mismo de manera emocional y relacional. De lo contrario, es posible que te internes en un área de vulnerabilidad. Como dice la Biblia: «Porque con dirección sabia harás la guerra, y en la abundancia de consejeros está la victoria» (Proverbios 24:6 LBLA).

Así también, existen ciertas confrontaciones, conversaciones delicadas y otras intervenciones que resultan muy difíciles de llevar a cabo y, en ocasiones, implican una cantidad importante de temor y de dolor. Para llevarlas a cabo la gente necesita del apoyo de los demás, de la misma manera que el sistema inmunitario requiere de la ayuda de otras células. Y existen ocasiones en la vida de las personas en las que simplemente no cuentan con el apoyo que necesitan y en que tampoco pueden ofrecer la respuesta inmune que se requiere.

También habrá otras ocasiones en que una traición signifique que se necesita dar batalla para tu protección. Antes analizamos historias relacionadas con juntas directivas de corporaciones e historias de personas que necesitaron de ayuda o protección a nivel profesional. En ocasiones, cuando las personas sienten que no tienen acceso a la gente que puede apoyarlas o ayudar a protegerlas, se encuentran susceptibles a la traición. Ponerse de pie y protegerse a uno mismo a media traición puede significar que necesites de mucha ayuda. Algunas personas no tienen ese tipo de comunidad, ni de apoyo, y eso lleva a que se encuentren en un estado de vulnerabilidad, atrapadas dentro de la confianza erróneamente brindada. O quizá tengan ayuda disponible, pero sientan demasiado miedo o vergüenza como para avisarle a alguien que lo necesitan. En cualquier caso, se encuentran inmunocomprometidas. Necesitan ayuda. Nunca tengas miedo ni vergüenza de pedir la ayuda que necesites.

Equípate

Lidiar con personas problemáticas y con la traición es un arma de dos filos. Aunque no cabe la menor duda de que la persona que nos traicionó tiene problemas, el hecho es que nosotros también los tenemos. Por lo general, nosotros no les ocasionamos sus problemas y no tenemos responsabilidad alguna por lo que nos hicieron, pero volveré a decir que sí existen algunos patrones que nos hacen más vulnerables a esos tipos de personas y que más nos valdría lidiar con ellos. Por ejemplo, siempre que existan personas controladoras en el mundo, habrá otras a las que les convenga establecer límites definidos. Si no lo hacen, los controladores seguirán controlándolos. Sin embargo, cuando las personas desarrollan la capacidad para decir «no», el control se acaba.

Cuando las personas resultan traicionadas y lastimadas y tú tratas de lograr que trabajen consigo mismas para fortalecerse, es posible que algunas personas te acusen de «culpar a la víctima». *Nada podría estar más alejado de la verdad. Culpo solo al traicionero por la traición, y si alguien te ha traicionado, tú deberías hacer lo mismo. NO aceptes responsabilidad alguna por la manera en que alguien más te daña. Eso es culpa de ellos.* Sin embargo, no es «culpar a la víctima», sino «empoderar a la víctima» lo que te ayuda a alcanzar la sabiduría que te permite identificar a las personas indignas de tu confianza y los patrones que nos hacen a todos un poco menos vulnerables a ellos. Un sistema inmunitario poderoso es esencial para vivir. Evita que los malos agentes ingresen a tu cuerpo o te ayuda a defenderte de ellos con rapidez en caso de que lo logren. Desarrolla tu inmunidad en cuanto a las personas se refiere y estarás mucho, pero mucho más a salvo.

CONCLUSIÓN

Mi esperanza es que a medida que hayas avanzado a lo largo de este libro, te hayas dado cuenta de lo esenciales que son las buenas habilidades de confianza y que ya estés desarrollando las mismas. Como lo mencioné en la introducción, la confianza es la fuerza que impulsa la totalidad de la vida. Hace que todo en la vida funcione, en especial las relaciones. Una sana capacidad para confiar en las personas adecuadas, así como las habilidades para evitar confiar en las incorrectas, son integrales para las relaciones positivas y sanas, tanto a nivel personal como profesional. Y las relaciones sanas son fundamentales para que tú florezcas como individuo.

Aunque me gustaría pensar que la información de la presente obra te ofrecerá una inmunidad completa contra las malas decisiones de confianza a futuro, no puedo hacerte esa promesa. Sin embargo, lo que de verdad espero es que, ahora que leíste el libro, tengas muchas más herramientas para confiar de la manera correcta de las que tenías antes de hacerlo. En sus páginas vienen muchos consejos comprobados a los que puedes recurrir la siguiente vez que te preguntes: «¿Podré confiar en esta persona… o no?». ¡No creo que sería mala idea que este libro fuera lectura obligada cada que alguien inicie una nueva relación!

Si eres como la mayoría de las personas, tus experiencias con la confianza no habrán sido perfectas. Es posible que te hayan herido o lastimado profundamente a causa de una traición. Quizá hayas tenido más encuentros negativos que positivos con la confianza. Si es así, espero que leas este libro más de una vez. Durante un tiempo utilízalo como manual de vida. Profundiza en sus verdades, aplica sus principios y trabaja con los modelos que te presenta. Están diseñados para ayudarte a triunfar, como dice el dicho, «de lo más privado, a lo más público». Sea que necesites recuperar la confianza dentro de tu matrimonio, de tu familia extendida, de un grupo de amigos, de tu iglesia, de algún pequeño negocio o dentro de una corporación de gran tamaño, lo que aprendiste en este libro te servirá de mucho.

Dentro de cada relación que construyas a futuro, espero que recuerdes estas palabras: *comprensión*, *motivo*, *capacidad*, *carácter* e *historial*. Como ya lo sabes, esos son los cinco pilares de la confianza. Son las cualidades que, cuando se viven de la manera adecuada, te darán la fuerza necesaria que requieren tu vida y tus relaciones para dirigirse hacia un sitio maravilloso.

RAZONES ADICIONALES PARA LA CONFIANZA MAL OTORGADA

Si el presente fuera un libro acerca de enfermedades infecciosas y la respuesta inmunitaria a las mismas, no podríamos hablar de todas las razones por las que las personas pueden ser susceptibles a diferentes enfermedades porque simplemente existen demasiadas. Además, en términos de las debilidades que nos hacen susceptibles a las traiciones de la confianza dentro de las relaciones, hemos explorado varias de ellas, pero no lo hicimos de manera exhaustiva. Si te interesan otros problemas que ocasionan que las personas brinden su confianza de manera errada, aquí hay una lista con comentarios.

♦ ***Aislamiento emocional:*** Sentirse solo y aislado puede hacer que algunas personas confíen en los individuos o grupos incorrectos por diversas razones. Su necesidad y deseos de conexión los hacen tomar atajos e ignorar claras señales de advertencia. El mismo principio puede aplicarse dentro de los entornos empresariales. «No tener un trato» puede resultar tan atemorizante que las personas acepten acuerdos inadecuados o contratan a personas erróneas a causa de la magnitud de su necesidad.

- **Sentimientos de impotencia y falta de límites:** Si alguien no se siente lo bastante empoderado como para decir «no» al abuso, al *gaslighting*, al control, a la culpabilización y a otras dinámicas dañinas, tiene límites deficientes y no puede mantener alejadas a las personas poco confiables. Ese tipo de persona indigna de confianza puede insertarse en la vida de estas personas por su incapacidad de confrontar y establecer límites, por la incapacidad para decir «no» al trato negativo, o por ambas causas. Es posible que sepan que hay algo que «no se siente bien» dentro de la relación, pero no tratan el asunto por temor o por incapacidad.

- **Necesidad de lo «ideal»:** Las personas que no se sienten bien acerca de sí mismas a veces necesitan conectarse con alguien que les parezca «fabuloso» o que las haga sentir que ellas mismas son maravillosas. Estas deficiencias de auto-imagen las impulsan a buscar relaciones con aquellos que las hagan sentir importantes, especiales o buenas, o conectarse con alguien que tenga estatus o poder. El problema es que, a menudo, las personas con las que se conectan son manipuladoras y elogiadoras que hacen que la persona se sienta bien para obtener algo de ella o para utilizarla con el propósito de sentirse bien ellas mismas. En cualquier caso, es algo que no funciona. Buscar a la persona perfecta o gravitar en torno a personas que te hacen sentir que eres más ideal es una trampa para que brindes tu confianza de manera errónea.

- **Caer en la trampa de un rescate:** Esta dinámica predispone a las personas a brindar su confianza de manera errónea dentro de una relación. A menudo se sienten maltratadas por una persona, y entonces llega alguien más y les dice lo maravillosas que son y lo terrible que es que el otro no se percate de su «maravillosidad». Creen en los elogios y se unen a su rescatador, al que los salvó del mal matrimonio, del jefe despiadado, del amigo desleal o de lo que haya sido. En realidad los están manipulando. El rescatador estará de su lado hasta que suceda alguna decepción dentro de la relación y, entonces, el ciclo se repetirá de nuevo a medida que se va perdiendo la confianza. Muchos segundos matrimonios o trabajos inician de esta manera.

♦ *Fantasías de fusión:* Hay ocasiones en que sentimos que hay algo que falta dentro de nosotros y nos vemos atraídos hacia aquella persona que posea lo que a nosotros nos falta. Quizá le tengamos algo de miedo al mundo, pero tenemos mucho que ofrecer, y otra persona muy segura de sí misma podría beneficiarse de las cosas buenas que podemos traer a su vida. A causa de nuestros temores, nos «fusionamos» con la persona segura de sí para sentirnos completos o realizados. Sin embargo, debido a que esta fusión se basa en una necesidad, no somos capaces de ver los demás aspectos de esa persona; esos aspectos que no son dignos de confianza. Esa necesidad por fusionarnos y completarnos nos ciega a quien es la otra persona. Las relaciones complementarias no tienen nada de malo y todos contamos con fortalezas diferentes. Sin embargo, sí es un problema permitir que esa necesidad de compleción nos ciegue a las personas indignas de confianza y nos lleve a que depositemos nuestra confianza en las mismas. Es algo muy común, pero muy destructivo. En muchas ocasiones las mujeres que han sido victimizadas y a las que se les dificulta defenderse y establecer límites sucumben ante estos hombres asertivos y «fuertes» o, incluso, se sienten atraídas por ellos. Se sienten «protegidas» por alguien que se hace respetar en la vida. Sin embargo, es frecuente que estos hombres sean narcisistas y controladores, y es frecuente que estas mujeres empiecen a sentir las consecuencias de ello.

♦ *Alguien de tu pasado:* Esta es una razón muy importante para brindar nuestra confianza de manera errónea. Es uno de los patrones psicológicos más antiguos de los que se tiene conocimiento y, en esencia, indica lo siguiente: si alguien en tu pasado formativo, como uno de tus padres, tuvo problemas y jamás lidiaste con ellos, estarás cegado a los mismos en el presente. Si no estás cegado ante ellos, reaccionarás de manera exagerada a los mismos. En otras palabras, la gente tiene asuntos pendientes con mamá o con papá, y entonces llega alguien que se parece a cualquiera de los dos. En esas nuevas relaciones se repiten los patrones del pasado porque la gente está en negación acerca de este y de la manera en que le afecta. Conozco a personas que tienen antecedentes terribles, pero que son expertas en elegir a las personas en quienes confiar porque ya «culpabilizaron» a sus padres de la manera adecuada, al menos en su interior. Cuando lo hacen, ven la maldad donde pertenece y donde puede verse; en la otra persona. Si alguien jamás pudo ver que mamá era demasiado crítica o que papá podía enojarse y portarse de mala manera, la maldad jamás se coloca en la persona a la que pertenece y eso hace que las personas sean incapaces de verla en otra. Pero cuando al fin se permiten ser francas acerca de su pasado, no solo pueden perdonar y amar a sus padres, sino que también pueden ver a los demás con claridad, como son, en lugar de mantenerse en negación acerca de las personas que tienen ese mismo problema. ¿Cuántas veces has oído a alguien que está atravesando por un divorcio, o que termina con el mismo, y que dice algo como: «Me casé con alguien idéntico a mi papá, solo que nunca lo vi»? Existe una razón por la que la Biblia nos enseña a confesar nuestros pecados y los de nuestros padres (Levítico 26:40) y por la que nos advierte acerca de la práctica de repetir «las tradiciones de los ancianos» (Marcos 7:1-13 LBLA). Debemos ver las cosas que son de naturaleza generacional y romper sus cadenas al admitirlas, perdonarlas y seguir nuestro camino.

♦ **Estilo inseguro de apego:** Expliqué los estilos de apego en el capítulo 10, de modo que no volveré a entrar en detalle acerca de los mismos. Sin embargo, los estilos inseguros de apego son una importante razón por la que muchas personas confían en las personas incorrectas. Esto sucede a nivel personal, como también profesional.

♦ **Fantasías de rescate:** Entran en juego cuando te percatas de los problemas del otro, pero te sientes mal por esa persona y piensas que tu amor podrá cambiarla. O cuando crees que tu estilo de liderazgo la puede hacer progresar y que solo es que jamás tuvo a un jefe o socio como tú. No lo digo con desprecio ni a manera de burla. Dentro de las relaciones personales, los grandes líderes, los desarrolladores de personas y los individuos amorosos sanan y ayudan a otros a diario. Podemos sanarnos unos a otros y lo hacemos, gracias a Dios, pero como dice el dicho: «Se necesitan dos para bailar un tango». Tu deseo de rescatar al otro podría ser mayor a su deseo por cambiar, y si tú eres el único que lo está intentando, terminarás decepcionado. Además, como señalé antes, tienes que ver que la otra persona esté comprometida con el proceso, o tus intentos por ayudarla probablemente serán en vano.

♦ **Pensar como víctima:** Algunas personas quedan atrapadas dentro de un pensamiento de indefensión y piensan que hay poco que pueden hacer para remediar una relación problemática. Aunque es probable que esto haya sido cierto en la relación con desequilibrio de poder en la que experimentaron una victimización, siguen sintiéndose de la misma manera y aún no se sienten empoderadas por una mentalidad diferente. Cuando las personas piensan de esta manera, los individuos indignos de confianza las tienen por los cuernos, por decirlo de alguna manera. Sin embargo, como ya vimos, hay *mucho* que se puede hacer al vernos enfrentados por la falta de confiabilidad una vez que se encuentra el apoyo necesario y que se obtiene el tipo correcto de sabiduría y ayuda.

♦ **Culpa:** Existen ocasiones en que, dentro de relaciones con algunas personas poco confiables, la parte decepcionada o traicionada siente que la situación es su culpa de una manera u otra. «Debí haber hecho esto o aquello» o «No ayudé a esa persona de la manera correcta», o, o, o… El problema se ve exacerbado por el hecho de que muchos engañifas y traicioneros son excelentes para culpar a los demás, de modo que es fácil que haya una enorme cantidad de culpa. Si tú eres propenso a ella, asegúrate de que esta tendencia no evite que trates con el problema.

♦ ***Demasiada tolerancia al dolor:*** A veces, cuando las personas tienen antecedentes de relaciones difíciles o son demasiado responsables, aprenden a aguantar muchas cosas sin que eso las detone o sin que tomen medida alguna. En ocasiones ni siquiera inician una conversación aunque sea necesaria. Simplemente toleran el dolor, el enojo o las traiciones y no se percatan de sus sentimientos o no les prestan ninguna atención. Esta persona las molesta de una manera u otra, pero siguen aguantándose el dolor o la angustia. Verifica cuál es tu tolerancia al dolor y si sientes angustia dentro de una relación no la ignores, de la misma manera en que no ignorarías un dolor de estómago. Presta atención; el dolor existe por una buena razón.

AGRADECIMIENTOS

Cuando me preguntan: «¿Cuánto tiempo te llevó escribir este libro?», es frecuente que responda: «El trabajo escribe el libro y, después, en algún momento dado, yo tengo que mecanografiarlo».

En realidad no me concibo como un «autor». Soy un profesional que por casualidad toma lo que le enseña el trabajo real y que, en algún momento dado, termina por transcribirlo. Eso es de lo más cierto en el caso de *Los 5 pilares de la confianza*. El tema del que trata este libro es uno que ha sido central por décadas, tanto en mi práctica clínica como en mi trabajo de consultoría. Como clínico, se me enseñó que era la clave para la totalidad del desarrollo humano, como podrán leer entre estas páginas. No obstante, lo que aprendí en mi práctica de consultoría empresarial fue que era más que conveniente que las personas de negocios y las empresas contaran con una «fórmula» o paradigma eficaz para poder pensar acerca de cómo hacer que la confianza fuera tangible. Si contaran con un modelo acerca de la manera en que opera la confianza, podrían activarla, discernirla, construir relaciones de confianza y evitar errores al confiar en las personas incorrectas. De modo que hace años me dediqué a construir un «paradigma de confianza» para mis clientes que pudieran poner en acción, como se refleja en este libro. La investigación, desarrollo y uso del modelo específico que se presenta aquí me ha llevado una década o más. Para ser real y valioso, un modelo debe «funcionar» en entornos y vidas verdaderas, y eso requiere de tiempo.

Sin embargo, aparte del proceso que acabo de describir, debe llegar el momento en que el libro se tenga que escribir y publicar, y es por eso que hay algunas personas a las que quiero agradecer de manera específica por el papel que desempeñaron en ayudar a que este en particular se escribiera y llegara a su conclusión:

Agradezco a Jan Miller y a Shannon Marven, mis agentes literarios en Dupree Miller. Hicieron que todo esto funcionara. Jan, gracias por la increíble agencia y equipo que coordinaste y por todo lo que has hecho por mis esfuerzos de publicación. Desde nuestra primera reunión con Tony supe que eras la persona que podría ayudarme. Y Shannon, ¿qué te puedo decir? Haces que todo se logre concretar. Siempre les digo a todos que no hay nadie a quien haya conocido en el mundo editorial que sea más competente para hacer que todo funcione que tú. Y en el caso de este libro, hubo muchas montañas que escalar en sentido logístico, editorial y de otros tipos, y tú allanaste el camino hacia la cima y por encima de cada obstáculo. Siempre estaré agradecido por ello.

A Daisy Hutton, mi editora en Hachette. Te percataste de la visión para este libro y elegiste unirte a ella, para después llevarlo a publicación. Gracias por tu confianza y seguridad en el material y por toda la ayuda que me diste en el camino. Tu conexión con el contenido y el paradigma, y el entusiasmo que mostraste por lo que podían hacer para los demás fue una motivación.

A mi equipo de contenido en Dr.Cloud.com, Greg y Alby. Las incontables horas de producción de video que creamos acerca de tantos de los temas que se discuten en *Los 5 pilares de la confianza* depuraron el mensaje y el contenido para el libro. Ustedes siempre me hacen ser mejor.

A Tori, mi esposa, y a Olivia y Lucy, nuestras hijas. Ustedes, más que nadie, saben el tiempo que se necesitó durante este año para lograr esto y fue poco menos que monumental lo que hicieron para encontrar ventanas en nuestro tiempo juntos por medio de ajustar sus horarios, así como todo su apoyo. Esto no fue nada fácil de hacer y todas me ayudaron más de lo que podría expresarles.

Aparte, casi sin necesitar decirlo, tengo que agradecerles a mis clientes que, a lo largo de los años, me han confiado sus propias travesías. Ustedes me inspiran y, además, le dieron un sustento real a este material a medida que lo pusieron en práctica al paso de los años, ayudándome a mejorarlo con el tiempo. Gracias por abrirme sus vidas, salas de guerra y empresas completas para trabajar con *Los 5 pilares de la confianza*. Son increíbles y siempre me veré inspirado por la confiabilidad que les muestran a quienes lideran y por cómo sus negocios mejoran la vida de tantos. Y, en cuanto a las organizaciones que me han pedido que hable acerca del tema, su retroalimentación fue invaluable.

Por último, a los amigos confiables dentro de mi vida. Me han mostrado su comprensión, motivo, capacidad, carácter e historial a lo largo de años. Ustedes, más que nadie, me enseñaron que cuando las personas exhiben estas cualidades, la confianza funciona. Me han sanado y me han hecho mejor persona. Jamás dejaré de beneficiarme de quienes son para mí. Gracias.

DOCTOR HENRY CLOUD
Los Ángeles, 2022